BIBLIOTHÈQUE

DE LA

VILLE DE VERSAILLES

CATALOGUE

DES

SCIENCES MÉDICALES

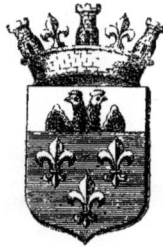

VERSAILLES

IMPRIMERIE DE E. AUBERT, SUCCESSEUR DE M. AUG. MONTALANT,

6, AVENUE DE SCEAUX.

—

1865

BIBLIOTHÈQUE

DE LA

VILLE DE VERSAILLES

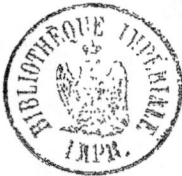

CATALOGUE

DES

SCIENCES MÉDICALES

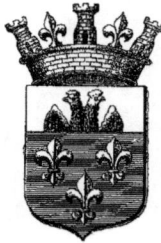

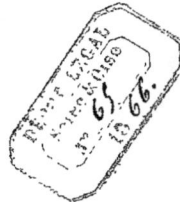

VERSAILLES

IMPRIMERIE DE E. AUBERT, SUCCESSEUR DE M. AUG. MONTALANT,

6, AVENUE DE SCEAUX.

—

1865

PRÉFACE

La Bibliothèque de la ville de Versailles contient un assez grand nombre de livres de médecine, dont nous donnons aujourd'hui le Catalogue.

L'origine de cette collection est d'autant plus intéressante pour nous, qu'elle est due presque tout entière à l'un des plus savants médecins du siècle dernier, qui pratiqua la médecine à Versailles pendant plus de trente ans, et dont le corps repose dans l'un des cimetières de notre ville, à Joseph LIEUTAUD, Conseiller d'État, premier médecin du roi Louis XVI, de Monsieur, frère du Roi, du comte d'Artois; ancien professeur à l'Université d'Aix, docteur-régent de la Faculté de médecine de Paris, membre de l'Académie des Sciences, de la Société royale de Londres, et Président de la Société royale de médecine de Paris.

Lieutaud est né à Aix, en Provence, le 21 juin 1703. Il était le plus jeune de douze enfans. D'une constitution délicate, il fut remis de bonne heure aux soins de son oncle, Pierre Garidel, médecin et botaniste célèbre (1). Constamment en rapport avec ce savant botaniste, le jeune Lieutaud ne tarda pas à se livrer à l'étude des plantes. Ses nombreuses herborisations, tout en l'instruisant, fortifièrent son tempérament. Reçu docteur à la Faculté d'Aix, il obtint la survivance des chaires de son

oncle, et fut chargé de continuer la description de l'histoire naturelle de la Provence, commencée par Garidel. Nommé bientôt médecin de l'Hôtel-Dieu de la ville d'Aix, il délaissa un peu la botanique pour se livrer avec ardeur à l'étude de l'anatomie. Cette nouvelle étude devint pour lui une véritable passion, et il ne tarda pas à devenir l'un des anatomistes les plus célèbres du dix-huitième siècle. Les mémoires de l'Académie des Sciences contiennent les nombreux travaux qu'il envoya à cette Société savante. Il publia aussi, pendant son séjour à Aix, deux ouvrages, l'un sur l'anatomie, sous le titre d'*Essais*, et l'autre sur la physiologie, sous celui de *Elementa physiologiæ*.

Quoique éloigné de Paris, Lieutaud était en rapport continuel avec les savants les plus distingués de la capitale. Sénac, alors premier médecin du Roi, avait été en communication avec lui pour quelques travaux scientifiques. Désirant rapprocher de la Cour un homme aussi distingué, il le fit nommer médecin de l'Infirmerie royale de Versailles, en 1750. « Arrivé à sa destination, dit Vicq-d'Azyr dans son éloge, il se renferma dans l'hospice dont il avait été nommé le médecin. Tous les moments de sa vie furent à celle des malades confiés à ses soins; il habitait parmi eux, il ne les quittait jamais, rien ne pouvait le distraire; et dans un pays où la ruse et la force se combattent sans cesse, où le feu des révolutions s'allume par le choc des prétentions et des projets d'où partent et où se concentrent les efforts d'un Gouvernement très étendu, Lieutaud, sourd à ce bruit, insensible à la variété et à la mobilité de ce spectacle, ne vit que des hommes affaiblis par les souffrances ou exaltés

---

(1) Garidel est auteur d'une *Histoire des plantes qui naissent aux environs d'Aix, et dans plusieurs autres endroits de la Provence.* C'est un volume in-folio orné de cent planches, dont la première édition parut à Aix, en 1715. Dans cet ouvrage remarquable, l'ami de Tournefort et de Nissole entre dans de grands détails sur les plantes médicinales, et donne des notions fort intéressantes sur leur emploi dans la pratique médicale de cette époque. La Bibliothèque de la ville de Versailles possède l'exemplaire qui appartenait à Lieutaud, dans lequel sont beaucoup de notes écrites de la main même de ce savant médecin.

par les illusions du délire ; il vit la nature en convulsion et dans des états extrêmes, des crises violentes se préparer, des guérisons inattendues se faire, des morts imprévues arriver, et cette chaîne de maux et de biens se succéder rapidement et sans interruption, sous ses yeux. Il n'eut pas même le temps d'apercevoir combien ce tableau a de rapport avec les mouvements continuels et les intrigues des Cours, et sous combien d'aspects celui qui gouverne les hommes ressemble à celui qui les guérit. »

A Versailles comme à Aix, Lieutaud continua ses travaux. Ses découvertes anatomiques et ses intéressantes observations continuèrent d'enrichir les mémoires de l'Académie des Sciences (1). Tant de zèle et de travaux attirèrent sur lui les regards de la Cour. En 1755, il est nommé médecin des Enfants de France, et à peine Louis XVI est-il monté sur le trône, qu'il le fait son premier médecin. Déjà membre de l'Académie des Sciences dès 1752, « la Faculté de Médecine de Paris, qui connaissait depuis longtemps le mérite profond et modeste de Lieutaud, voulut lui donner une marque de son estime en plaçant son nom parmi ceux de ses docteurs-régents ; et la Société royale de médecine, non moins jalouse de lui prouver sa déférence, nomma des commissaires pour lui offrir le titre de Président, qu'il accepta et qu'il a conservé jusqu'à sa mort (2). »

Quoique d'une constitution délicate, Lieutaud avait constamment joui d'une bonne santé, lorsque le 6 décembre 1780, il fut atteint d'une fluxion de poitrine qui l'enleva en cinq jours. Le Roi, qui avait une grande affection pour son premier médecin, voulut que ses obsèques fussent dignes de cet illustre savant, et son corps fut

(1) Voir, au Catalogue, *Publications des Sociétés médicales et des Académies*, les mémoires de Lieutaud à l'Académie des Sciences.
(2) Eloge de Lieutaud, par Vicq d'Azyr.

inhumé, par ses ordres, dans l'ancienne église près Notre-Dame de Versailles.

Lieutaud avait hérité de la bibliothèque de Garidel, à la mort de son oncle, arrivée en 1737. Il la transporta à Versailles, lorsqu'il vint se fixer dans cette ville, et l'augmenta de tout ce que la science et même les lettres avaient produit de plus remarquable chez les anciens et chez les modernes. Cette riche collection attira l'attention de Monsieur, depuis Louis XVIII. Ce prince, ami des lettres, offrit à Lieutaud un prix considérable de sa bibliothèque. Par un acte de délicate générosité, tout en la lui achetant, il ne voulut pas en priver le savant, et lui en laissa la jouissance. A la mort de Lieutaud, cette bibliothèque fut transportée du Grand-Commun (1) qu'il habitait, dans les appartements de Monsieur, au Château. C'est toute la partie médicale de cette collection, qui forme aujourd'hui le plus grand fond des livres de médecine de la Bibliothèque de la ville de Versailles.

Le reste provient des bibliothèques des couvents de Versailles et de ses environs, des dons des Ministères et des particuliers, et d'achats faits par la Ville.

J'aurais voulu que le système de classification des livres de médecine, proposé par le savant M. Dubois (d'Amiens), pour le Catalogue de la Bibliothèque impériale de Paris, eût pu être complètement terminé, pour l'appliquer tout entier à notre Bibliothèque. La première division seule (Anatomie, Physiologie, Hygiène) ayant été publiée lors de la confection de ce Catalogue, je m'en suis servi, et pour le reste j'ai tenté un ordre, que je ne regarde pas comme parfait, mais qui m'a permis cependant de placer méthodiquement tous les ouvrages de médecine de notre Bibliothèque.

LE ROI, CONSERVATEUR.

(1) Aujourd'hui Hôpital militaire.

CLASSIFICATION

SCIENCES MÉDICALES

DEUXIÈME PARTIE.

ÉTUDE DE L'ORGANISME MALADE

SCIENCES
MEDICALES.

PRÉLIMINAIRES ET GÉNÉRALITÉS.

(A. M)

SECTION I.

BIBLIOGRAPHIE GÉNÉRALE DES SCIENCES MÉDICALES.

1. M. Martini LIPENII, Bibliotheca realis medica, omnium materiarum, rerum, et titulorum, in universa medicina occurrentium. Ordine Alphabetico sic disposita, ut primo statim intuitu tituli, et sub titulis autores medici, justa velut acie collocati, in oculis statim et animos incurrant. Accedit index autorum copiosissimus. — Francofurti-Admænum, Friderici, 1679, 1 vol. in-folio.

2. Catalogus librorum medicorum, pharmaceuticorum, chymicorum, chirurgicorum, etc. —Amstelodami in officina JANSSONIO-WAESBERGIANA PROSTANTIUM. — Amstelodami, Janssonio-Waesbergios, 1721, 1 vol. in-12.

3. D. Georg. Ern. Stahlii, sac. reg. maj. est Boruss. Consil. et archiatri Primarii, aliorumque ad ejus mentem dis serentium, scripta serie chronologica, recenset D. Jos. Christoph. Goetzius. Med. norimb. accedunt B. Joh. Ludovici Apini, med. D, etc. Dubia quædam in auctoris nostri assertiones. — Norimbergœ, Monath, 1726, 1 vol. in-4.°

4. Bibliotheca chirurgica. Qua scripta ad artem chirurgicam facientia a rerum initiis recensentur. Auctore Alberto VON HALLER Basileæ. — Schweighauser, 1774, 2 vol. in-4.°

5. Catalogus librorum medicinæ, chirurgiæ, anatomiæ, physiologiæ, pathologiæ, pharmaciæ, botanicæ, historiæ naturalis, etc., ex variis Europæ regionibus accersitorum, qui venales prostant. — Parisiis, Cavelier, 1762, 1 vol. in-8.°

SECTION II.
HISTOIRE.

(M')
§ 1.
Histoire générale des Sciences médicales.

1. Histoire chronologique de la médecine, et des médecins, où il est traité de l'origine, du progrès, et de tout ce qui appartient à cette science. Du devoir des médecins à l'égard des malades, et de celui des malades à l'égard des médecins. De l'utilité des remèdes,

et des abus qu'on en fait souvent; par J. BERNIER, méd. ord. de feue M.me duch.sse douairière d'Orléans. — 2.° édition, Paris, d'Houry, 1695, 1 vol. in-4.°

2. Histoire de la médecine, où l'on voit l'origine et les progrès de cet art, de siècle en siècle; les sectes qui s'y sont formées; les noms des médecins, leurs découvertes, leurs opinions, et les circonstances les plus remarquables de leur vie; par Daniel LECLERC, doct. méd., nouv. édit. — Lahaye, Vanderkloot, 1729, 3. part. en 1 vol. in-4.°

3. D. Jo. Frid. BLUMENBACHII, nud. P. P. O. Introductio in historiam medicinæ litterariam. — Goettingæ, Dieterich, 1786, 1 vol. in-8.°

4. Histoire de l'anatomie et de la chirurgie, contenant l'origine et les progrès de ces sciences; avec un tableau chronologique des principales découvertes, et un catalogue des ouvrages d'anatomie et de chirurgie, des mémoires académiques, des dissertations insérées dans les journaux, et de la plupart des thèses qui ont été soutenues dans les facultés de médecine de l'Europe; par PORTAL, lecteur du roi, etc. — Paris, Didot, 1770-1773, 6 vol. in-8.°

Aux Armes du Roi.

5. Histoire de la chirurgie, depuis son origine jusqu'à nos jours. — Paris, Imp. Royale, 1774-1780. Le 1.er vol. est de DUJARDIN et le 2.° de PEYRILHE, 2 vol. in-4.°

Aux Armes du Roi.

Le 1er vol. contient quatre figures représentant les diverses parties du corps où les Chinois placent les moxas et font l'acu-puncture.

6. Lettres sur l'histoire de la médecine et sur la nécessité de l'enseignement de cette histoire, suivies de fragments historiques; par J. E. DÉZEIMERIS. — Paris, 1838, 1 vol. in-8.°

(M')
§ 2.
Histoire des Sciences médicales limitée à certaines époques.

1. Lettre de M. AMUSSAT à MM. les membres du conseil de l'Académie royale de Médecine.— Paris, Malteste, 1841, 1 vol. in-8.

(M³)   § 3.

Histoire des Sciences médicales limitée à certaines nations.

1. Mémoire pour les doyen et docteurs-régents de la Faculté de médecine en l'Université de Paris, demandeurs. Contre les prévôts et communauté des maîtres chirurgiens-jurés, défendeurs. Et encore contre Jean Berdolin, Bonaventure Fournier, et autres aspirans en chirurgie, intervenans. — Avec le sommaire, un extrait chronologique, les argumens et l'arrêt rendu en conséquence. — Paris, Quillau, 1743, 1 vol. in-4.°

2. Dissertation sur l'origine de la maladie vénérienne, pour prouver que ce mal n'est pas venu d'Amérique, mais qu'il a commencé en Europe par une épidémie. Suivie de l'examen historique sur l'apparition de la maladie vénérienne en Europe, et sur la nature de cette épidémie; par A. R. SANCHES, doct. méd., ancien méd. de S. M. I. de toutes les Russies, etc., nouv. édition. — Leyde, Koster, 1777, 1 vol. in-12.

3. Histoire médicale de l'armée française en Morée, pendant la campagne de 1828; par Gas. ROUX. — Paris, Méquignon, 1829, 1 vol. in-8.°

4. Histoire médicale de l'armée d'Orient; par R. DESGENETTES, 2.° édition. — Paris, Didot, 1830, 1 vol. in-8.°

5. Histoire de la découverte de la circulation du sang; par FLOURENS. — Paris, Garnier, 1857, 1 vol. in-12.

(M4)   § 4.

Antiquités de la Médecine.

(M⁵)   § 5.

Histoire, exposition et critique des doctrines.

1. Réflexions sur un ouvrage intitulé : Danger et absurdité de la doctrine physiologique du doct. Broussais, et réfutation de quelques-unes des allégations qu'il renferme; par A. E. BATTAILLE. — Versailles, Jalabert, 1823, 1 vol. in-8.°

2. Flos medicinæ scholæ Salerni. 2° édit. entièrement refondue, comprenant les travaux inédits de BAUDRY DE BALZAC, les vers nouvellement recueillis par DAREMBERG et S. DE RENZI. Publiée par les soins de Salv. de Renzi.—Naples, Seberio, 1859, 1 vol. in-8°.

3. Magistri Salerni tabulæ et compendium. Extraits des manusc. 7924, 6976, 6988, 6964, de la bibliothèque impériale de Paris, enrichis de notes et de notices bibliographiques et historiques, par feu F.-B.-M. BAUDRY DE BALZAC, mis en ordre et publiés par Sal. de Renzi.— Naples, Seberio, 1859, 1 vol. in-8°.

(M6)   § 6.

Histoire et Actes des écoles et des établissements de sciences médicales.

1. Statuts de la Faculté de médecine en l'Université de Paris, avec les pièces justificatives de ses priviléges et des droits et soumissions à elle dues par les apothicaires et chirurgiens. Ensemble les jugemens rendus contre les empiriques et les médecins non approuvés par ladite Faculté de médecine, et les réglements pour la réception des apothicaires et chirurgiens, et pour la visite des boutiques et drogues et compositions de médicaments. Ce recueil fait et mis en ordre par maître DENIS PUYLON, docteur-régent et doyen de ladite Faculté, et imprimé suivant le décret d'icelle, du 19 mars 1672. — Paris, Muguet, 1672, 1 vol. in-4°.

2. Statuta Facultatis medicinæ Parisiensis. — Parisiis, Muguet, 1696, 1 vol. in-12.

3. Statuts pour la communauté des maîtres chirurgiens-jurés de Paris. — Paris, Laisnel, 1718, 1 vol. in-4°.

4. Séance publique, tenue par la Faculté de médecine en l'Université de Paris, dans les écoles extérieures de la Sorbonne, le 5 novembre 1778. — Paris, Quillau, 1779, 1 vol. in-4°.

Aux armes du Roi.

Le même ouvrage in-4°.

5. Séance publique de la Faculté de médecine de Paris, tenue, le 9 décembre 1779, dans les écoles extérieures de Sorbonne. — Paris, Quillau, 1780, 1 vol. in-4°.

Avec les armes du Roi.

6. Séance publique de la Faculté de médecine de Paris, le 4 novembre 1815. 1 vol. in-4°.

(M⁷)   § 7.

Histoire et Actes des Sociétés.

1. Mémoires de l'Académie royale de chirurgie. — Paris, Osmont, 1743-1774, 5 vol. in-4°.

2. Pièces concernant l'établissement fait par le roi d'une commission ou société et correspondance de médecine à Paris. 1776, 1 vol. in-4°.

Relié en maroquin rouge aux armes du Roi.

3. Histoire de la Société royale de médecine, avec les mémoires de médecine et de physique médicale, tirés des registres de cette Société. — Paris, Pierret, 1779-1790, 9 vol. in-4°.

Aux armes du Roi.

4. Réflexions sur l'établissement d'une Société royale de médecine et de chirurgie. — Paris, Didot, 1 vol. in-4°.

5. Compte-rendu des travaux de la section médicale de la Société des Sciences naturelles de Seine-et-Oise, pendant l'année 1856, par J.-A. LEROI. — Versailles, Montalant-Bougleux, 1 vol. in-8°.

6. Société des Sciences naturelles de Seine-et-Oise. — Bulletin de la section de médecine. — Versailles, Montalant, 1858, 1 vol. in-8°.

7. Statuts de la Société philantropico-magnétique de Paris, fondée en 1840. — Montmartre, Pilloy, 1858, 1 vol. in-8°.

8. Statuts de l'association des médecins de la Seine, fondée à Paris, le 19 juillet 1833, sous le nom d'Association de prévoyance des médecins de Paris. — Paris, Plon, 1851, 1 vol. in-8°.

9. Association des médecins du département de la Seine, re-

çonnue comme établissement d'utilité publique par décret en date du 16 mars 1851. Assemblée générale. 1853, 1 vol. in-8°.

10. Association de prévoyance des médecins, pharmaciens et vétérinaires du département de Seine-et-Oise. Assemblées générales, 1857-1858. — Versailles, Dufaure, 1857-1858, 2 vol. in-8°.

11. Association générale de prévoyance et de secours mutuels des médecins de France. Assemblée générale annuelle de l'association du département de Seine-et-Oise, agrégée à l'association générale. Séance du 20 septembre 1859. — Versailles, Dufaure, 1859, 1 vol. in-8°.

12. Association générale de prévoyance et de secours mutuels des médecins de France. — Première assemblée générale tenue à Paris les 30 et 31 octobre 1859, sous la présidence de M. Rayer. — Paris, 1859, 1 vol. in-8°.

13. Association générale de prévoyance et de secours mutuels des médecins de France. — Statuts de l'association du département de Seine-et-Oise, agrégée à l'association générale. — Versailles, Dufaure, 1859, 1 vol. in-8°.

SECTION III.

BIOGRAPHIE.

(M⁶)   § 1.

Biographies générales. — Biographies limitées à certaines nations.

1. Vitæ Germanorum medicorum, qui seculo superiori, et quod excurrit, claruerunt : congestæ et annum usque 1620. Deductæ a MELCHIORE ADAMO.—Haidelbergæ, Jonæ Rosæ, 1620, 1 vol. in-8°.

2. Joannis-Jacobi MANGETI, med. doct. et scriniss. ac potentiss. regis Prussiæ archiatri, Bibliotheca scriptorum medicorum, veterum et recentiorum : in qua sub eorum omnium qui a mundi primordiis ab hunc usque annum vixerunt, nominibus, ordine alphabetico adscriptis, vitæ compendio enarrantur : opiniones et scripta, modestā subinde adjectā ἐπικρίσει recensentur ; ac sectæ præcipuæ, sub quârumque propriā appellatione explicantur : sicque historia medica vere universalis exhibetur opus doctis omnibus, maximèque medicis utile, ac perjucundum : pro quô concinnando, necessaria undique : sive ex ipsis scriptoribus medicis antiquis, quorum operā ad nostra usque tempora pervenerunt ; aut aliis tùm iisdem contemporaneis, tum etiam subsequentibus, qui de illis verba fecerunt : sive variis Dictionariorum compilatoribus, et scriptorum medicorum catalogis ; miscellaneis, præterea, Germanor. curiosis; actis Bartholinianis ; actis Lipsiensib. ephemerid. per totam Europam jam à multis annis, variis linguis emissis, etc. Non mediocri labore ac curā, sunt exquisita. — Genevæ, Perachon et Cramer, 1731, 4 vol. in-fol.

Avec un beau portrait de Manget.

3. Bibliothèque littéraire, historique et critique de la médecine ancienne et moderne; contenant l'histoire des médecins de tous les siècles et de celui où nous vivons ; celle des personnes savantes de toutes les nations qui se sont appliquées à quelque partie de la médecine, ou qui ont concouru à son avancement ; celle des anatomistes, des chirurgiens, des botanistes, des chimistes ; les honneurs qu'ils ont reçus ; les dignités auxquelles ils sont parvenus ; les monuments qui ont été érigés à leur gloire. — Le catalogue et les différentes éditions de leurs ouvrages ; le jugement qu'on doit en porter ; l'exposition de leurs sentiments, l'histoire de leurs découvertes. — L'origine de la médecine, ses progrès, ses révolutions, ses sectes, son état chez les différents peuples. Par Joseph-François CARRÈRE, d.-m. de Montpellier, etc.— Paris, Ruault, 1776. L'ouvrage devait avoir huit volumes, ces deux seuls ont paru, 2 vol. in-4°.

4. Notice des hommes les plus célèbres de la Faculté de médecine en l'Université de Paris, depuis 1110 jusqu'en 1750 (inclusivement), extraite (en plus grande partie) du manuscrit de feu Thomas-Bernard BERTRAND, communiqué par son fils, rédigée par Jacques-Albert HAZON, docteur-régent de la même Faculté. — Ouvrage que le rédacteur a partagé en trois temps, ou époques, savoir : depuis le milieu du XIIᵉ siècle jusqu'au milieu du XVᵉ ; depuis le milieu du XVᵉ jusqu'à la fin du XVIᵉ, et depuis le commencement du XVIIᵉ jusqu'au milieu du XVIIIᵉ ; avec un discours ou tableau de la Faculté, à la tête de chaque époque. On y fait mention des écoles de médecine les plus anciennes et les plus célèbres de l'Europe, Cordone, Salerne et Montpellier (cette dernière à peu près de même date que celle de Paris). Pour servir de suite et de complément à l'Histoire abrégée de la Faculté (sous le nom d'Eloge historique, avec des remarques étendues, imprimée en 1773, chez Butard). — Paris, Morin, 1778, 1 vol. in-4°.

5. Le même ouvrage, 1 vol. in-4°.

6. Dictionnaire historique de la médecine ancienne et moderne; ou mémoires disposés en ordre alphabétique pour servir à l'histoire de cette science et à celle des médecins, anatomistes, botanistes, chirurgiens et chymistes de toutes nations. Par N.-F.-J. ELOY, conseiller-médecin ordinaire de S. A. R. Mgr le duc Charles de Lorraine et de Bar, etc., et médecin pensionnaire de la ville de Mons. — Mons, Hoyois, 1778, 4 vol. in-4°.

7. Histoire de la vie et des ouvrages de P.-F. Percy, composée sur les manuscrits originaux, par C. LAURENT, D.-M., etc.— Versailles, Daumont, 1827, 1 vol. in-8°.

8. Les médecins français contemporains, par J.-L.-H. D***. — Paris, Gabon, 1827, 1 vol. in-8°.

9. Notice nécrologique sur M. le baron J.-D. Larrey, par Jules SAINT-AMOUR. — Calais, Leleux, 1843, 1 vol. in-8°.

10. Notice historique sur la vie et les travaux du docteur Fodéré, par L. DUCROS. — Paris, Bailly, 1845, 1 vol. in-8°.

11. Quelques mots sur la tombe du docteur Adolphe Noble, par le docteur BATTAILLE. — Versailles, Cerf, 1858, 1 vol. in-8°.

12. Recherches sur la vie et les ouvrages de Jean Hamon, docteur en médecine de la Faculté de Paris ; par le docteur LEMAZURIER. — Versailles, Montalant, 1858, 1 vol. in-8°.

(M⁹)   § 2.

Listes, Tableaux indicateurs des Médecins, Chirurgiens et Pharmaciens.

1. Etat de la médecine, chirurgie et pharmacie en Europe, pour l'année 1776. — Paris, Didot, 1776, 1 vol. in-12.

Aux armes du Roi.

2. Etat de la médecine, chirurgie et pharmacie en Europe, et principalement en France, pour l'année 1777. — Paris, Thiboust, 1777, 1 vol. in-12.

Aux armes du Roi.

3. Annuaire médical et pharmaceutique de la France; par Félix ROUBAUD. — Paris, 1857, Baillière, 1 vol. in-12.

SECTION IV.

ORGANISATION MÉDICALE.

(M¹⁰)   § 1.

Organisation de la médecine. Projets d'organisation de médecine rurale. — Opinions et polémique sur la question d'organisation médicale soumise aux Congrès.

1. Vœux d'un patriote sur la médecine en France, où l'on expose les moyens de fournir d'habiles médecins au royaume; de perfectionner la médecine et de faire l'Histoire naturelle de la France; par THIÉRY, écuyer, docteur-régent de la Faculté de médecine de Paris, médecin-consultant du roi, et membre de plusieurs académies. — Paris, Garnery, 1789, 1 vol. in-8°.

2. De l'enseignement actuel de la médecine et de la chirurgie. — Paris, Didot, 1 vol. in-4°.

3. De l'enseignement médical dans ses rapports avec la chimie, considérée comme science accessoire à la théorie de la médecine; suivi d'un nouveau plan d'organisation des sociétés de médecine, etc.; par le chevalier DE MERCY, d.-m. — Paris, Eberhart, 1819, 1 vol. in-8°.

4. Traité des études médicales, ou de la manière d'étudier et d'enseigner la médecine; par E.-F. DUBOIS (d'Amiens). — Paris, Gardembas, 1840, 1 vol. in-8°.

5. Congrès médical de 1845. Instruction générale pour MM. les membres du congrès. — Paris, Hennuyer et Turpin, 1845, 1 vol. in-8°.

6. Réponses à quelques questions du programme du congrès médical de 1845. — Paris, Plon, 1845, 1 vol. in-4°.

7. Rapport sur le programme du congrès médical, lu à la Société médicale d'émulation de Lyon, le 21 octobre 1845, au nom d'une commission composée de MM. Carrier, président; Teissier, secrétaire; Barrier, Chapeau, Garin, Gizin, Guilliermond, LACOUR, rapporteur. — Lyon, Savy, 1845, 1 vol. in-8°.

8. Rapport de la commission médicale de l'arrondissement de Versailles, réunie à l'occasion du congrès médical de Paris. 30 octobre 1845. M. BATTAILLE, rapporteur. — Versailles, Dufaure, 1845, 1 vol. in-8°.

9. Rapport fait à la Société de médecine de Paris, sur les questions proposées dans le programme du congrès médical de 1845. DELASIAUVE, rapporteur. — Paris, Bautruche, 1845, 1 vol. in-8°.

10. A messieurs les membres du congrès médical de Paris; par PENNES. — Paris, Guiraudet, 1845, 1 vol. in-8°.

11. Courtes observations adressées à MM. les membres du congrès médical, par un médecin de campagne (CHÉRUBIN). — Paris, Leclerc, 1845, 1 vol. in-8°.

12. Extraits de quelques lettres adressées à Mgr l'évêque de ***; par le docteur X. — Dédiées aux membres du congrès médical (par le docteur DUMONT). — Paris, Plon, 1845, 1 vol. in-8°.

13. Quelques observations relatives à l'annonce et aux remèdes secrets. — Paris, Wittersheim, 1845, 1 vol. in-8°.

14. Projet d'établissement d'une maison de retraite pour les médecins, les pharmaciens et les vétérinaires de France. — Paris, Baillière, 1845, 1 vol. in-8°.

15. Plan d'organisation des médecins cantonnaux, et d'un service général de santé, présenté à MM. les membres du congrès médical, par CAZIN. — Boulogne, Leroy-Mabille, 1845, 1 vol. in-4°.

16. Actes du congrès médical de France, session de 1845. — Paris, 1846, 1 vol. in-8°.

17. Etat de la médecine, position des médecins, garanties sanitaires du peuple en France, et plan d'organisation médicale; par KUNSLI. — Paris, 1846, 1 vol. in-12.

18. Soins gratuits aux malades indigents. — Distribution des récompenses pour 1851. Département de Seine-et-Oise. — Versailles, Dufaure, 1854, 1 vol. in-8°.

(M¹¹)   § 2.

Organisation de la Chirurgie.

(M¹²)   § 3.

Organisation des Officiers de santé.

(M¹³)   § 4.

Organisation de la médecine militaire.

1. De la fausse position des officiers de santé dans l'armée de terre, ou exposé de la marche graduelle de l'administration de la guerre, pour usurper les droits du conseil de santé des armées, en violant les ordonnances et les lois rendues pour assurer la position de tous les officiers de santé militaires; par P. VIGNES. — Paris, 1845, 1 vol. in-8°.

2. Mémoire justificatif du décret du 3 mai 1848, réorganisant le service de santé dans l'armée; par GAMA. — Paris, Bautruche, 1848, 1 vol. in-8°.

3. Nécessité de l'organisation complète d'un corps sanitaire de l'armée; moyen de l'établir sans surcharge pour le Trésor; par

le docteur CLÉVER DE MALDIGNY. — Paris; Plon, 1854, 1 vol. in-8°.

(M¹⁴)　　　　　　§ 5.

Organisation des Sages-Femmes.

(M¹⁵)　　　　　　§ 6.

Projets d'organisation des Dentistes.

(M¹⁶)　　　　　　§ 7.

Organisation de la Pharmacie.

(M¹⁷)　　　　　　§ 8.

Organisation de la Médecine vétérinaire.

(M¹⁸)　　　　　　§ 9.

Privilèges et obligations des praticiens de l'art de guérir. Patente.

(M¹⁹)　　　　　　§ 10

Contestations intérieures des corporations des Médecins, des Chirurgiens, des Apothicaires, et contestations de ces corporations entre elles.

SECTION V.

PHILOSOPHIE, MÉTHODOLOGIE ET LITTÉRATURE, ÉRUDITION
ET CRITIQUE MÉDICALE.

(M²⁰)　　　　　　§ 1.

Philosophie médicale.

1. Franciscus SANCHEZ. Philosophus et medicus doctor. Quod nihil scitur. — Lugduni, Gryphium, 1581, 1 vol. in-4°.

Traité beaucoup plus philosophique que médical, dans lequel l'auteur fait preuve d'un grand scepticisme.

Cet exemplaire avait été donné par le docteur de Loiseleur au couvent de Saint-Martin de Pontoise.

2. Thomæ BARTHOLINI. De Luce hominum et Brutorum, libri III. Novis rationibus, et raris historiis secundùm illustrati. — Hafniæ, Godicchen, 1669, 1 vol. in-8°.

A la suite de ce Traité on trouve celui de GESNER, intitulé : De raris et admirandis herbis quæ sivè quod noctu luceant, sive alias ob causas, Lunariæ nominantur, etc.

3. Dissertation sur les principes des mixtes naturels, faite en l'an 1677; par DUCLOS, conseiller, méd. ord. du roi, etc. — Amsterdam, Daniel Elsevier, 1690, 1 vol. in-12.

4. Tractatus physiologicus de pulchritudine. Juxta ea quæ de sponsa in canticis canticorum mysticè pronunciantur. Authore Ernesto VOENIO. — Bruxellis, Foppens, 1662, 1 vol. in-8° avec planches.

5. Le Triomphe de l'Archée, et la Merveille du monde, ou la Médecine universelle et véritable pour toutes sortes de maladies les plus désespérées, qu'elle guérit par les sueurs ou les transpirations insensibles, en rafraîchissant, sans aucune incommodité ni vomissement, et sans aide de l'art magique, comme l'on s'était persuadé, nouvellement découverte. Etablie par raisons nécessaires et démonstrations infaillibles, auxquelles un homme de bon jugement ne peut contredire. Où se voient encore les principes et les fondements de toutes sortes de sciences, disciplines et arts, et de toutes les connaissances du monde, passées, présentes et à venir, d'une manière très admirable, et jusques à présent inouïe. Avec les plus hautes perfections qui peuvent arriver à l'entendement humain. Dédiée à la Reine des Anges. Quatrième édition. Par Jean D'AUBRY, de Montpellier, prêtre, docteur en la science, abbé de N.-D. de l'Assomption, conseiller et médecin ordinaire du roi. — Paris, chez l'auteur, 1660, 1 vol. in-4°.

Cet ouvrage n'est qu'un tissu de rêveries, et l'on y trouve le langage des alchymistes dont d'Aubry n'était qu'un continuateur. Il est curieux de lire à la fin les nombreuses attestations de guérisons faites par l'auteur, et en particulier l'autorisation donnée par le roi d'établir à Paris ses fourneaux, alambics, etc., enfin le bagage des alchymistes.

6. Johannis-Sophronii KOSAK, à Prachien, med. doct. Tractatus medicus de Sale, ejusdemque in corpore humano resolutionibus salutaribus et noxiis. — Francofurti, Kuhnen, 1663, 1 vol. in-4°.

Ouvrage rempli des rêveries du rabbinisme.

7. Essai thésiforme sur l'esprit et la matière, considérés en tant qu'ils sont du ressort de la médecine, par DEMÉTIGNY. — Montpellier, Picot, 1784, 1 vol. in-4°.

8. Mesmer et le Magnétisme animal; par Ernest BERSOT. — Paris, Hachette, 1853, 1 vol. in-12.

(M²¹)　　　　　　§ 2.

Méthodologie.

1. Institutions de médecine, ou Exposé sur la théorie et la pratique de cette science, d'après les auteurs anciens et modernes, ouvrage didactique contenant les connaissances générales nécessaires à ceux qui se destinent à exercer l'art de guérir; par Ph. PETIT-RADEL. — Paris, an IX, 2 vol. in-8°.

2. Essais sur les moyens de former de bons médecins; par MENURET. Nouv. édit. — Paris, 1814, 1 vol. in-8°.

(M²²)　　　　　　§ 3.

Littérature, Érudition et critiques médicales.

1. Thomæ BARTHOLINI, epistolarum medicinalium, à Doctis vel ad Doctos scriptarum. Centuriæ I et II, III et IV, Hafniæ. — Godichenii, 1663-1667, 3 vol. in-8°.

2. Traité de PRIMEROSE sur les erreurs vulgaires de la médecine, avec des additions très-curieuses; par DE ROSTAGNY, médecin de la Société royale, et de S. A. R. madame de Guise. — Lyon, Certe, 1689, 1 vol. in-8°.

3. Le Brigandage de la Médecine, dans la manière de traiter les petites véroles et les plus grandes maladies par l'émétique, la saignée du pied et le kermès minéral. Avec un traité de la meilleure manière de guérir les petites véroles par des remèdes et des observations tirées de l'usage, par HECQUET. — Utrech , Lefebvre, 1732, 1 vol. in-12.

4. Ouvrage de Pénélope, ou Machiavel en médecine ; par Alethelus DEMETRIUS (DE LA METTRIE). — Berlin, 1748-1750, 3 vol. in-12.

C'est une satire extrêmement violente contre les plus illustres médecins de l'Europe.

Ouvrage rare et recherché des curieux.

5. Recueil de pièces de médecine et de physique, traduites de l'italien , de M. COCCHI, et autres auteurs vivants. — Paris , d'Houry, 1763, 1 vol. in-12.

6. Anecdotes de médecine, ou choix des faits singuliers qui ont rapport à l'anatomie, la pharmacie, l'histoire naturelle, etc., auxquels on a joint des anecdotes concernant les médecins les plus célèbres. — Lille, Henry, 1766, 2 part. en 1 vol. in-12.

7. Lucina sine concubitu. Lettre adressée à la Société royale de Londres, dans laquelle il est pleinement démontré, par des preuves tirées de la théorie et de la pratique, qu'une femme peut concevoir et enfanter sans le commerce de l'homme ; par Abraham Jonhson (JOHN HILL.). — Londres, Wilvox, 1776.

Plaisanterie faite par John Hill , à l'occasion de l'opinion émise par *Wollaston*, que les germes des animaux et de l'homme existaient tout formés dans la nature, étaient introduits dans le corps par la respiration ou la digestion, et arrivaient à la femelle par les organes générateurs. A cette première plaisanterie de John Hill, RICHARD ROE répondit par une seconde, qui se trouve à la suite, sous le titre de : Concubitus sine Lucina, ou le plaisir sans peine. Réponse à la lettre intitulée : Lucina sine concubitu. — Londres, 1776. Ces deux opuscules ont été traduits par Moët. 1 vol. in-12.

8. Lettres Bourguignonnes, ou Aperçu philosophique et critique sur les causes des difficultés dans l'exercice de l'art de guérir, et sur les moyens de les faire disparaître ; suivi de considérations et de tableaux sur l'empoisonnement, et de remarques sur la jurisprudence médicale; par NAVILLE.—Paris, Kleffer, 1822, 1 vol. in-8°.

9. Epître à M. le docteur Broussais ; par BORIE. — Versailles, Caron, 1828, 1 vol. in-8°.

10. Erreurs et préjugés des gens du monde en hygiène et en médecine ; par L. C***. — Paris, Ledoyen, 1829, 1 vol. in-8°.

11. De l'alliance de la médecine avec les sciences, les lettres et les arts ; par le docteur ROLLET. — Nancy, Grimblot, 1840, 1 vol. in-8°.

12. Erreurs des médecins, ou système chrono-thermal ; traduit de l'anglais; par MALVIUS, A. D. C. (DICKSON).—Paris, Amyot, 1842, 1 vol. in-8°.

SECTION VI.

POLYGRAPHIE ET TRAITÉS GÉNÉRAUX COMPRENANT L'ENSEMBLE DES SCIENCES MÉDICALES.

(M¹³)   § 1.

Collections d'auteurs , Encyclopédies , Recueils de Mémoires, etc.

1. Medicæ artis principes, post Hippocratem et Galenum ; græci latinitate donati, Aretæus, Ruffus Ephesius, Oribasius, Paulus Ægineta, Aetius, Alex. Trallianus, Actuarius, Nic. Myrepsus. — Latini, Corn. Celsus, Scrib. Largus, Marcell. Empiricus. — Aliique præterea, quorum unius nomen ignoratur. Index non solum copiosus, sed etiam ordine artificioso omnia digesta habens. — Hippocrat. aliquæ loci cum Corn. Celsi interpretatione. Henric. STEPHANUS, 1567, 2 vol. in-fol. —Cette collection estimée, et ordinairement très difficile à trouver bien conditionnée, est ici parfaitement conservée et renfermée dans deux très beaux volumes en veau brun dorés sur tranche.

2. Disputationes medicæ, à Melchiore SEBIZIO, med doct. ac profess. comit. Palatino Cæsareo, et eorundem Reip Archiatro. Argentorati. — Welper, 1633-1649, 1 vol. in-4°.

Les Dissertations contenues dans ce recueil sont : 1° De Respiratione, Disputationes tres ; 2° De Pilis, disp. duæ ; 3° De dolore; 4° De rigore, horrore, refrigeratione, oscitatione, etc.; 5° De hæmorrhagia narium ; 6° De pleuritide ; 7° De calculo renum; 8° De infantium et puerorum morbis ; 9° Problemata pathologica ; 10° De tumoribus præter naturam.

3. Gulielmi PISONIS, med. Amst. De Indiæ utriusque re naturali et medica. — Amstelædami, Louis et Daniel Elzevier, 1658, 1 vol. in-fol.

Cette collection comprend, de Guill. PISON : 1° De aeribus, aquis et locis ; 2° De natura et cura morborum, occidentali Indiæ, imprimis Brasiliæ, familiarum ; 3° De animalibus, aquatilibus, et terrestribus, edulibus ; 4° De arboribus, fructibus, et herbis medicis, atque alimentariis, nascentibus in Brasilia et regionibus vicinis ; 5° De noxiis et venenatis, eorumque antidotis. Quibus insertæ sunt animalium quorundam vivæ sectiones ; tum et aliquot metamorphoses insectorum ; 6° Mantissa aromatica, etc., posita post Bontii tractatus.

De George MARGGRAFF : 1° Tractatus topographicus et meteorologicus Brasiliæ, cum observatione eclipsis solaris ; 2° Commentarius de Brasiliensium et Chilensium indole ac lingua, etc.

De Jacques BONTIUS : 1° De conservanda valetudine ; 2° Methodus Medendi ; 3° Observationes in cadaveribus ; 4° Notæ in garciam ab orta; 5° Historia animalium ; 6° Historia plantarum.

4. Miscellanea curiosa medico-physica Academiæ naturæ curiosorum, sive ephemeridum medico-physicarum germanicarum curiosarum. Continens celeberrimorum medicorum in et extra ger-

maniam observationes medicas et physicas, vel anatomicas, vel botanicas, vel pathologicas, vel chirurgicas, vel therapeuticas, vel chymicas. Lipsiæ vratislaviæ. — Trescher, Jacob , 1670-1680 , 12 vol. in-4°.

> L'académie des curieux de la nature fut fondée en 1652, par le médecin Jean-Laurent *Bausch*. Ses mémoires renferment un assez bon nombre de travaux importants et d'observations intéressantes. Ils sont accompagnés d'un grand nombre de planches.

5. Medicina septentrionalis collatitia, sive rei medicæ, nuperis annis à medicis anglis, germanis et Danis emissæ, syntagma exhibens observationes medicas, in quibus nova, abdita, admirabilia et monstrosa exempla adducuntur circa ægritudinum causas, signa, eventus, curationes præterea admirandæ proponuntur. Pars altera. — Cui præter observationes accessere plurima circa anatomen, medicamenta simplicia, tum vernacula, tum exotica, cum præparationibus variis chymicis, aliisque rarioribus. Opera theophili Boneti, d. m. — Genovæ, L. Chovet, 1686.

> Collection renfermant des observations très-curieuses, accompagnées de planches. 1 vol. in-fol.
> Ce volume appartenait à Garidel.

6. Recueil de Dissertations inaugurales soutenues devant l'Université de Bâle :

1° De Alce, magno illo septentrionis animali, ejusque virtutibus. Publico eruditorum examini submittit. Johannes-Fredericus Leopold, Lubecentis., 1700;

2° Amygdalarium fructus analysin exhibens. Johannes Ulricus Hegner, Helveto-vitoduranus, 1703 ;

3° Delineatio et utilitas thermarium favariensium Rhætiæ, vulgò dictarum Pfefers-Bad. Zacharias , Damur , Curia-Rhætus , 1704 ;

4° De valetudine Plantarum secunda et adversa. M. Joh. Jacobus Zuingerus, Basiliensis, 1708 ;

5° De methodo herbas lustrandi, cui annexa sunt corollaria quædam anatomica. Lucas Wollebius, m. d., 1711 ;

6° De Epilepsia, pars prior, exhibens ejus pathologiam. Johannes Beckh, Thuno-Bernensis, 1714 ;

7° Examen theorico-practico, medicum plantarum nasturcinarum, quæ vegetabilium horum structura naturalis, qualitates, vires atque usus in vita humana salubris breviter ac dilucidè explicantur. Joh. Rodolpho Mieg, 1714 ;

8° De methodo docendi medicinam mathematica. Andreas Harley, 1714;

9° De Epilepsia, pars altera inauguralis, exhibens ejus Prognosin et therapiam. Joh. Beckh, 1715 ;

10° De Thee Helvetico, *Bom Schinsiber*, Thée. Joh.-Francisc.-Nicolam Faber, 1715;

11° De Cymbalaria. Joh.-Henricus Hermannus, 1715 ;

12° Nosographiæ anhelantium. — Pars prior. Joh. Rodolp. Lavaterus, 1714 ;

13°Otoiatreia, sive aurium medicina. Joh. Christoph. Tschudius, 1715 ;

14° De hypercatharsi, crebro illo agyrtarum impune ubivis me-

dicantium in corporibus hominum producto. Joh. Henricus Hermannus, 1715, 1 vol. in-4°.

7. Mémoires de l'Académie royale de chirurgie. — Paris, Osmont, 1743, 6 vol, in-12.

8. Recueil des pièces qui ont concouru pour le prix de l'Académie royale de chirurgie. — Paris, Delaguette, 1753-1778, 4 tom. en 5 vol. in-4°.

9. Collection académique, composée des mémoires, actes ou journaux des plus célèbres académies et sociétés littéraires étrangères, des extraits des meilleurs ouvrages périodiques, des traités particuliers et des pièces fugitives les plus rares, concernant : l'histoire naturelle et la botanique, la physique expérimentale et la chimie, la médecine et l'anatomie; traduits en français et mis en ordre par une société de gens de lettres. — Dijon, Desventes, 1755-1779, 13 vol. in-4°.

10. Medicus veri amator ad apollineæ artis alumnos. Typis universitatis Cæsareæ Moscuensis, 1764, 1 vol. in-8°.

Recueil de dissertations à l'usage de l'Université de Moscou. Ces dissertations sont :

1° Causæ externæ putrefactionis ;
2° Halitus, fuligines, myasmata septica ;
3° Venenorum natura et indoles ;
4° Venenorum peregrinatio, contagium ;
5° Vis, actio, ferocitas venenorum ;
6° Characteristica venenorum phænomena ;
7° Sananda lues ;
8° Les moyens de prévenir la contagion et d'y remédier ;
9° Utilité du supplice des criminels ;
10° Histoire des maladies épidémiques qui ont régné en Ukraine l'année 1760.

> Ces dernières dissertations sont écrites en français, parce que, dit l'auteur, la langue française est plus familière en Russie que la langue latine.

11. Recueil d'observations de médecine des hôpitaux militaires; fait et rédigé par Richard de Hautesierck, écuyer, chevalier de l'ordre de Saint-Michel, premier médecin des camps et armées du roi, inspecteur général des hôpitaux militaires de France, et ayant la correspondance des mêmes hôpitaux et des autres du royaume où l'on reçoit des soldats malades ; médecin consultant du roi, et ordinaire des grande et petite écuries ; de l'Université de médecine de Montpellier et des académies de Gottingue et de Béziers. — Paris, imp. royale, 1766-1772, 2 vol. in-4°.

> Ces deux volumes renferment des observations recueillies par un assez bon nombre de médecins militaires. Le 1er volume contient des observations sur la topographie et les maladies qui règnent habituellement à Montpellier ; sur Châlons-sur-Saône, sur Toulon, sur Lille, sur Bitche, sur Strasbourg, sur Spa, sur Bordeaux et Montélimart. — Le deuxième est divisé par chapitres et renferme les diverses observations qui y correspondent : 1° mémoires topographiques médicinaux; 2° Observations météorologiques ; 3° des maladies épidémiques ; 4° des crises et des métastases ; 5° dartres et gales ré-

percutées ; 6° de quelques maladies du foie ; 7° de l'hydro-pisie ; des effets que produisent les pilules de *Bacher* dans cette maladie, et leur composition ; 8° de quelques maladies convulsives et vermineuses ; 9° de quelques maladies de l'œsophage, de l'estomac et du canal intestinal ; 10° de la véritable et sûre administration du quinquina dans les fièvres intermittentes, et sa qualité antiseptique ; 11° de quelques maladies chirurgicales ; 12° observations anatomiques ; 13° des eaux minérales ; 14° des dragées ou pilules de Keyser.

12.   Le même ouvrage in-4°, 2 vol.

13.   Adversaria medico-practica. — Lipsiæ, Reich, 1769, 3 vol. in-8°.

Recueil dans lequel se trouvent un grand nombre d'observa-tions. Ludwig en fit la préface et paraît avoir été chargé de sa publication. Le 1er volume est divisé en 4 parties et con-tient les mémoires suivants :

1° Morbi epidemici ; sub finem anni 1757, et initium 1758. — Lipsiæ grassantis, brevis recensio ;

2° De extracti hyoscyami viribus et efficacia præsertim in me-lancholicis et epilepticis morbis, Auctore Cl. Greding ;

3° Responsum, principis jussu super variolarum insitione a fa-cultate medica Lipsiensi datum mense junio 1761 ;

4° De dextra cordis auricula rupta, mortis subitæ caussa ; obser-vatio icone illustrata ;

5° De ratione venæsectionis in hæmoptoicis ;

6° De ratione venæsectionis in vomitu cruento laborantibus ;

7° De stasi sanguinis in venis, inflammationem mentiente ;

8° Meletemata de putredine animali et morbis putridis ;

9° De epidemicorum morborum differentia et ratione eos obser-vandi ;

10° Animadversiones in libellum III. De Haann, quo de ra-tione variolarum exponit ;

11° Responsa quædam III. De Hann ad D. Ludwigh animadver-siones de natura variolarum contra novum eorum systema di-rectas ;

12° De extracti stramonii viribus et efficacia in curandis melan-cholicis et epilepticis morbis. Auctore Cl. Greding ;

13° De hernia inguinali cum crurali complicata, observatio ani-madversionibus illustrata ;

14° De processibus intestinorum tractatio iconibus illustrata ;

15° Maletemata de putredine animali et morbis putridis conti-nuata ;

16° Dissertatio de evolutionibus corporis animalis sani et ægri in universum ;

17° Commentatio de morbo et morte amatæ conjugis ;

18° Oratio de dissensu medicorum in commodum artis salutaris convertendo ;

19° Dissertatio topicorum medicamentorum usu in variolis ;

20° De vi cardiaca opii disquisitio ;

21° Commentatio de suctione vulnerum pectoris cum delinea-tione tubuli ad hos usus apti ;

22° De sulphuris venerei viribus et efficacia in curanda epilepsia habituali auctore J. E. Greding ;

23° De morbis epidemicis vernalibus observationes singulares ;

24° Tractatio de morbosa lymphæ ad colatoria organa conver-sione ;

25° Commentatio de natura variolarum earundemque noxis propter insitionem metuendis ;

26° De Belladonæ viribus et efficacia in epilepsia habituali ten-tamen, auct. Cl. Greding ;

27° Tractatio de doloribus ad spinam dorsi.

Le 2e vol. est aussi divisé en 4 parties :

1° Observationes de materiæ arthriticæ evolutione ;

2° Oratio de neglectu contemplationis naturæ caussa neglectæ medicinæ ;

3° De fallaci judicio vulgi super vi imaginationis maternæ in fe-tum observata quædam ;

4° Melancholico maniacorum et epilepticorum in ptochotropheo Waldheimensi de mortuorum sectiones tradit Cl. Greding ;

5° De morborum inprimis exanthematicorum successionibus observationes ;

6° Observatio de abscessibus lacteis in infante, post variolas obortis ;

7° Commentatio de arthriticis doloribus ex incremento corporum oriundis ;

8° Oratio de majore propensione medici empirici ad hypotheses, quam dogmati ;

9° De luxatione vertebrarum colli a medico forensi circumspecte disquirenda ;

10° Melancholico maniacorum et epilepticorum quorundam in ptochotropheo Waldheimensi de mortuorum, sectiones. Auctore Cl. Greding ; continuatio prima ;

11° De Belladonæ viribus et efficacia in icteri curatione tenta-men, auctore Cl. Greding ;

12° Tractationis de distorta spina dorsi pars prima de distorsio-nis differentiis ;

13° Monita de alviductione in convalescentibus ;

14° Tractatio de venæ sectione in hæmorrhoidariis ;

15° Observata in cadavere, cujus ossa emollita erant ;

16° Melancholico maniacorum et epilepticorum quorundam in ptochotropheo Waldheimensi de mortuorum, sectiones. Auctore Cl. Greding, continuatio secunda ;

17° Tractatio de distorta spina dorsi pars secunda de distorsionis caussis ;

18° Tractationis de distorta spina dorsi pars tertia, de remediis hujus distorsionis ;

19° Melancholico maniacorum et epilepticorum quorundam, in ptochotropheo Waldheimensi de mortuorum, sectiones, auct. Cl. Greding. Continuatio tertia ;

20° Commentatio de ischuria ex tumoribus vesicæ ;

21° Animadversiones de scilla ;

22° Monita de alviductione post sopitos ventris fluxus.

Le 3e volume est, de même que les précédents, divisé en 4 par-ties :

1° Tractatio de vigore et debilitate corporis humani in universum;

2° Tractatio de diaphysibus ossium cylindricorum læsis, exfoliatione separatis, et callo subnato restitutis ;

3 Melancholico maniacorum, etc. Auctore CL. GREDING. Continuatio quarta et ultima ;

4° Oratio de officio medici erga moribundos ;

5° De specificis medicamentia observationes nonnullæ ;

6° Tractatio de caussis debilitatis ex vitæ genere; ad ætatum ordinem consideratæ ;

7° De fissura diaphyseos ossium cylindricorum ;

8° Observatio de amputatione mammæ cancrosæ in gravida. Auct. CL. REICHEL ;

9° Commentatio de resorptione venosa in universum et sigillatim aquarum in vario hydrope ;

10° Oratio de immoderata phantasia vires corporis et animi lædente ;

11° Observatio de morte fetus ex vehementissimis convulsionibus gravidæ cum plena sensuum abolitione, salva matre. Auct. CL. REICHEL ;

12° Tractatio de febrium natura ;

13° Commentatio de paraplegia, ex fractura vertebrarum colli ;

14° Melancholico maniacorum, etc. Supplementum ;

15° Observatio de diarrhæa cruenta recens natorum. Auct. CL. REICHEL ;

16° De carie venerea ossis femoris sponte fracti icone illustrata præmissis quatuor capitum cariosorum descriptionibus. Per D. REICHEL;

17° Melancholicorum maniacorum, etc. Supplementum;

18° Observatio de descensu testiculi in puero, cum hernia incarcerata letali conjuncto. Auct. D. REICHEL ;

19° Observationes de calculis humanis. Auct. eodem.

Ces mémoires sont accompagnés de planches.

14. Medicinæ praxeos systema, ex Academiæ Edinburgenæ disputationibus inauguralibus præcipue depromptum, et secundum naturæ ordinem digestum. — Curante Carolo WEBSTER, m. d. — Edinburgi, Bell, 1781, 3 vol. in-8°.

Recueil de thèses soutenues devant l'Académie d'Edimbourg, et publiées par Webster, secrétaire de cette Académie.

15. Essai de médecine théorique et pratique. Ouvrage périodique dédié aux amis de l'humanité; par MORIZOT, BRION, D'YVOIZY et RICHARD. — Genève, 1782, 2 vol. in-8°.

Dans cette publication, les quatre médecins qui la faisaient paraître étaient chargés d'une partie spéciale : Morizot, de ce qui regardait l'air, etc.; Richard, des aliments solides et liquides ; Brion, des maladies; d'Yvoizy, des découvertes relatives à la médecine, à la chirurgie et à la préparation des médicaments.

16. Exploration scientifique de l'Algérie, pendant les années 1840, 1841, 1842, publiée par ordre du Gouvernement et avec le concours d'une commission académique : sciences médicales. De l'Hygiène en Algérie; par J.-A.-N. PÉRIER. Suivi d'un mémoire sur la peste en Algérie, par A. BERBRUGGER. — Paris, Imp. royale, 1847, 2 vol. in-8°.

17. Annuaire médico-chirurgical des hôpitaux et hospices civils de Paris, ou Recueil de mémoires et observations par les médecins et chirurgiens de ces établissements. — Paris, Crochard, 1819, 1 vol. in-4°.

(M²⁴)   § 2.

Polygraphes anciens.

1. PAULI ÆGINETÆ opus de re medica, nunc primum integrum latinitate donatum, per Joannem GUINTERIUM ANDERNACUM, doctorem medicum. — Parisiis, apud Simonem Colinæum, 1532, 1 vol. in-fol.

2. HIPPOCRATIS coi medicorum omnium longe principis, opera quæ apud nos extant omnia, per Janum CORNARIUM, medicum physicum latina lingua conscripta. Accessit Hippocratis de hominis structura liber, Nicolao-Petreio CORCYRÆO interprete, antea non excusus. — Lugduni, Vincent, 1562, 1 vol. in-8°.

Ce fut Cornarius qui donna en Allemagne la première version latine des Œuvres d'Hippocrate.

3. HIPPOCRATIS coi, opera quæ extant, græce et latine, veterum codicum collatione restituta, novo ordine in quatuor classes digesta, interpretationis latinæ emendatione, et scholiis illustrata, a Hyeron. MERCURIALI, foroliviensi. — Venetiis, Juntas, 1588, 1 vol. in-fol.

Très-belle édition. Le titre est entouré de gravures représentant les médecins dans leurs différents offices. Mercurialis était un médecin très-instruit qui fit un grand nombre de publications. Il fut très-recherché dans toute l'Italie, et, à sa mort, laissa une fortune considérable.

4. HIPPOCRATIS coi, medicorum omnium facile principis opera, quibus addidimus commentaria Joann. Marinelli, in quibus morbi omnes, earumque causæ, signa, ac curationes, quæ in libris Hipp. dispersum scribuntur, una copulantur, atque tractantur. Deinde voces, ac loca in Hippocratis libris obscura, et difficilia ex Galeni sententia declarantur : postea sententiæ plurimæ, quæ ab Hipp. dignitate ob translationes perperam factas alienæ videntur, antiquorum auctoritate sunt correctæ : Præterea multa, quæ sæpè leguntur in ejusdem libris, quæ à seipsis alias dissentire, videntur, ea conciliata sunt. Ac tandem index omnium copiosissimus; nova, et argumenta in singulos libros per Joan. CULMANNUM, Geppingensem, sunt addita. — Venetiis, apud Hier. et Alex. Polum, 1619, 1 vol. in-fol.

5. Magni HIPPOCRATIS coi opera omnia ; græce et latine edita, et ad omnes alias editiones accommodata. Industriâ et diligentiâ Joan.-Antoniæ VANDER-LINDEN, doct. et prof. medicinæ practicæ primi in Academia Lugduno-Batava. — Lugduni-Batavorum, Greasbeeck, 1665, 2 vol. in-8°.

6. HIPPOCRATIS coi, et Claudii GALENI, Pergameni Archiatron, opera. Renatus CHARTERIUS, Vindocinensis, doctor medicus, Paris. Regis Christianissimi consiliarus medicus, ac professor, plurima interpretatus, universa emendavit, instauravit, notavit, auxit, secun-

dùm distinctas medicina partes in tredecim tomos digessit, et conjunctim græcè et latinè primus edidit. — Lutetiæ Parisiorum. Villery, 1679, 13 tom. en 10 vol. in-fol..

Sur le titre du 1er vol. sont les portraits d'Hippocrate et de Galien. — Provient de la maison de la Mission de Versailles.

7. Les OEuvres d'Hippocrate, traduites en français, avec des remarques, et conférées sur les manuscrits de la Bibliothèque du roi. — Paris, compagnie des libraires, 1697, 2 vol. in-12.

Exempl. de la bibliothèque de madame Victoire de France.

8. Les OEuvres d'Hippocrate, traduites en français, avec des remarques ; par André Dacier. — Paris, 1697, 2 vol. in-12.

9. Hippocratis contractus in quo magni Hippocratis medicorum principis opera omnia, in brevem epitomen, summâ diligentiâ redacta habentur. Studio et opera Thomæ Burnet, m. d. medici regii, et collegii regii medicorum Edinburgensium socii. Editio ultima. — Lugduni-Batavorum, Haak, 1752, 1 vol. in-8°.

C'est un assez bon abrégé de ce qu'il y a de plus intéressant dans les œuvres du père de la médecine.

10. Extrait et Commentaire des ouvrages d'Hippocrate et de Galien ; par Cabanis. — Manuscrit, 1 vol. in-fol.

Sur la première page de ce manuscrit, on lit, écrit de la main même de Cabanis, la note suivante :

« Ce travail, écrit en entier de la main du docteur Dubreuil, qui a guidé mes premiers pas dans l'étude de la médecine, a été fait par moi, sous sa direction et avec sa coopération. »   « P. J. G. Cabanis. »

11. OEuvres complètes d'Hippocrate, traduction de de Mercy, comprenant : *Aphorismes* : Nouvelle traduction et commentaires ; — Pronostics et prorrhétiques ; — Pronostics de Cos. ; — *Épidémies*, 1er et 2e livres : Des crises et des jours critiques; — Traités du régime dans les maladies aiguës; — Des airs, des eaux et des lieux; — *Aphorismes et Commentaires* : Traités des préceptes, de la décence du médecin ; — Nouvelle traduction des aphorismes et commentaires ; — Traités de l'ostéologie, du cœur, des veines, de l'aliment, et Traité de la maladie sacrée, des vents ou des fluxions. — Paris, 1813-1831, 13 vol. in-12.

12. Aphorismi Hippocratis græce et latine unâ cum Galeni commentariis : Interprete Nicolao Leoniceno Vincentino : sexcentis locis immutato ac recognito per Joannem Davionum. Adjecta etiam ad finem dictionis græce emendatione. — Parisiis, Bogardi, 1542, 1 vol. in-8°.

12 bis. — Les Oracles de Cos, ouvrage intéressant pour les jeunes médecins, utile aux chirurgiens, curés, ou autres ayant charge d'âmes, et curieux pour tout lecteur capable d'une attention raisonnable ; par Aubry, d. m., conseiller-médecin ordinaire du roi, intendant des eaux minérales de Luxeuil. — Paris, Cavelier, 1776, 1 vol. in-8°.

13. Methodus, seu ratio compendiaria cognoscendi veram solidamque medicinam, ad Hippocratis et Galeni scripta rectè intelligenda mirè utilis, tot nunc in locis aucta, et emendata, ut quasi de novo, postremum tamen edita esse videatur Leonharto Fuchsio medico et scholæ Tubingensis professore publico autore. Accesserunt

huic de usitata hujus temporis componendorum miscendorumque medicamentorum ratione libri tres, multo quàm antea unquam auctiores et castigatiores ; eodem Leonharto Fuschio auctôre. — Parisiis, Dupuys, 1550, 1 vol. in-8°.

14. Hippocratis. — Aphorismum, lib. vii. — Prognostica. — Coacæ prænotiones. — Prorrheticorum, lib. ii. — De insomniis.— Jusjurandum. — Parisiis, Morel, 1557, 1 vol. in-12.

15. Les aphorismes d'Hippocrate, avec le commentaire de Galien sur le premier livre. Traduits de grec en françois par J. Breche, avec annotations sur ledit premier livre ; ensemble certaines paraphrases servant de brief commentaire, depuis le second livre jusqu'à la fin du septième, par ledit Breche. Plus, les aphorismes de J. Damascène, médecin arabe. Ensemble un Epitomé sur les trois livres des tempéraments de Galien. — Lyon, Huguetan, 1605, 1 vol. in-16.

16. Hippocratis aphorismi. — 1634, 1 vol. in-8°.

17. Magni Hippocratis coaca præsagia, brevi enarratione illustrata, decerptâ à Galeno, Hollerio, Dureto, Foësio, Jacotio, et aliis non inferioris notæ viris, in formam encheiridii ad usum faciliorem composita. Authore D. Lud. Ferrant, doct. et profess. medico, in alma Biturigum academia. — Lutetiæ Parisiorum, Pocquet, 1657, 1 vol. in-12.

18. Manuale medicorum, seu Σύναξις, aphorismorum Hippocratis, prænotionum, coacarum, et prædictionum, secundùm propriam morborum omnium nomenclaturam alphabetico digesta ordine. Labore et industria D. Honorati Bicaissii, d. m. in celeberrima Aquensi gallo-provinciæ universit. Regia publici profess. primarii. — Genevæ, Chouet, 1660, 1 vol. in-12.

19. Novæ methodi pro explicandis Hippocrate et Aristotele specimen, authore Marino Curæo de la Chambre, regi a sanctioribus consiliis, et medico ordinario. — Parisiis, Martin, 1668, 1 vol. in-12.

Exemplaire donné par l'auteur aux Récollets de Saint-Germain-en-Laye.

20. Hippocratis aphorismi, ad mentem ipsius, artis usum, et corporis mechanismi rationem expositi. — Parisiis, Cavelier, 1724, 1 vol. in-12.

21. Hippocratis aphorismi, Hippocratis et Celsi locis parallelis illustrati, studio et curâ Jansonnii ab Almeloveen, d. m. quibus accessit Lud. Verhoofd, index locupletissimus. Loca parallela ex Boerhaavii commentariis, notulas addidit, editionem curavit Anna Car. Lorry, m. d. — Parisiis, Cavelier, 1759, 1 vol. in-12.

22. Hippocratis coi aphorismi notationibus variorum illustrati. Digessit et indices necessarios addidit Jo.-Chr. Rieger. — Riesenburgo, Prussus, hagæ-comitum, Van Cleef, 1767, 2 vol. in-8°.

23. Synopsis des fièvres, ou tableaux de plusieurs maladies, tirés des 1er et 3e liv. des épidémies d'Hippocrate, avec le texte grec et les versions interlinéaires française et latine, accompagnés de notes grammaticales et de l'explication des termes de médecine ; par de Mercy, d. m., etc. — Paris, Valade, 1808, 1 vol. in-8°.

24. Les aphorismes, les pronostics et le traité : De l'air, des

eaux et des lieux, d'Hippocrate, classés et réunis par maladies, suivant l'ordre alphabétique; par le docteur J.-L.-M. GUILLEMEAU. — Niort, Morisset, 1818, 1 vol. in-12.

25. Cl. GALENI PERGAMENI omnia, quæ extant in latinum sermonem conversa. Quibus post summam antea adhibitam diligentiam, multum nunc quoque splendoris accessit, quòd loca quamplurima ex emendatorum exemplarium collatione et illustrata fuerint et castigata. His accedunt nunc primum cons. Gesneri præfatio et prolegomena tripartita, de vita Galeni, ejusque libris et interpretibus. Ex III. officin. Frobenianæ editione.—1562, Basileæ, 4 vol. in-fol.

Cette belle édition a été donnée par Conrad Gesner, médecin fort savant de Bâle. — Appartenait à Henry de Sauzea.

26. Epitome GALENI operum, 3ᵉ part. — 1 vol. in-12.

Le titre manque ainsi que les autres parties.

27. GALENI, De temperamentis libri tres. — De inæquali intemperie, liber unus Thoma LINACRO, anglo interprete. — 1528, 1 vol. in-fol.

Linacre était médecin du roi Henri VIII d'Angleterre.

28. ODDI DE ODDIS, Patavini, physici ac medici, in librum artis medicinalis Galeni exactissima et dilucidissima expositio. — Brixiæ, Præsenius, 1607, in-4°, 1 vol.

29. Commentarii in librum Galeni de constitutione artis medicæ. — Lugduni, 1626, 1 vol. in-8°.

Le titre manque.

30. ARETÆI Cappadocis medici insignis ac vetustissimi, libri septem a Junio-Paulo CRASSO, Patavino, accuratissimè in latinum sermonem versi. — Argentorati, Konig, 1768, 1 vol. in-8°.

31. ALEXANDRI TRALLIANI, De arte medica, libri XII. Jo. Quinter interprete; una cum Rhazei libro et fragmentis variis de variolis et morbillis, juxta novissimam et optimam Cl. Channingi editionem. Porro ejusdem Alexandri, De lumbricis epistola. Recudi, fecit et præfatus est Albertus DE HALLER. Accessit rerum et verborum index absolutissimus curante P. R. VICAT, m. d. — Lausannæ, Grasset, 1772, 2 vol. in-8°.

(M²⁵)   § 3.

Polygraphes du moyen-âge.

1. Omnia opera YSAAC, in hoc volumine contenta : cum quibusdam aliis opusculis. — Liber de definitionibus. — Liber de elementis. — Liber dietarum universalium; cum commento Petri hispani. — Liber dietarum particularium; cum commento ejusdem. — Liber de urinis, cum commento ejusdem. — Liber de febribus. — Pantechni decem libri theorices ; et decem practices. — Cum tractatu de gradibus medicinarum Constantini. — Viaticum Ysaac quod Constantinus sibi attribuit. — Liber de oculis Constantini. — Liber de stomacho Constantini. — Liber virtutum de simplici medicina Constantini. Compendium megatechni Galeni a Constantino compositum. Cum tabula et repertorio omnium operum et questionum in commentis contentarum. — Lugdunensis, 1515, 1 vol. in-fol.

Constantin (l'Africain) qui a donné les ouvrages de l'arabe Ysaac, était un médecin de Carthage vivant au XIᵉ siècle. L'éditeur des œuvres d'Ysaac est André Turini. — Constantin écrivit la plupart de ses ouvrages s'étant retiré au Mont-Cassin, parmi les moines.

2. ARNALDI DE VILLANOVA, medici acutissimi opera nuperrime revisa; una cum ipsius vita recenter hic apposita. Additus est etiam tractatus de philosophorum lapide intitulatus. — Lugduni, G. Huyon, 1520, 1 vol. in-fol.

La vie qui est en tête de ce volume est de Symphorien Champier.

3. ALBERTUS MAGNUS. De secretis mulierum; item, De virtutibus herbarum, lapidum, et animalium. — Amstelodami, Boom, 1669, 1 vol. in-12.

Simler assure que cet ouvrage est de *Henri de Saxe.*

4. Le même ouvrage. — Item, De mirabilibus mundi, ac de quibusdam effectibus causatis a quibusdam animalibus, etc. — Adjectum est ob materiæ similitudinem Michaælis Scoti, philosophi, de secretis naturæ opusculum. — Amstelodami, 1760, 1 vol. in-12.

5. Les admirables secrets d'ALBERT-LE-GRAND. Contenant plusieurs traités sur la conception des femmes, des vertus des herbes, des pierres précieuses et des animaux. Augmenté d'un abrégé curieux de la physionomie, et d'un préservatif contre la peste, les fièvres malignes, les poisons et l'infection de l'air. — Lyon, Beringos, 1729, 1 vol. in-12.

(M²⁶)   § 4.

Polygraphes modernes.

1. Henrici-Cornelii AGRIPPÆ, ab nettesheym, armatæ militiæ equitis aurati, et juris utriusque ac medicinæ doctoris, opera, in Duos tomos concinne digesta, et nunc denuò sublata omnibus mendis, in φιλομούσων gratiam accuratissimè recusa.— Lugduni, Beringos fratres. 1535, 2 vol. in-8°.

Agrippa a écrit une quantité d'ouvrages qui ne concernent pas la médecine ; voici les articles seuls qui en parlent et qui se trouvent dans le second volume : 1° De medicina in genere ; 2° de medicina operatrice ; 3° de pharmacopolia ; 4° de chirurgia ; 5° de ananatomistica ; 6° de veterinaria ; 7° de diætaria ; 8° de arte coquinaria ; 9° de alcumistica ; 10° contra pestem antidota securissima.

Edition ornée d'un portrait d'Agrippa.

Cet exemplaire vient de la maison professe des Jésuites de Paris.

2. Joannis RIOLANI, Ambiani, medici Parisiensis, viri clarissimi, Opera medica. Tam hactenus edita quam postuma, authoris postrema manu exarata et exornata. Quibus universam medicinam fideliter et accuratè descripsit atque illustravit. — Parisiis, Perier, 1619, 1 vol. in-8°.

3. Joannis GORRÆI, medici Parisiensis opera. Definitionum medicarum libri XXIIII. A Joanne Gorræo filio, Ludovici XIII Francorum et Navarrorum regis medico ordinario locupletati et accessione magna adaucti. Accessio significatur his ad margines notulis;

Nicandri Theriaca et Alexipharmaca cum interpretatione et scholiis ejusdem J. Gorræi Parisiensis. — Hippocratis libelli de genitura, de natura pueri. Jusjurandum, de arte, de prisca medicina, de medico, eodem J. Gorræo interprete cum annotationibus et adjectis unicuique libello brevibus scholiis. — Formulæ remediorum quibus vulgo medici utuntur, authore Petro GORRÆO Bituricensi.— Parisiis, apud societatem minimam. 1622, 1 vol. in-fol.

    Jean de Gorris, qui a donné cette édition, était petit-fils de l'auteur.

    Pierre de Gorris, l'auteur du formulaire, en était le père.

    4. DUNCANI-LIDDLELII, scoti medici clarissimi, operum omnium Jatro-Galenicorum, ex intimis artis medicæ adytis, et penetrabilis erutorum, tomus unicus, auctus et illustratus. Opera et studio Ludovicis SERRANI, d. m. Lugdunensis. — Lugduni, Chard, 1624, 1 vol. in-4°.

    Les ouvrages de l'auteur contenus dans ce volume sont :

    1° de physiologia ; 2° de pathologia ; 3° de signis medicis ; 4° de therapeutica, et de victus ratione in sanis et ægris ; 5° de febribus, et earum symptomatibus, de peste, de variolis et morbillis.

    Ce volume vient de la bibliothèque du docteur Pitton.

    5. Francisci RANCHINI, consiliarii, medici et professoris regii, celeberrimæque universitatis Monspeliensis judicis et cancellarii, opuscula medica ; utili, jocundàque rerum varietate referta. In gratiam φιλιατρῶν publici juris facta, cura et studio Henrici Gras, phil. et m. d. Monspeliensis, et practici Lugdunensis aggregati. — Lugduni, Ravaud, 1627, 1 vol, in-4°.

    On trouve dans ce volume les pièces suivantes : 1° Apollinare sacrum ; 2° in Hippocratis jusjurandum commentarius ; 3° pathologia universalis cum controversiis in utramque partem ; 4° de morbis puerorum ; 5° de morbis virginum ; 6° de senum conservatione et senilium morborum curatione ; 7° de morbis subitaneis ; 8° de curatione morborum et symptomatum quæ vitiosam purgationem aut comitantur, aut consequantur ; 9° de consultandi ratione.

    Cet exemplaire appartenait au médecin Boiran.

    6. Andreæ LAURENTII, regis Galliarum consiliarii, medicique ordinarii, et in Monspeliensi academia cancellarii, opera omnia. Partim jam antea excusa, partim nondum edita, nunc simul collecta, et ab infinitis mendis repurgata. Studio et opera Guidonis Patini, Bellovaci, doctoris-medici Parisiensis. — Parisiis, Durand 1628, 1 vol. in-4°.

    Cette collection contient :

    1° Historia anatomica ; 2° Tractatus de crisibus ; 3° Tractatus de strumis ; 4° De visu, et cum conservandi modo ; 5° De morbis melancholicis, et eorum curatione ; 6° De catharrorum generatione, et eos curandi modo ; 7° De senectute, ejusque salubriter transigendæ ratione ; 8° De arthritide ; 9° De elephantiasi ; 10° De lue venerea, 11° Commentarius in artem parvam Galeni ; 12° Consilia medica. Cette édition est ornée d'un frontispice représentant Du Lau-

rens disséquant au milieu de ses élèves, en costume du temps, et d'un portrait de Henri IV, auquel ce livre est dédié.

    7. Joannis RIOLANI patris, medici Parisiensis, viri clarissimi ; opera medica, hac postrema editione scholiis aliquot, notisque marginalibus locupletata, infinitisque mendis repurgata. — Parisiis, Boullenger, 1638, 1 vol. in-8°.

    Exemplaire venant du couvent des Récollets de Versailles.

    8. Les œuvres d'Ambroise PARÉ, conseiller et premier chirurgien du roi ; 10° édition. Revue et corrigée en plusieurs endroits, et augmentée d'un fort ample Traité des fièvres, tant en général qu'en particulier, et de la curation d'icelles, nouvellement trouvé dans les manuscrits de l'auteur ; avec les portraits et figures, tant de l'anatomie que des instruments de chirurgie, et de plusieurs monstres. — Lyon, Borde, 1641, 1 vol. in-fol.

    9. Danielis SENNERTI uratislaviensis, D. et medicinæ in academia wittebergensi professoris publici, Opera omnia. — Parisiis, apud societatem, 1641, 3 vol. in-fol.

    10. Le même ouvrage. — D. SENNERTI, operum in quinque tomos divisorum. Editio novissima. — Lugduni, Huguetan, 1666 ; 5 tomes en 3 vol. in-fol.

    Cet exemplaire appartenait au docteur Portal. Sa signature se trouve sur le titre de chaque volume. — Voici le jugement de Portal sur Sennert : « On doit, dit-il, plutôt regarder Sennert comme un compilateur judicieux et érudit, que comme un auteur original ; il a très-peu donné du sien, encore ce qui lui appartient n'est pas digne d'être rapporté. Il était convaincu que les sorciers ou les magiciens peuvent à leur gré donner ou ôter les maladies. Il a grossi ses ouvrages de formules et de notes inutiles, entre autres pour se faire croître la barbe, qu'il regardait comme l'un des plus beaux attributs de l'homme. » Le 1er vol. contient un portrait de Sennert.

    11. Hieronymi MERCURIALIS. opuscula aurea, et selectiora, in quibus præter alia, quæ ad praxim in re medica exercendam, et ad uberiorem eruditionem comparandam plurimum conferunt, gravissimæ quoque theoriæ difficultates passim enodantur, quæque scitu dignissima sunt, ceu aphorismi in margine summa sedulitate notantur ; accedit novum consilium de ratione discendi medicinam, aliasque disciplinas hactenus editum. Ad clarissimum et excellentissimum virum, Joannem Stephanum medicum et philosophum, etc. — Venetiis, Juntas, 1644, 1 vol. in-fol.

    Uno comprehensa volumine, videlicet :

    De arte gymnastica, libri sex ;

    De morbis mulierum, libri quatuor ;

    De morbis puerorum, libri tres ;

    Variarum lectionum, libri sex ;

    Alexandri Tralliani epistola de Lumbricis ;

    De pestilentia lectiones ;

    De maculis pestiferis ;

    De hydrophobia ;

    Et De venenis, ac morbis venenosis.

12. Traicté pour la conservation de la santé, et sur la saignée de ce temps, et moyen de remédier aux maladies, sans crainte de leur rechute ; avec autres traités nécessaires pour toutes sortes de personnes, en façon et ordre non encore vus, et selon la doctrine des anciens médecins grecs, arabes, latins et français. Augmenté en cette dernière édition d'un Traité de Galien, de l'alitement des malades. — Apologie contre Jean Térud, fils de Louis, médecin de Paris. — Examen du livre intitulé : *Médecin charitable.* — Traité de la physiognomie, avec les figures propres, qui sont au nombre de 53. — Dédié à MM. les Parisiens, et pourquoi ? Par David L'AIGNEAU, provençal, conseiller et médecin ordinaire du roi ; quatrième édition. — Paris, Piot, 1657, 1 vol. in-4°.

> L'auteur étant venu à Paris, fut effrayé de l'abus que les médecins de cette ville faisaient de la saignée ; voilà pourquoi il a écrit son livre et l'a dédié aux Parisiens. C'est un grand partisan de la médecine chimique, et croyant beaucoup, comme les médecins de Montpellier, aux influences planétaires sur la santé et les maladies. Le traité sur la physionomie, qui termine le livre, est un recueil de pronostics sur l'avenir des hommes, d'après l'examen des diverses parties du corps. Il est accompagné de figures indiquant, d'après les signes du visage, les vices de tous les individus.

13. Aur.-Philipp.-Theoph. PARACELSI, Bombast ab Hohenheim, medici et philosophi celeberrimi, chemicorumque principis. Opera omnia medico - chemico - chirurgica, tribus voluminibus comprehensa. Editio novissima et emendatissima, ad germanica hinc inde diligentia conquisitis, ut in voluminis primi præfatione indicatur, locupletata ; indicibusque exactissimis instructa. — Genevæ, Detournes, 1658, 3 tom. en 2 vol. in-fol.

14. Joannis VARANDÆI, consiliarii medici, professorisque regii, et decani facultatis medicæ Monspeliensis, Opera omnia. — Ad fidem codicum ipsius authoris manuscriptorum recognita et emendata. Prostremâ hâc editione multis tractatibus nunquam antea editis auctiora. Cura et studio Henrici Gras, D. medici Monspeliensis. — Lugduni, Fourmy, 1658, 1 vol. in-fol.

15. Toutes les œuvres de M. André DU LAURENS, sieur de Ferrières, conseiller et premier médecin du très-chrestien roy de France et de Navarre, Henry-le-Grand, et son chancelier en l'université de Montpellier ; recueillies et traduites en françois par Mre Théophile GELÉE, médecin ordinaire de la ville de Dieppe.— A Rouen, D. Berthelin, 1661, 1 vol. in-fol.

> Divisé en deux parties. La 1re comprend toute l'anatomie ; la 2e est divisée en quatre discours. Le 1er explique la nature de la crise, de toutes ses différences, et les signes critiques. Le 2e traite *de la vertu admirable de guérir les écrouelles par le seul attouchement des rois de France;* leurs différences, causes, signes et curation par l'art de médecine. Le 3e de la conservation de la vue, des maladies mélancholiques, des catarrhes et de la vieillesse. Le 4e de la goutte, de la lèpre et de la vérole.

16. Jacobi HOLLERI STEMPANI, doctoris medici Parisiensis, omnia opera practica, doctissimis ejusdem scholiis et observationibus, deinde *Ludovici Dureti* regii medicinæ professoris, in eundem enarrationibus, annotationibus, et *Antonii Valeti,* doctoris medici Parisiensis exercitationibus luculentis illustrata ; cum scholiis doctissimis et singularibus observationibus D. *Joannis Hautin,* d. m. P. — Accessit etiam ad calcem libri therapeia puerperarum *J. Lebon,* medici regii. Cum indice rerum et verborum locupletissimo. — Parisiis, J. Dallin, 1664, 1 vol. in-fol.

17. Les œuvres de N. ABRAHAM DE LA FRAMBOISIÈRE, conseiller et médecin du roi, où sont méthodiquement décrites l'histoire du monde, la médecine, la chirurgie et la pharmacie, pour la conservation de la santé et la guérison des maladies internes et externes ; avec les arts libéraux par le moyen desquels on apprend la manière d'entendre, de bien dire et d'heureusement vivre. Dernière édition. — Lyon, J. Certe, 1669, 1 vol. in-fol.

> La dédicace de ce livre est adressée au roi Louis XIII. — Ce volume renferme les diverses œuvres de La Framboisère, qui sont : 1° la principauté de l'homme sur toutes les créatures du monde, déclarée en l'histoire naturelle ; 2° les clefs de la principauté de l'homme, pour donner facilement entrée à l'entendement, dans l'histoire naturelle, par l'artifice de la sphère du monde ; 3° le gouvernement nécessaire à chacun pour vivre longuement en santé ; 4° le gouvernement propre à chacun, selon sa complexion ; 5° le gouvernement requis en chaque pays ; 6° le gouvernement requis en chacune saison ; 7° le gouvernement requis en temps de peste, pour se garder de sa tyrannie ; 8° le gouvernement des personnes sujettes à quelque maladie particulière ; 9° le gouvernement curatif des maladies rebelles, par l'usage des eaux minérales. Ces divers gouvernements sont dédiés à de grands personnages du temps. — 10° Description de la fontaine minérale du Mont-d'Or, en Rémois ; 11° les lois de médecine pour procéder méthodiquement à la guérison des maladies ; 12° les ordonnances sur la préparation des médicaments, tant simples que composés, nouvellement réformées, illustrées d'annotations, et enrichies de diverses sortes d'ambroisie chimique, pour le rétablissement de la santé des seigneurs, dames et autres personnes délicates. Ce curieux traité, qui donne une idée complète de ce qu'était la pharmacie à cette époque, est terminé par un éloge des remèdes chimiques, et sous le nom d'ambroisie il donne la préparation de remèdes particuliers propres aux seigneurs et dames de la cour. — 13° La couronne doctorale, avec les grâces, desquelles doit être doué le médecin pour y parvenir ; 14° Scholæ medicæ, multo quam antehac ampliores ac locupletiores in quibus de medicinæ theoria et praxi acriter disputatur, ad candidatorum examen pro laurea impetranda subeundum; 15° Avis utile et nécessaire pour la conservation de la santé, contre les injures du temps, donné à toute sorte de personnes, de quelque qualité et condition qu'elles soient. — L'auteur est grand partisan de la chaleur, et il reproche à la jeunesse de son temps de se trop découvrir. Il engage tout le monde, et particulièrement les femmes, à se vêtir de fourrures et à conserver leur masque pendant l'hiver ; et il termine en disant : « Les pauvres gens auront leurs habits fourrés de peaux d'agneaux, de chevreaux, de

lièvres, de lapins, de chats, et autres à bon marché; les riches feront garnir leurs vêtements de louveteaux, de renardeaux, de cygne, de vautours, de cormorants et autres fourrures exquises. Les bourgeois et les bourgeoises, selon leur moyen, porteront des fourrures plus ou moins chères, car il y a des fourrures à tout prix. »

18.   Gregorii Horstii, senioris τοῦ μαχαρίτου Operum medicorum. Cura Gregorii Horstii junioris, phil. et med. d., phys. profess. publ. et medici Ulmensis ordinarii. — Goudæ, Vander Hoeve, 1661, 3 vol. in-4°.

> Le 1er vol. contient un frontispice représentant allégoriquement les divers ouvrages d'Horstius. Les personnages sont habillés dans le costume du temps.
>
> Le 1er et le 3e vol. ont été publiés par Grégoire Horstius, son fils, et le 2e par Daniel, un autre de ses fils. Les deux premiers ont paru à Goude et le troisième à Amsterdam, chez La Burgh.

19.   Toutes les œuvres charitables de Philbert Guybert, écuyer, docteur régent en la Faculté de méd. de Paris, savoir : Le médecin charitable. — Le prix et valeur des médicaments. — L'apothicaire charitable. — Le choix des médicaments. — Le traité du séné. — La manière de faire toutes sortes de gelées. — La manière de faire diverses confitures. — La conservation de la santé. — Le discours de la peste. — Le traité de la saignée. — La méthode agréable et facile de faire des vins médicinaux. — La manière d'embaumer les corps morts. — Paris, Lemercier, 1670, 1 vol. in-8°.

Appartenait à la maison de la mission de Saint-Cyr.

20.   D. Matthiæ de Llera. Clavis totius medicinæ, dentibus octo acutissimis fabrefacta, speciosiora arcana, magisque recondita penitissimè expandens, per octo videlicet libros methodi medendi Galeni, à septimo duntaxat usque ad decimum-quartum. Accedit denuo manus, medica dextera, olim jam cypis mandata, quinque digitos continens, quorum primus tractatum de febribus; secundus de sanguinis missione ; tertius de purgatione : quartus de crisibus, et diebus decretoriis ; et quintus de consultandi ratione pollicetur. — Lugduni, Cl. Bourgeat, 1674, 1 vol. in-fol.

21.   Clarissimi viri Thomæ Willis, m. d. naturalis philosophiæ professoris Oxoniensis, nec non inclyti medicorum collegii Londinensis et societatis regiæ socii, opera omnia,—Lugduni, Huguetan, 1681, 2 vol. in-4°.

> Les ouvrages de Willis, contenus dans ce recueil, sont : 1° De fermentatione ; 2° De febribus ; 3° De urinis ; 4° Cerebri anatome ; 5° Nervorum descriptio, et usus; 6° De morbis convulsivis ; 7° De scorbuto; 8° De affectionibus hystericis, et hypochondriacis ; 9° De sanguinis incalescentia ; 10° De motu musculari ; 11° De anima brutorum exercitationes duæ; 12° Pharmaceutice rationalis, et de medicamentorum operationibus in humano corpore.
>
> Cet ouvrage est accompagné d'un portrait de l'auteur à l'âge de 45 ans, et renferme de très-belles planches d'anatomie du cerveau.

Il a appartenu aux docteurs Portal et Carbonel.

22.   Francisci De le Boe, Sylvii, medicinæ practicæ in academia Lugduno-Batava professoris, opera medica, hoc est, disputationum medicarum decas, methodi medendi libri duo, ideæ novæ praxeos medicæ libri tres, ad eosque appendix, variaque alia opuscula accessit huic editioni hactenus ineditum collegium nosocomicum ab authore habitum, unà cum appendice de formulis quibusdam remediorum ad varios affectus ab eodem prescriptis. — Genevæ, Samuel de Tournes, 1681, 1 vol. in-fol.

23.   Theophili Boneti, doctoris-medici, Polyaltes, sive Thesaurus medico-practicus ex quibus libet rei medicæ scriptoribus congestus, pathologiam veterem et novam exhibens, una cum remediis usu et experientia compertis. In quo viri excellentissimi Johannis Jonstoni syntagma explicatur. — Genevæ, L. Chovet, 1683, 3 vol. in-fol.

Avec un portrait de Bonnet.

24.   Nieuw-ligtende Praktyk, der medicynen, waar in getoont werd, dat alle ziekten een verdiktheid des bloeds en sappen zijn, en alleenuit suur en slym voortkomen. Hier nevens een verhandelinge van de hedensdaagse chymie, in welke over desselfs bereidingen naukeurig gerede neert werd. Door Steph. Blankaart, medicyne doctor en practizyn binnen Amsterdam. Desen derden druk merkelyk vermeerdert en verbeetert. — Amsterdam, Hoorn, 1685, 1 vol. in-8°.

25.   Pauli Barbette, opera omnia, medica et chirurgica, notis et observationibus, nec non pluribus morborum historiis et curationibus illustrata. Editio novissima, appendice eorum quæ in praxi tum medica, tum chirurgica, vel omissa, vel concisius pertrectata fuerant, jam auctior. Opera et studio Joh. Jacob Mangeti, m.-d. — Genevæ, Chouet, 1688, 1 vol. in-4°.

26.   Christiani Langii, phil. et m.-d. et in universit. Electorali Lipsiensi, prof. publ. Facult. med. Senioris, colleg. maj. princip. colleg. et decemvir, chimiatri et practici longè celeberrimi, nunc B. opera-omnia, tam olim sparsim edita, quàm ἀνέκδοτα, quorum series suo quæque loco videre est : nunc uno volumine edita, cum præfatione D. Georgii Franci, in Electorali Heidelberg. universit. prof. primar. ac pro-cancellar. aliquot S. R. J. Electorum et princip. consiliarii et archiatri. — Francofurti ad Mænum, Æhrling, 1688, 1 vol. in-4°.

> Les ouvrages de Lange contenus dans ce volume sont : 1° Pathologia animata ; 2° Miscellanea curiosa medica ; 3° Curatio calculi humani ; 4° Tractatus de genuino acidulas egranas salubriter usurpandi modo ; 5° Tractatus de thermis Carolinis.

27.   Mich. Ettmulleri, phil. et med.-d. hujusque in illustrissima universitate Lipsiensi profess. publ. et practici, dum viveret, longè felicissimi et celeberrimi, Operum omnium medico-physicorum, editio novissima ; cæteris omnibus tum correction, tum auctior, tum vero facilior. Opera et studio Petri Chauvin, medicinæ doctoris collegio Lugdunensi aggregati. Quantùm verò reliquis locupletior sit præsens editio, patet ex præfatione post epistolam nuncupatoriam. — Lugduni, Th. Amaulry, 1690, 2 vol. in-fol.

28.   Christiani-Johannis Langii, quondam philos. et medic.-

doctoris, fac. med. assessoris et practici Lipsiensis experientissimi, opera omnia medica theorico-practica, nempe historia medica, physiologia, lectiones de materia medica, collegium chymicum, compendium formularum, pathologia, et semiotica generalis, praxis tam generalis quam specialis, chirurgia, collegium casuale, ut et dissertationes selectæ, ab eo elaboratæ, cum indice rerum locuple- tissimo, in gratiam medicinæ cultorum publici juris facta curante D. Augusto-Quirino RIVINO. Pathol. atque Botanices P. P. — Lip- siæ, Lud. Gledistsch, 1704, 2 vol. in-fol.

Cet exemplaire appartenait à Lieutaud, dont la signature est au bas du titre du 1er vol. — Dans le cours de l'ouvrage se trouvent plusieurs notes de la main du même médecin.

29. Joh. Conr. BARCHUSEN, Collecta medicinæ practicæ gene- ralis. Quibus subjunctus est Dialogus De optima medicorum secta. — Amstelodami, Wetstenios, 1715, 1 vol. in-8°.

30. Jo.-Mariæ LANCISI, archiatri pontificii, et intimi cubicularii, opera, quæ hactenùs prodierunt omnia, dissertationibus nonnullis adhuc dum ineditis locupletatâ, et ab ipso auctore recognita atque emendata. Collegit, ac in ordinem digessit Petrus ASSALTUS, in Romano archilyceo botanices professor. — Genevæ, Detournes, 1718, 2 vol. in-4°.

Avec un portrait de l'auteur.

Les ouvrages de Lancisi, contenus dans cette collection, sont :
1° De subitaneis mortibus ;
2° Dissertatio de nativis, deque adventitiis Romani cœli qua- litatibus, cui accedit historia epidemiæ Rheumaticæ, quæ per hyemem anni 1709 vagata est ;
3° De noxiis paludum effluviis ;
4° Dissertatio historica de Bovilla peste, ex Campaniæ finibus anno 1713, Latio importata, cui accedit consilium de equo- rum epidemia, quæ Romæ grassata est anno 1712 ;
5° De recta studiorum medicorum ratione instituenda ;
6° Humani corporis anatomica synopsis ;
7° De humorum secretionibus in genere, ac præcipuè de bilis in hepate separatione ;
8° An acidum in sanguine extrahi queat ;
9° De triplici intestinorum polypo ;
10° De physiognomia ;
11° De sede cogitantis animæ ;
12° De ortu, vegetatione, ac textura fungorum ;
13° De Plinianæ villæ ruderibus ;
14° Forma, ac methodis describendæ morborum historiæ.

31. Frederici RUYSCHII ; anatomes et botanices professoris, academiæ Cæsareæ curiosorum collegæ, nec non regiæ societatis Anglicanæ et Parisinæ membri, opera omnia anatomico-medico- chirurgica, huc usque edita quorum Elenchus pagina sequenti exhibetur cum figuris æneis. — Amstelodami, apud Janssonio- Waesbergios, 1737, 4 vol. in-4°.

Table des ouvrages contenus dans cette collection :
1° Historia vitæ, Ruyschii. Autore JOH.-FRED. SCHREIBERO ;
2° Fred. Ruyschii, dilucidatio valvularum in vasis lymphaticis et lacteis ;
3° Observationum anatomico-chirurgicarum centuria ;

4° JOANN. GAUBII, Epistola problematica prima, de pilis, pin- guedine, septoque scroti ; nec non de papillis pyramidalibus ; ut et de corpore reticulari, sub cuticula sito, etc. ;
5° Joan. GAUBII, De artificiosa scroti humani induratione, ejusque vasorum sanguiferorum cursu ac copia ; ut et de arteriis per costarum periostium, spatia costarum intercar- tilaginea, pericardium, etc., disseminatis ;
6° Joan. GAUBII, De arteriis per cordis substantiam, ejusque auriculas dispersis, ut et de egressu arteriæ aortæ è cordis thalamo sinistro ;
7° De Glandulis, fibris, cellulisque lienalibus, etc. Auth. Joh. Jac. CAMP DO MERCO ;
8° Gerard FRENTZ, De vasis sanguiferis periostii tibiæ, ut et viis, per quas vesicula fellea sarcinam acquirit ;
9° Joh.-Hen. GRÆTZ, De arteria et vena bronchiali, nec non de polypis bronchiorum ejectis, venæ et arteriæ pulmonalis ramos mentientibus ;
10° J.-H. GRÆTZ, De pia matre, ejusque processibus ;
11° J.-H. GRÆTZ, De structura nasi cartilaginea, vasis sangui- feris arteriosis membranæ et cavitatis tympani et ossiculo- rum auditus eorumque periostio ;
12° And. Ottom. GOELICKE, De cursu arteriarum per piam matrem cerebri involventem, de tertia cerebri meninge, de arteriis membranarum cavitates ossis frontis supra na- rium radices et eas sub sella equina investientium, nec non de vasis arteriosis novis hepatis et diaphragmatis ;
13° Barthol. KEERWOLFF, De auricularum cordis, earumque fibrarum motricium structura ;
14° Joh.-Christ. WOLF, De intestinorum tunicis, glandulis, etc.
15° Mich.-Ern. ETTMULLER, De cerebri corticali substantia, etc. ;
16° Christ WEDEL, De oculorum tunicis ;
17° Maurit. REVERHORST, De nova artuum decurtandorum methodo ;
18° Al.-Hen. GROETZ, De vasorum sanguineorum extremita- tibus, placentæ uterinæ, mammarumque structura, etc. ;
19° Abrah. VATER, De viis absconditis pulmonum, quibus aër, respirando receptus, in sanguinem penetrat ; nec non de vasorum secretoriorum structura mechanica, et de fibril- larum nervearum in cerebro principiis ;
20° Responsio ad Godefridi BIDLOI libellum, cui nomen vin- diciarum inscripsit ;
21° Joan.-Jac. RAU responsio ad qualemcunque defensionem Fred. RUYSCHII, quam haud ita pridem edidit, pro septo scroti, in quo hujus litis anatomicæ detegitur origo ; et sep- tum scroti, ab ipso descriptum et delineatum, fictitium esse, clare demonstratur. Adjuncta est hujus calci auctoris epis- tola de inventoribus septi scroti ;
22° Adversariorum anatomico-medico-chirurgicorum decas prima, in qua varia notatu digna recensentur, cum figuris æneis. Cui adjuncta est Mich.-Ern. ETTMULLERI epistola problematica ad V. C. Fred. RUYSCHIUM de ovario novo ;
23° Adversariorum, etc. Decas secunda ;

24° Advers, etc. Decas tertia ;

25° Thesaurus animalium primus cum figuris æneis;

26° Thesaurus, etc.; secundus;

27°   —   tertius ;

28°   —   quartus ;

29°   —   quintus ;

30°   —   sextus ;

31°   —   septimus ;

32°   —   octavus;

33° Thesaurus novus, in quo varia, circa corpus humanum notatu digna, occurrunt ;

34° Thesaurus magnus et regius qui est decimus thesaurorum anatomicorum, in quo præcipuæ corporis humani partes, ceu in statu vivo, nitidissime præparatæ, reservantur ;

35° Curæ posteriores, seu thesaurus anatomicus omnium præcedentium maximus ;

36° Curæ renovatæ, seu thesaurus anatomicus post curas posteriores novus ;

37° Tractatio anatomica de musculo in fundo uteri observato, cui accedit depulsionis secundinarum parturientium fæminarum instructio ;

38° Jo.-Christ. BOHLII, De usu novarum cavæ propaginum in systemate chylopæo, ut et de corticis cerebri texturâ ;

39° Fred. RUYSCHII, Responsio ad dissertationem Jo.-Christ. BOHLII, quam de usu novarum cavæ propaginum in systemate chylopæo, nec non de cortice cerebri, conscripsit ;

40° Epistola viri clarissimi HECQUETI, ad D. D. de RUYSCHIANO uteri musculo ;

41° Abrah. VATERI epistola, ad Fred. RUYSCHIUM, in qua de musculo orbiculari, in fundo uteri detecto, gratulatus, simulque communicationem eorum quæ noviter in anatomia plantarum detexit, per quam officiose sibi expetit dubiumque exponit circa lacunas uteri gravidi ;

42° Opusculum anatomicum de fabrica glandularum in corpore humano, continens binas epistolas, quarum prior est hermani Boerhave super hac re ad Fred. RUYSCHIUM, altera Fred. RUYSCHII ad hermanum BOERHAVE, qua priori respondetur :

43° Fred. RUYSCHII, operum anatomico-medico-chirurgicorum index locupletissimus, concinnatus ab Ysbrando-Gysberto ARLEBOUT.

Cet ouvrage est orné d'un frontispice représentant le cabinet de Ruysch, d'un portrait de ce médecin, et d'un grand nombre de planches.

32. Gulielmi BALLONII, opera omnia medica. Studio et opera M. Jacobi THEVART, medici Parisiensis. — Venetiis, Jérémie, 1734, 4 tomes en 2 vol. in-4°.

Parmi les divers ouvrages renfermés dans ces volumes, on doit remarquer : 1° *Epidemiorum et Ephemeridum*, recueil de constitutions épidémiques depuis 1570 jusqu'en 1579 ; et 2° *Consiliorum medicinalium*, dans lesquels l'auteur donne les histoires de maladies, en établit les causes et confirme ce qu'il avance par des exemples tirés de sa pratique. Avec un portrait de Baillou.

33. Joannis FREIND, m.-d. serenissimæ reginæ Carolinæ archiatri, opera omnia medica. Editio altera, Londinensi multo correctior et accuratior. — Parisiis, Cavelier, 1735, 1 vol. in-4°.

Les ouvrages de Freind, contenus dans cette collection, sont : 1° Prælectiones chymicæ; 2° Emmenologia ; 3° Hippocratis de morbis popularibus ; 4° De febribus commentarii novem ad librum epidemiorum primum et tertium acommodati ; 5° De purgantibus in secunda variolarum confluentium febre; 6° De quibusdam variolarum generibus; 7° orationes; 8° Historia medicinæ à Galeni tempore usque ad initium sæculi decimi sexti, in qua ea præcipue notantur quæ ad praxin pertinent ; 9° Vita Gabrielis, etc.

Cet exemplaire appartenait à Monsieur, frère du roi, depuis Louis XVIII.

34. Michaelis ETTMULLERI, Opera medica theorico-practica, Mich.-Ernest ETTMULLERUS, filius, philos. et medic. doctor, etc., innumeras, quibus hactenus scatuerunt, mendas sustulit, Hiulca supplevit, Luxata restituit, superflua delevit, aliquot ex manuscriptis paternis tractatus addidit. Editio novissima, quam pluribus commentationibus, etc. , ut et notis practicis selectioribus illustravit, Joh. Jacob MANGETUS, m. d. — Genevæ, Detournes, 1736, 4 vol. in-fol.

Manget était médecin du roi de Prusse.

Le 4° vol. contient une gravure représentant les acarus de l'homme et de plusieurs animaux.

35. Lucæ-Antonii PORTII, medici Neapolitani, in regia studiorum universitate primarii anatomiæ professoris. Opera omnia, medica, philosophica et mathematica, in unum collecta, atque ad methodem, commodioremque formam redacta. Cura et studio Francisci PORTII, medici Neapolitani, ejusdemque authoris consanguinei. — Neapoli, Mosca, 1736, 2 vol. in-4°.

Les ouvrages contenus dans cette collection sont, tome 1ᵉʳ :

1° Erasistratus, sive de sanguinis missione ;

2° Apologia Galeni ;

3° Opuscula et fragmenta varia ;

4° Dissertationes variæ ;

5° In Hippocratis librum de veteri medicina paraphrasis.

Dans le tome second :

1° De militis in castris, sanitate tuenda ;

2° De motu corporum, et de nonnullis fontibus naturalibus;

3° Lettere, e discorsi academici;

3° Del sorgimento de Licori nelle fistole aperte d'ambidue l'estremi.

36. Jo.-Jacob MANGETI, medicinæ doctoris et serenissimi ac potentiss. regis Prussiæ, archiatri, bibliotheca medico-practica, qua omnes humani corporis morbosæ affectiones, artem medicam proprie spectantes, ordine alphabetico explicantur, ac enodantur, et per dissertationes, consilia, observationes, ac cadaverum anatomicas inspectiones, tam hinc inde proprias, quam à variis, iisque præstantissimis authoribus, veteribus et recentioribus præcipuè petitas, abundè, imo et curiosè tractantur. Editio altera. — Genevæ, Detournes, 1739, 4 vol. in-fol.

37. Bernardini RAMAZZINI, Carpensis philosophi ac medici, olim in mutinensi academia primi professoris, postremo in Patavino Lyceo practicæ medicinæ professoris primarii, opera omnia medica et physiologica, in duos tomos distributa. Editio quarta. Accessit vita autoris à Bartho. RAMAZZINO, m. d. ejus ex fratre nepote scripta. Cum figuris, et indicibus necessariis. — Londini, Vaillant, 1739, 2 tomes en 1 vol. in-4°.

Les ouvrages contenus dans ce recueil sont : 1° Orationes Jatrici argumenti; 2° Constitutiones epidemicæ annorum quinque; accedit dissertatio epistolaris de abusu chinæ-chinæ; 3° De fontium mutinensium admiranda scaturigine tractatus physico-hydrostaticus; accedit libellus francisi Ariosti de Petroleo montis Zibinii, seu Petroleo agri mutinensis ab oligero Jacobæo manuscriptus, in Bibliotheca regia hafniensis repertus; 4° Ephemerides barometricæ cum disquisitione causæ ascensus ac descensus mercurii in Torricelliana fistula; cum tota controversia, quam autor habuit cum D. C. Gunthero Schelhamero in kiloniensi Lyceo medicinæ professore; hisce omnibus accedit nova epistola ejusdem autoris ab nob. virum D. Lucam Schræckium A. N. C. Præsidem, cum solutione problematis ex invento C. V. Domini V. G. Leibnitzii; 5° De morbis artificum diatriba mutinæ olim edita; nunc accedit supplementum ejusdem argumenti, ac dissertatio de sacrarum virginum valetudine tuenda; 6° De principum valetudine tuenda, commentatio.

38. Friderici HOFFMANNI consiliarii regis Borussiæ intimi, et archiatri, professoris medicinæ primarii in Academia Halensi, opera omnia physico-medica, denuò revisa, correcta et aucta, cum supplementis. — Genevæ, Detournes, 1740, 11 tomes en 6 vol. in-fol.

Le premier volume renferme un très-beau portrait de l'auteur. La vie d'Hoffmann, qui est en tête de l'ouvrage, est écrite par Jean-Henri SCHULZ.

39. Laurentii BELLINI, Florentini in academia Pisana anatomes professoris celeberrimi, opera omnia; Veneta, in hac tertia editione Hetrusca, Germanica et Holandica auctior et locupletior adjunctis nonnullis dissertationibus ejusdem auctoris. — Venetiis, 1747, Bertella, 2 vol. in-4°.

Avec un portrait de Bellini.

40. Richardi MEAD, m. d. collegii medici, et regiæ societatis Londinensis socii, medici regii opera, ad editiones Anglicas nuperrimas typis emendata :

1° De venenis;

2° De peste;

3° De variolis et morbillis; accessit Rhazis inter arabas celeberrimi, de iisdem morbis commentarius;

4° De imperio solis et lunæ in corpora humana, et morbis inde oriundis;

5° Oratio anniversaria harveiana in theatro regii medicorum Londinensium collegii habita;

6° Dissertatio de nummis quibusdam Smyrnæis in medicorum honorem percussis;

Anglica interpretatus est A. C. LORRY, m. d. Cum figuris œneis. — Parisiis, Cavelier, 1751, 1 vol. in-8°.

Cet ouvrage contient, dans plusieurs planches, les détails anatomiques de la scolopendre, du scorpion et de la tarentule. — De plus, les médailles de médecins célèbres, trouvées à Smyrne.

41. Synopsis universæ medicinæ practicæ : sive doctissimorum virorum de morbis eorumque causis ac remediis judicia. Accesserunt nunc demum casus nonnulli oppido rari. Authore J. ALLEN, m. d. Editio nova. — Francofurti et Lipsiæ, Knoch, 1753, 1 vol. in-8°.

42. Hermanni BOERHAAVE, phil. et m. d., etc. Opuscula omnia quæ hactenus in lucem prodierunt. Ea quidem prius sparsim edita, nunc verò in unum collecta atque digesta. — Parisiis, Cavelier, 1753, 1 vol. in-4°.

Ces opuscules sont :

1° Oratio de commendando studio Hippocratico;

2°. De usu ratiocinii mechanici in medicinâ;

3° Quâ repurgatæ medicinæ facilis asseritur simplicitas;

4° De comparando certo in physicis;

5° De chemiâ suos errores expurgante;

6° De vitâ et obitu viri clarissimi Bernhardi Albini;

7° Oratio de honore medici, servitute;

8° Opusculum anatomicum de fabricâ glandularum in corpore humano;

9° Atrocis, nec descripti priùs, morbi historia, secundùm medicæ artis leges conscripta;

10° Atrocis, rarissimique morbi historia altera;

11° Tractatus medicus de lue Aphrodisiacâ.

43. Georgii BAGLIVI, medic. theoric. in Romano archilyc. prof. societatis regiæ Londinensis, acad. imp. Leop., etc., collegæ, Opera omnia, medico-practica et anatomica. Editio inter quam plurimas emendatissima, in qua præter dissertationes, et alios tractatus ultimis editionibus adjunctos. — Venetiis, Remondinianis, 1754, 1 vol. in-4°.

Cette édition est accompagnée d'un portrait de Baglivi, et de plusieurs planches. Parmi les divers mémoires contenus dans cette collection de ses œuvres, il y en a un sur la Tarentule, sa morsure, les accidents qui la suivent, et sa guérison par l'action de la musique. Ce mémoire est accompagné d'une planche qui représente les lieux où vient la tarentule, et d'une image de la forme de cet insecte et de ses œufs.

44. Recueil des œuvres physiques et médicinales, publiées en anglais et en latin, par Richard MÉAD, médecin du roi de la Grande-Bretagne, membre de la soc. roy. de Londres et du collége roy. des médecins de la même ville; traduction française, enrichie des découvertes postérieures à celles de l'auteur, augmentée de plusieurs discours préliminaires et de notes intéressantes sur la physique, l'histoire naturelle, la théorie et la pratique de la médecine, etc., avec huit planches en taille douce; par COSTE, médecin de l'hôpital royal et militaire de Nancy. — Bouillon, soc. typographique, 1774, 2 vol. in-8°.

3

Coste, le traducteur de Méad, fut maire de Versailles pendant les années 1790 et 1791.

45. OEuvres de VICQ-D'AZYR, recueillies et publiées avec des notes et un discours sur sa vie et ses ouvrages; par Jacq.-L. MOREAU (de la Sarthe), d. m., etc. ; ornées d'un volume de planches, grand in-4°, et d'un frontispice allégorique. — Paris, Duprat-Duverger, 1805, 6 vol. in-8°.

46. Atlas du même ouvrage, grand in-4".

47. OEuvres complètes de CABANIS, accompagnées d'une notice sur sa vie et ses ouvrages. — Paris, 1823, Bossange, 5 vol. in-8°.

(M27)   ,   § 5.

Dictionnaires et Répertoires généraux des Sciences médicales.

1. Lexicon medicum græco-latinum, a Bartholomæo CASTELLO, messanense, inchoatum. Nunc verò in commodum publicum, opera et studio Adriani RAVESTEINI, art. m. d. ex hippocr. Galen. Avicenn. atque aliorum celeberrimorum medicorum monumentis. — Roterodami, Leers, 1651, 1 vol. in-8°.

2. Dictionnaire universel de médecine, de chirurgie, de chymie, de botanique, d'anatomie, de pharmacie, d'histoire naturelle, etc. ; précédé d'un discours historique sur l'origine et les progrès de la médecine. Traduit de l'anglais de JAMES, par DIDEROT, EIDOUS et TOUSSAINT. Revu, corrigé et augmenté par Julien BUSSON, docteur régent de la Faculté de médecine de Paris. — Paris, Briasson, 1746, 6 vol. in-fol.

Malgré les progrès de la médecine, ce dictionnaire peut encore être consulté avec fruit.

3. Bibliothèque choisie de médecine, tirée des ouvrages périodiques, tant français qu'étrangers, avec plusieurs autres pièces rares, et des remarques utiles et curieuses; par PLANQUE, d. m., et continuée par J. GOULIN, m. des acad. de La Rochelle, etc. — Paris, d'Houry, 1748-1770, 10 vol. in-4°.

Avec planches.

4. Dictionnaire médicinal, contenant la méthode sûre pour connaître et guérir les maladies critiques et chroniques par des remèdes simples et proportionnés à la connaissance de tout le monde; et les remèdes particuliers qu'on distribue dans l'Europe, comme des secrets. On y a joint les maladies des chevaux, rangées par ordre alphabétique, avec les remèdes propres à les guérir, tirés d'un cahier d'un des plus grands écuyers qui ait vécu jusqu'à nous; par J. G., d. m. ; nouvelle édition. — Paris, Prault, 1757, 1 vol. in-12.

Appartenait aux Récollets de Versailles.

5. Dictionnaire portatif de santé, dans lequel tout le monde peut prendre une connaissance suffisante de toutes les maladies, des différents signes qui les caractérisent chacune en particulier, des moyens les plus sûrs pour s'en préserver, ou des remèdes les plus efficaces pour se guérir, et enfin de toutes les instructions nécessaires pour être soi-même son propre médecin; par M. L***, ancien médecin des armées du roi, et M. de B***, médecin des hôpitaux. (Par VANDERMONDE.) — Paris, Vincent, 1760, 2 vol. in-8°.

6. Dictionnaire portatif de santé. — Paris, Barbou, 1777, 2 vol. in-8°. Précédé de :

7. Préceptes de santé, ou introduction au dictionnaire de santé. — Paris, Vincent, 1772, 1 vol. in-8°. Et suivi de :

8. Dictionnaire portatif de chirurgie, ou tome III du Dictionnaire de santé. — Paris, Barbou, 1777, 1 vol. in-8°.

Les trois premiers volumes sont de VANDERMONDE et le quatrième de SUE.

9. Traité des principaux objets de médecine, avec un sommaire de la plupart des thèses soutenues aux écoles de Paris, depuis 1752 jusqu'en 1764; on y a joint des observations de pratique; par ROBERT, docteur régent de la Faculté de médecine de Paris. — Paris, Lacombe, 1766, 2 vol. in-12.

10. Nouveau dictionnaire universel et raisonné de médecine, de chirurgie, et de l'art vétérinaire; contenant des connaissances étendues sur toutes ces parties, des détails exacts et précis sur les plantes usuelles, et le traitement des maladies des bestiaux; par une société de médecins. — Paris, Hérissant, 1772, 6 vol. in-8°.

11. Instituta facultatis medicæ vindobonensis, curante Antonio STORCK Augustorum Josephi II. imp. et M. Theresiæ Imperatricis-Reginæ apostol. ab. aul. consiliis et archiatrorum comite. — Vindobonæ, Trattnern, 1775, 1 vol. in-8°.

Avec un beau portrait de Van-Swieten, et un plan du jardin botanique de Vienne.

12. Dictionnaire vétérinaire et des animaux domestiques. Contenant leurs mœurs, leurs caractères, leurs descriptions anatomiques, la manière de les nourrir, de les élever et de les gouverner; les aliments qui leur sont propres, les maladies auxquelles ils sont sujets, et leurs propriétés, tant pour la médecine et la nourriture de l'homme, que pour tous les différents usages de la société civile; auquel on a joint un *fauna gallicus* ; par BUC'HOZ, méd. de Monsieur, ancien méd. de M. le comte d'Artois, etc. Nouvelle édition ornée de 60 planches gravées en taille douce. — Paris, Brunet, 1775, 6 vol. in-8°.

Aux armes de Monsieur.

13. Dictionnaire raisonné d'hippiatrique, cavalerie, manége et maréchallerie; par LAFOSSE. — Paris, Boudet, 1775, 4 vol. in-8°.

14. Même ouvrage, in-8°.

15. Orationes in diversis facultatis medicinæ Parisiensis actibus habitæ. A magistro Petro-Abrahamo PAJON DE MONCETS, equite, doctore medico-regente, antiquo rei herbariæ professore, academiæ regiæ Catalaunensis, nec non societatis regiæ rei agrariæ Aurelianensis, socio. Amstelodami Prostant. — Parisiis, Quillau, 1776, 1 vol. in-8°.

16. Encyclopédie méthodique, médecine, contenant : 1° l'hygiène ; 2° la pathologie ; 3° la séméiotique et la nosologie ; 4° la thérapeutique ou matière médicale ; 5° la médecine militaire ; 6° la médecine vétérinaire ; 7° la médecine légale ; 8° la jurispru-

dence de la médecine et de la pharmacie ; 9° la biographie médicale, c'est-à-dire les vies des médecins célèbres, avec des notices de leurs ouvrages ; par une société de médecins. Mise en ordre et publiée par VICQ-D'AZYR. — Paris, Panckoucke, 1787-1830, 13 vol. in-4°.

Les deux premiers volumes seulement sont de VICQ-D'AZYR.

17. Dictionnaire des sciences et des arts, contenant : l'étymologie, la définition et les diverses acceptions des termes techniques usités dans l'anatomie, la physiologie, la médecine, la chirurgie, la pharmacie, la chimie, la zoologie, etc. — On y a joint le tableau historique de l'origine et des progrès de chaque branche des connaissances humaines, et une description abrégée des machines, des instruments et des procédés anciens et modernes employés dans les arts; par LUNIER. — Paris, Gide, 1805, 3 vol. in-8°.

18. Dictionnaire des sciences médicales, par une société de médecins et de chirurgiens. — Paris, Panckoucke, 1812-1822, 60 vol. in-8°.

19. Encyclopédie méthodique. Système anatomique. — Dictionnaire raisonné des termes d'anatomie et de physiologie; par Hipp. CLOQUET, d.-m., etc. — Paris, veuve Agasse, 1823-1830, 4 vol. in-4°.

20. Le Journal des Savants, par le sieur DE HÉDOUVILLE. — A Amsterdam, Pierre Legrand, in-12.

Année 1665.

Analyse de l'ouvrage de WILLIS : Cerebri anatome, cui accessit nervorum descriptio et usus. Studio Thomæ Willis. — Londini. Page 24.

Analyse du livre de CHAILLOU : Questions de ce temps ; par maître Jacques Chaillou, docteur en médecine; in-8°. — Angers. Page 120.

Idem : Nicolaï STENONIS de musculis et glandulis observationum specimen. — Amstelodami, in-12, Pierre Legrand.

Idem : Ventriculi querelæ et opprobria, opera Bernardi SWALVE, m. d. — Amst., in-12. Page 225.

Idem : HIPPOCRATIS opera omnia græce et latine. Operâ Joh. Antonidæ VANDER LINDEN ; in-8°, 2 vol. — Lugduni Batav., 1665. Page 291.

Idem : Genesis microcosmi, seu de generatione fœtus in utero : auctore Antonio DEUSINGIO. — Amsted., in-12. Page 417.

Année 1666.

Idem : Frederici RUYSCH, d.-m. dilucidatio valvularum in vasis lymphaticis et lacteis. — Hagæ, com. 1666, in-12. Page 462.

Idem : Décret de la Faculté de médecine et arrêt du Parlement touchant l'usage de l'antimoine.

Idem : Discours sur le grand cordial du sieur WALTER RAWLEIGH; par M. LEFÈVRE, professeur royal en chimie. — Londres. Page 578.

Idem : Simonis PAULLI, medici regis Daniæ commentarius de abusu tabaci et herbæ thée. — Argentorati, in-4°. Page 586.

Extrait d'une lettre écrite d'Oxford, le 12 mai 1666, par M. WALLIS, et insérée dans le Journal d'Angleterre, touchant la visite d'un corps mort frappé du tonnerre. Page 594.

Idem : De febre purpurata tractatus, auct. J. MARCHANTIO, d. m. ; in-12. Page 606.

Idem : Traité de la nature et de l'usage du suc pancréatique ; par REGNIER DE GRAEF, méd. hollandais ; in-12. — Paris, Varennes. Page 622.

Idem : J. SCHENKII à Grafenberg, observationum medicarum rariorum, libri 7 ; Franc. in-fol. Page 647.

Idem : Medicinæ practicæ compendium à J. And. SCHMITZIO, med. concinnatum, et à Ch. Const. Rompfio, m. d. auctum. Lutet. — Paris, Hovry, in-12. Page 664.

Idem : Gustus organum per Laurentium BELLINI, novissimè deprehensum ; in-12. Page 746.

Idem : Remarques curieuses sur la thériaque, avec un excellent traité de l'orviétan , par J. RIOLLET, d. m. ; in-12. Page 761.

Année 1667.

Idem : Extrait d'une lettre de M. DENIS, touchant la transfusion du sang ; 1667. Pages 87, 125.

Idem : Extrait d'une lettre de M. PECQUET à M. Carcavi, touchant une nouvelle découverte de la communication du canal thoracique avec la veine émulgente. Mars 1667. Page 106.

Idem : Hippocrates de natura lactis ejusque usu in curationibus morborum. Auth. RAYMUNDO restaurant, d. m. ; in-8°. Page 130.

Idem : Traité de l'écoulement du sang d'un homme dans les veines d'un autre, et de ses utilités ; par C. TARDY, d. m. — Paris. Page 157.

Lettre de M. DENIS à M. de Montmor, touchant deux expériences de la transfusion faites sur des hommes; in-4°. — Paris. Page 182.

Idem : Tetras anatomicarum epistolarum Marcelli MALPIGHII et Caroli FRACASSATI de linguâ et cerebro; accessit exercitatio de omento, etc. ; in-12. Page 193.

Année 1668.

Abrégé d'anatomie accommodé aux arts de peinture et de sculpture, par TORTEBAT. Page 399.

BARTHOLINI (Thom.). De medicina Danorum domestica dissertationes X. Page 459.

Diverses pièces touchant la transfusion du sang. Page 304.

EUTYPHRONIS, phil. et med. De nova curandorum morborum per transfusionem sanguinis. Dissert. ; in-4°. — Paris. Page 315.

Nouvelles expériences de l'infusion des médicaments dans les veines. Pages 301 et 436.

Expériences touchant la transfusion. Page 318.

Lettre touchant plusieurs choses remarquables observées dans le corps d'un enfant. Page 334.

Deux expériences de la transfusion du sang. Page 437.

De la vertu de l'antimoine. Page 457.

Histoire naturelle des animaux, des plantes et des minéraux qui entrent dans la composition de la thériaque d'Andromachus ; par CHARRAS. Page 475.

Lettres sur les prétendues utilités de la transfusion. Pages 305, 308, 311, 313, 317, 320.

Nouvelle découverte touchant la vue. Page 402.

Lettre de M. PECQUET sur la nouvelle découverte touchant la vue. Page 406.

Traité des plaies faites par les armes à feu ; par DAILLY. Page 416.

Année 1669.

Des maladies des femmes grosses et accouchées ; par F. MAURICEAU ; in-4°. Page 515.

Ludovici LEVASSEUR, m. d. De Sylviano humore triumvirali epistola ; in-12. Page 527.

Année 1670.

Discours de M. STENON sur l'anatomie du cerveau. Page 585.

Année 1671.

An Panis spumâ cervisiæ fermentatus minus salubris. Thèse. Page 601.

J.-B. DUHAMEL. De corporum affectionibus cùm manifestis tùm occultis, libri duo. Page 611.

Année 1672.

Découverte d'une communication du canal thoracique avec la veine cave inférieure. Page 10.

Th. KERCKRINGII, d. m. Observationes anatomicæ, osseogenia fœtuum, et anthropogeniæ ichnographia. Page 34.

Année 1672. — Conférences.

Lettre de M. GERBERON, médecin à Saint-Calais, sur un enfant qui avait de la barbe et d'autres parties comme un homme de trente ans. Page 14.

Des œufs qui se trouvent dans les femmes. Page 50.

De scorbuto. Liber singularis. Autore Gualtero CHARLETON. Page 117.

Dissertationes medicæ tres. Autore FR. BAYLE, d. m. Page 138.

Description de deux monstres dont l'un a été trouvé à Paris, et l'autre à Strasbourg. Page 148.

Regneri DE GRAEF. De mulierum organis generationi inservientibus, tractatus novus. Page 173.

Description envoyée par le cardinal de Médicis au père Libelli, touchant une corne prodigieuse venue sous la jambe d'un homme. Page 234.

Dissertation touchant la nécessité et les usages de la rate, où l'on fait voir que l'on peut retrancher cette partie sans aucun danger. Page 241.

Moyens faciles de conserver toutes sortes de parties d'animaux sans aucune corruption. Page 287.

De la nourriture des animaux. Page 295.

Année 1673. — Conférences.

Touchant le changement du chyle en sang, qui se fait dans le cœur. Page 21.

Touchant une essence styptique et astringeante, dont les effets surprenants sont d'arrêter en très-peu de temps le sang des veines et des artères ouvertes par blessures ou autrement. Page 51.

Dissection d'un enfant dans lequel on n'a point trouvé de cerveau. Page 65.

Difficultés touchant l'enfant qui n'avait point de cerveau. Page 87.

Touchant les actions du cœur. Page 100.

Année 1674. — Année 1675.

Pharmaceutice rationalis, sive diatriba medicamentorum operationibus in humano corpore, autore Th. WILLIS ; in-4°. Page 30.

De l'usage du café, du thé et du chocolat. Page 35.

Discours anatomiques de M. LAMY, d. m. Page 120.

Recherches de l'origine et du mouvement du sang, du cœur et de ses vaisseaux, du lait, des fièvres intermittentes et des humeurs. Page 258.

Anatomia chirurgica, cio' è historia anatomica dell' ossa è de muscoli del corpo humano di B. GENGA. Page 281.

Année 1676.

Tractatus quinque medico-physici. Aut. J. MAYOW. Page 35.

Dissertation sur la digestion de l'estomac touchant l'humeur acide ; par le sieur GALATHEAU. Page 200.

Observationes medicæ circa morborum acutorum historiam et curationem. Aut. J. SYDENHAM. Page 249.

Pharmacopée royale Galenique et chimique ; par Moyse CHARAS. Page 279.

Année 1677.

Ophtalmographia, sive oculi ejusque partium descriptio anatomica. Aut. G. BRIGGS. Page 130.

L'art de guérir les hernies ; par N. DE BLÉGNY. Page 134.

Caspari BARTHOLINI THOMÆ filii. Diaphragmatis structura nova et methodus præparandi viscera per injectiones liquorum. Page 160.

Les médecins à la censure, ou entretien sur la médecine ; par C. DE BEZANÇON, d. m. Page 170.

Relation d'un monstre né du côté de Chartres, et de quelques autres productions surprenantes envoyées d'Italie. Page 196.

Lettre écrite par M. DODART, au sujet d'un mangeur de feu. Page 222.

Lettre écrite de Toulouse par M. BAYLE, d. m. Page 272.

Année 1678.

Tractatus de apoplexia. Aut. F. BAYLE. Page 19.

Description anatomique d'un rein monstrueux. Pages 31, 69.

Le secret des eaux minérales acides, nouvellement découvert par le moyen des principes chimiques, contre l'opinion commune ; par P. LEGIVRE. Page 82.

Les administrations anatomiques et la myologie de Léonard TASSIN. Page 181.

Description d'un rein monstrueux d'une figure surprenante ; par MONGINOT. Page 207.

Lettre de M. BAYLE, touchant un enfant qui a demeuré 26 ans dans le corps de sa mère. Pages 312, 355, et année 1679, page 24.

Nouvelle découverte touchant les muscles de la paupière interne ; par M. DUVERNEY. Page 332.

Nouvelles observations touchant les parties qui servent à la nutrition ; par M. DUVERNEY. Page 372.

Hydropisie ascite guérie par la méthode du sieur THOUVENOT. Page 404.

Fébrifuge, ou secret pour guérir les fièvres intermittentes. Page 422.

Examen de médecine ; par LINSING. Page 293.
Essai de myologie ; par STENON. Page 376.
La médecine aisée. Page 477.

Année 1712.

Tome Ier.

Problèmes de physique sur les rapports de la mère et de l'enfant ; par MÉRY. Page 143.
De la dyssenterie ; par MAUREC. Page 171.
Observation anatomique sur le canal thorachique ; par LEITERS-PERGER. Page 300.
Diverses opérations des yeux ; par WOOLHOUSE. Page 311.
De la digestion et des maladies de l'estomac. Page 363.

Tome IIe.

Histoire du foie ; par BIANCHI. Page 621.
Tableau des maladies ; par LOMMIUS. Page 670.
Sur la génération des vers du corps humain ; par VALISNIERI. Page 3.
Dissertation de médecine sur le blanc de baleine ; par WILHEM. Page 102.
Pratique des maladies chroniques ; par TAUVRY. Page 165.
Pratique infaillible de médecine ; par VALENTINI. Page 183.
Hippocrate défendu contre les impostures et les calomnies de quelques médecins ; par BOIX. Page 213, et tome IIIe, page 264.
Sur les palpitations du cœur ; par RUEL. Page 549.
Sur les progrès et l'état de la médecine pendant le XVIIe siècle ; par ALBINUS. Page 659.

Année 1713.

Tome Ier.

Sur ce qui est encore à désirer dans la médecine, touchant les causes et les signes des maladies ; par FURSTENEAU. Page 157.
La médecine dogmatique mécanique ; par BELLEFONTAINE. Page 198.
Sur les maladies de la rate. Page 267.

Tome IIe.

Méthode particulière d'employer le quinquina pour la guérison des fièvres ; par TORTI. Page 176.

Tome IIIe.

Dissertations de médecine ; de F. HOFFMANN. Page 275.
Sur les articulations des membres ; par MUSTINGER. Page 280.
Sur la fistule lacrymale ; par ANEL. Page 436.

Année 1714.

Tome Ier.

Si la digestion se fait par la fermentation ou par le broiement ; par GASTALDI. Page 25.
Réflexions critiques sur la médecine ; par LEFRANÇOIS. Page 404.
Traité de la goutte ; manière facile et sûre de la guérir. Page 419.
Recueil des plus beaux secrets de médecine pour la guérison de toutes les maladies. Page 441.

Tome IIIe.

Observations sur un traité de l'œil ; par WOOLHOUSE. Page 256.

Opérations de chirurgie ; par NUCK. Page 408.
Opuscules de médecine ; par PITCARNE. Page 528.

Année 1715.

Tome Ier.

Huit livres de CELSE sur la médecine ; par DE ALMELOVEEN. Page 16.
De la digestion ; par ASTRUC. Page 36.
Catalogue funéraire des maîtres chirurgiens de Paris. Page 100.
Observation sur l'usage des eaux minérales ; par DE LIGNAC. Page 220.
Sur les eaux de Bourbon ; par AUBERT. Page 346.
Des maladies malignes et de la peste ; par BOTTICHER. Page 410.

Tome IIe.

De la purgation. Page 491.
Sur la palpitation du cœur ; par GOUNIN. Page 674.
Observations et consultations de Ch. PISON. Page 3.
Réflexions critiques sur la médecine ; par LEFRANÇOIS. Page 49.

Tome IIIe.

Bibliographie anatomique ; par J. DOUGLAS. Page 342.
Sur la rage et ses remèdes ; par HUNAULT. Page 402.
Nouvelle méthode de guérir les fistules lacrymales ; par ANEL. Page 425.
Essais pour concilier ensemble les différents systèmes des médecins. Page 677.

Année 1716.

Tome Ier.

De la structure et des mouvements du cœur ; par VIEUSSENS. Page 84.
Des maladies aiguës des enfants ; par HARRIS. Page 178.
Lettre à RUISCH, sur la découverte d'un ovaire ; par ETTMULLER. Page 274.
Des vers plats de l'homme ; par LECLERE. Page 298.

Tome IIe.

Deux questions de médecine ; par GASTALDI. Page 82.
De la cataracte, du glaucôme et de la goutte sereine ; par HEISTER. Page 158.
Eaux minérales de Bourbonne ; par GAUTIER. Page 214.
Histoire de la peste de Transylvanie, de la Hongrie, etc., de 1708 à 1713. Page 594.

Année 1717.

Tome Ier.

Thèse sur les eaux de Bourbonne : par CALLET. Page 163.
Projet de réformation de la médecine ; par LEFRANÇOIS. Page 263.
Analogie des eaux de Bourbonne et de Balaruc ; par BAUX. Page 300.
Œuvres de RAMAZZINI. Page 373.
Lettre sur Tournefort ; par LAUTHIER. Page 415.
Cure par les bains de Balaruc ; par BAUX. Page 423.
Le climat d'Avignon convient-il aux Anglais phthisiques ? par GASTALDI. Page 470.
Les poisons sont-ils pareils, et un seul remède peut-il leur être opposé ? Par GASTALDI. Page 603.

Sur la circulation du sang dans le cœur; par THEBESIUS. Page 672.

Tome II⁰.

Apologie du système de HEISTER sur la cataracte, le glaucôme, etc. Page 250.

Si le bain convient dans la douleur néphrétique? par GASTALDI. Page 662.

Année 1718.

Tome I⁰⁰.

S'il y a plusieurs remèdes contre les vers des intestins? par GASTALDI. Page 58.

Méthode pour conserver la santé des enfants; par KOZAMER. Page 693.

Tome II⁰.

Sur la génération et la superfétation; par DE LA MOTTE. Pages 95, 147, 243.

Sur la maladie de la cataracte ; par GEISLER. Page 151.

Dans l'éruption des pustules de la petite vérole, faut-il toujours s'abstenir de saigner et de purger? Page 197.

Sur un ver solitaire de sept ans; par JAQUET. Page 247.

Dans les fièvres intermittentes l'usage du quinquina est-il plus efficace lorsqu'on a fait précéder la saignée et la purgation? Page 495.

Sur la génération des insectes dans les corps; par DE LIGNAC. Page 576.

Si le bain d'eau froide convient dans les douleurs de rhumatisme? Page 653.

Année 1719.

Tome I⁰⁰.

Dissertation sur la rate; par FIZÈS. Page 91.

Les diaphorétiques conviennent-ils dans l'emphysème? Page 106.

Eaux minérales d'Abbecourt; par GOUTTARD. Page 280.

La cataracte est-elle formée par le vice de l'humeur aqueuse ou du cristallin; est-elle différente du glaucôme, et peut-elle se guérir autrement que par l'opération? Page 297.

Tome II⁰.

Des vapeurs nuisibles qui s'élèvent des marais; par LANCISI. Pages 3, 139.

Eaux minérales de Pont-à-Mousson. Page 196.

Sur le fer et ses préparations; par ZANICHELLI. Page 255.

Sur la véritable signification du mot *glande*; par MAUCHART. Page 374.

Méthode générale de médecine; par ROSENSTENGELIUS. Pages 385, 389.

Sur les qualités étrangères et naturelles de l'air de Rome; par LANCISI. Pages 483 et 603.

Sécrétion de la bile dans le foie; par BERNARD DE JUSSIEU. Page 674.

Année 1720.

Tome I⁰⁰.

Description du rhume épidémique qui régna à Rome en 1709; par LANCISI. Page 3.

Sur la valvule du colon; par HEISTER. Page 9.

La chirurgie complète; par LECLERC. Page 70.

La médecine aisée; par LECLERC. Page 79.

Des petites véroles épidémiques; par PFEISTER. Page 84.

Matière médicale; par BOERHAAVE. Page 244.

Des doses des médicaments; par BALTHASAR. Page 307.

De la maladie vénérienne; par UGOY. Page 375.

De la cataracte et du glaucôme; par WOOLHOUSE. Page 388.

De l'hydrophobie; par ASTRUC. Page 425.

Tome II⁰.

Sur la génération du fœtus; par HOFFMANN. Page 332.

Sur la véritable manière d'étudier la médecine; par LANCISI. Page 370.

Si la semence de paliuri est bonne contre la gravelle. Page 471.

Application à la médecine des expériences de physique; par HOFFMANN. Page 501.

Mémoire sur les maladies des yeux; par WOOLHOUSE. Page 644.

Année 1721.

Tome I⁰⁰.

Des glandes du duodenum; par BRUN. Page 91.

De la peste de Marseille. Page 269.

De la peste et des moyens de s'en préserver; par DE TOLON. Page 460.

Diverses pièces sur la peste. Page 519.

Tome II⁰.

Précautions contre la maladie contagieuse de Marseille; par PESTALOSSI. Page 72.

De la peste; par DIEMERBROECK. Pages 300 et 363.

Du scorbut; par EUGALEN. Page 355.

De la peste; par MANGET. Page 403.

Sur la peste de Marseille. Page 429.

Sur la maladie de Marseille; par DEIDIER. Page 475.

Avis et remèdes contre la peste; par BOUILLET. Page 521.

Sur la nature de la peste et les remèdes propres à la guérir; par MÉAD. Pages 540 et 603.

Année 1722.

Tome I⁰⁰.

Remèdes contre la peste; par HELVÉTIUS. Page 65.

Journal de ce qui s'est passé à Marseille pendant le temps de la peste. Page 103.

Introduction à la médecine pratique; par ALBERT. Page 206.

Sur la peste; par HARRIS. Page 265.

Lettre touchant la peste; par CHICOINEAU. Page 278.

Sur la bile des pestiférés; par DEIDIER. Page 341.

La peste de Marseille a-t-elle été causée par des vers? Page 401.

De la peste de Provence; par SCHEUCHZER. Page 418.

De la cataracte; par FREYTAG. Page 437.

Relation des différentes espèces de pestes que reconnaissent les Orientaux; par GAUDEREAU. Page 500.

Sur l'origine des maladies épidémiques et principalement sur l'origine de la peste; par ASTRUC. Page 603.

De la chirurgie médicale ; par Juncker. Page 614.

Sur la maladie pestilentielle de Marseille ; par Mailhes. Page 627.

Sur la peste, et sur la manière de greffer la petite-vérole ; par Harris. Page 642.

Observation sur un accouchement extraordinaire ; par Dubois. Page 646.

Lettre sur la peste ; par Deidier. Page 685.

Tome IIe.

Traité de la peste. Page 3.

Sur la cataracte ; par Deidier. Page 36.

Sur la cataracte et le glaucôme ; par Pinson. Page 42.

Guérison des maladies vénériennes ; par Ligogne. Page 64.

Sur la peste ; par Maugue. Pages 72, 268.

Sur l'origine des maladies épidémiques et de la peste ; par Astruc. Page 86.

Lettre sur une maladie épidémique ; par Vidal. Pages 97, 209.

Sur la cause et la nature de la peste ; par Lorin. Page 104.

Traité de la peste ; par Hecquet. Page 123.

Sur la manière d'arrêter les pertes de sang qui surviennent aux femmes après l'accouchement ; par Dasse. Page 227.

Relation historique de la peste de Marseille. Page 316.

État des cadavres pestiférés dont on a tiré la bile ; par Deidier. Page 332.

Relation d'une maladie extraordinaire ; par Anel. Page 344.

Sur une hydropisie particulière. Page 376.

La médecine pratique d'Hippocrate ; par Sacci. Page 645.

Des maladies des jurisconsultes ; par Furstenau. Page 660.

Sur la cause de la peste ; par Deidier. Page 675.

Année 1723.

Tome Ier.

Lettre sur la peste ; par Blanquet. Page 51.

Sur une maladie particulière ; par Vidal. Page 90.

Lettre montrant le danger d'insérer la petite-vérole ; par Wogstaffe. Page 133.

Sur l'économie animale, et sur la petite-vérole ; par Helvétius. Pages 160, 308.

Sur la peste du Gévaudan. Page 231.

Sur la production des pierres dans le corps humain ; par Vidal. Page 243.

Traduction de la médecine statique de Sanctorius ; par Lebreton. Page 282.

Des accouchements ; par de La Motte. Page 351.

Si le bain est bon contre la rage ; par Deidier. Page 514.

De la suppuration des parties molles ; par Fizes. Page 558.

Année 1724.

Tome Ier.

Nouvelle méthode de tailler pour la pierre ; par Douglas. Page 71.

Maladies des yeux. Page 196.

Des maladies des os ; par Petit. Page 347.

Sur une hydropisie ; par Favelet. Page 564.

Découvertes en médecine ; par Marconnay. Page 628.

De la doctrine de Paracelse. Page 618.

Tome IIe.

Anatomie du corps de l'homme ; par Noguez. Page 239.

Système des fièvres ; par Falconnet. Page 365.

Sur le traité des maladies des os. Page 479.

Histoire de la médecine ; par Leclerc. Page 637.

Sur l'air, en ce qui regarde les fonctions du corps humain ; par Berner. Page 670.

Année 1725.

Tome Ier.

Sur une machine pour réduire les luxations. Page 69.

Sur la saignée du pied et les purgations au début de la petite-vérole. Page 85.

De la mécanique appliquée à la médecine, etc., par Berner. Page 109.

Sur la maladie d'un avocat ; par Conseillère. Page 111.

De l'exercice pour la conservation de la santé. Page 137.

L'art de conserver la santé des princes ; par Cornaro. Page 184.

Nouvelle idée de la médecine. Page 272.

Des maladies qui ont régné dans le climat de Turin, de 1720 à 1722 ; par Richa. Page 305.

De l'opération de la taille ; par Douglas. Page 310.

Sur la contagion de la peste ; par Astruc. Page 573.

Tome IIe.

Des maladies vénériennes ; par Dubois. Page 176.

Des vertus médicinales de l'eau commune. Page 319.

Des maladies les plus fréquentes ; par Helvétius. Page 328.

Si, pour une personne maigre, le cidre est une boisson plus saine que le vin ? Page 342.

Succès de l'inoculation de la petite-vérole dans la Grande-Bretagne ; par Jurin. Page 452.

Observations sur la petite-vérole ; par Dubois. Page 673.

Année 1726.

Tome Ier.

Nouvelles eaux minérales de Passy ; par Marquery. Page 121.

Divers points d'anatomie, de chirurgie, etc. ; par Andry. Page 225.

Lettres d'Helvétius, sur l'économie animale, etc. Page 411. Tome IIe, page 33.

Tome IIe.

Sur les moyens de prolonger la vie ; par Cheyne. Page 111.

De la statique médicale de Sanctorius ; par Noguez. Page 359.

Le chirurgien-médecin. Page 400.

Tome IIIe.

Sur la maladie vénérienne ; par Deidier. Page 82.

Sur les maladies des os. Page 257.

Année 1727.

Tome Ier.

Discours d'ouverture de l'école de chirurgie ; par Reneaulme. Page 509.

Tome IIIe.

Si les repas en compagnie sont utiles à la santé? Page 60.
La médecine théologique. Page 213.
Sur un fœu rare et singulier, formé dans le corps d'une femme.
Page 418.

Année 1734.

Tome Ier.

Dissertation sur la friction. Page 509.

Tome IIe.

Nouvelles classes de maladies; par DELACROIX. Page 416.

Tome IIIe.

Sur le manuel des accouchements; par DEVENTER. Page 60.

Année 1735.

Tome Ier.

Anatomie du corps humain; par VERDIER. Page 177.
Exposition anatomique du corps humain; par WINSLOW.
Page 262.

Tome IIe.

Sur les maladies de l'organe de la vue; par TAYLOR. Page 271.
Sur la pétrification d'un épiploon; par MONGIN. Page 291.

Tome IIIe.

Chirurgie théorique et pratique; par GUISARD. Page 123.
Absence de plusieurs muscles du pied. Page 485.

Année 1736.

Tome Ier.

Du bon chyle; par VIRIDET. Pages 171, 304 et 442.

Tome IIe.

Sur les plaies; par FAUDACQ. Page 20.
Sur la goutte. Page 162.
Sur les vices de la sueur. Page 245.
Essais de médecine. Page 435.

Tome IIIe.

Des pronostics mortels sur les maladies des hommes. Page 72.
Si le gin-seng convient pour réparer les forces des convales-
cents? Page 156.
Sur la nature et la salubrité de l'eau. Page 449.
L'art de guérir par la saignée; par QUESNAY. Page 526.

Année 1737.

Tome Ier.

Révélations cabalistiques d'une médecine universelle; par GOS-
SET. Page 147.
Essais de médecine. Pages 196, 350.
Dissertation touchant la syncope. Page 304.
Dissertation sur la rage; par DESAULT. Page 367.
Sur la phthisie; par DESAULT. Page 507.

Tome IIe.

Sur la goutte; par DESAULT. Pages 14, 219.

Sur les maladies appelées coups-de-vent; par BOUILLET.
Page 160.
Sur une fille qui, depuis quatre ans, ne boit ni ne mange; par
FONTENETTA. Page 457.

Tome IIIe

Sur les pierres des reins et de la vessie; par DESAULT. Page 27.
Observations de cures faites par l'idée de la perspiration violée;
par DESAULT. Page 252.
Si le cerveau et la dure-mère se meuvent par la même cause?
Page 416.
Sur un écrit intitulé: Mémoire pour les chirurgiens; par ASTRUC.
Page 539.

Année 1738.

Tome Ier.

Sur la nature, l'usage et l'abus du café, du thé, du chocolat et
du tabac. Page 187.
Sur les œuvres de M. LEFEVRE. Page 410.
Méthode de guérir les maladies; par REGA. Page 464.

Tome IIe.

Si les observations sont plus favorables à la friction qu'à la fumi-
gation, pour le traitement des maladies vénériennes? Page 244.
Du vertige; par DE LA METTRIE. Page 382.
Institutions médicinales; par DE LA METTRIE. Page 435.
Sur les plaies d'armes à feu; par LEDRAN. Page 489.

Tome IIIe.

Des eaux minérales de Bourbonne-les-Bains; par BAUDRY.
Page 96.
De la prééminence de la médecine sur la chirurgie; par ANDRY.
Page 247.
Anatomie du globe de l'œil; par TAYLOR. Page 447.

Année 1739.

Tome Ier.

Description d'une catalepsie; par DE LA METTRIE. Page 95.
La médecine naturelle; par HECQUET. Page 234.
Cours de chirurgie; par COL DE VILLARS. Page 841.
Aphorismes pour la cure des maladies; par BOERHAAVE. Page 375.
Sur l'art de conserver la santé; par DE LA METTRIE. Page 511.
Consultations de médecine; par THIEULLIER. Page 520.

Tome IIe.

Des eaux minérales de Vichy; par CHOMEL. Page 54.
Théorie de la fièvre. Page 324.
Des maladies vénériennes; par DE LA METTRIE. Page 408.

Année 1740.

Tome Ier.

Sur les médecins empyriques; par ASTRUC. Page 575.

Tome IIe.

Si l'air de la respiration passe dans le sang? Page 313.

Tome IIIe.

Observations sur la pierre. Page 77.

De la maladie vénérienne; par ASTRUC. Pages 155, 302.
Observations de médecine d'Edimbourg; par DEMOURS. Page 503.

Année 1741.
Tome II⁰.

Matière médicale; par GEOFFROI. Page 236.

Année 1742.
Tome II⁰.

Cause physique de la couleur des nègres; par BARRÈRE. Page 23.
Essai critique sur les ouvrages des médecins; par BODLEY. Page 45.

Tome III⁰.

Traité des sens; par LECAT. Page 461.
Etat de la médecine ancienne et moderne; par CLIFTON. Page 509.

Année 1743.
Tome I⁰⁰.

Expériences sur la pierre. Page 31.
Si la respiration est en même temps un mouvement sympathique et mécanique? Page 339.

Tome II⁰.

Des maladies des dents. Page 828.
Méthode pour guérir le rhume. Page 846.

Tome III⁰.

Sur la maladie vénérienne. Page 1460.

Tome IV⁰.

Observations de médecine d'Edimbourg. Page 2213.

Année 1744.
Tome I⁰⁰.

Médecine militaire. Page 124.
Des maladies de la peau. Page 512.

Tome II⁰.

Consultations de médecine. Page 623.
Si l'usage du crochet est moins hasardeux et aussi innocent pour sauver la mère préférablement à l'enfant, que l'opération césarienne pour sauver l'un et l'autre? Page 1007.

Tome III⁰.

Si l'appareil latéral mérite la préférence sur toutes les autres manières d'extraire la pierre? Page 1371.
Méthode de prévenir et de guérir la rage. Page 1589.

Tome IV⁰.

Abrégé de pathologie; par GOURRAIGNE. Page 1778.
Sur l'effet des topiques. Page 1876.

Année 1745.
Tome II⁰.

Consultations de médecine. Page 687.

Tome III⁰.

Sur le pouvoir de l'imagination des femmes enceintes. Page 1373.

Eléments de médecine pratique. Page 1527.

Tome IV⁰.

Sur l'incertitude des signes de la mort. Page 1744.
Sur les maladies de l'urèthre. Page 2006.

Année 1746.
Tome I⁰⁰.

Méthode de traiter les plaies d'armes à feu. Page 427.
Consultations de médecine. Page 496.

Tome IV⁰.

Remède pour la faiblesse et la rougeur des yeux. Page 2218.

Année 1747.
Tome I⁰⁰.

Pharmacie odontalgique. Page 91.
Sur les eaux de Plombières. Page 545.

Tome II⁰.

Pratique de chirurgie. Page 906.

Tome III⁰.

Fièvre miliaire maligne. Page 1618.

Année 1748.
Tome II⁰.

Sur les maladies de l'urèthre; par DORAN. Page 790.
Consultations choisies de médecine. Page 874.

Tome III⁰.

Mémoire sur la goutte. Page 1644.

Tome IV⁰.

Description d'un nouvel instrument pour l'opération de la taille. Page 2166.

Année 1749.
Tome I⁰⁰.

Tenette propre à casser une grosse pierre dans la vessie. Page 269.
Sur la pratique des accouchements. Page 404.

Tome II⁰.

Traité historique des eaux minérales. Page 660, 740.
Dissertation historique sur l'espèce de mal de gorge gangreneux qui a régné parmi les enfants l'année dernière. Page 900.
Nouveaux éléments d'anatomie raisonnée. Page 1265.

Tome III⁰.

Sur la cure radicale de plusieurs polypes. Page 1485.
Sur les eaux de Bourbonne. Page 1550.
Traité de céphalotomie. Page 1850.

Tome IV⁰.

Sur la nature et la cause de la rage. Page 1966.

Sur tous les traitements de la maladie vénérienne. Page 281.
Sur la nature de la rage. Page 614.

Année 1781.

De l'électricité du corps humain. Page 291.

Année 1782.

Traité de l'anthrax. Page 83.
Histoire de la chirurgie. Page 419.
De l'influence des affections de l'âme dans les maladies nerveuses des femmes. Page 803.

Année 1783.

Traité des scrofules. Page 229.

Année 1784.

Des maladies des femmes. Page 484.
Rapport sur le magnétisme animal. Page 867.

Année 1785.

Sur différents points de physiologie, de pathologie et de thérapeutique. Page 12.
Sur les différentes manières d'administrer l'électricité. Page 91.
Sur l'établissement des écoles pratiques de médecine. Page 475.
Catalogue des eaux minérales de France. Page 478.
Sur le venin de la vipère, sur les poisons américains, sur le laurier-cerise et quelques autres poisons végétaux. Page 757.

Année 1786.

Sur les maladies des climats chauds. Page 214.
Sur les obstacles qui s'opposent aux progrès de l'anatomie. Page 219.
Sur les maladies vénériennes. Page 300.
Sur la cause des affections hypocondriaques. Page 491.
Sur une maladie convulsive. Page 690.

Année 1787.

De l'électricité du corps humain. Page 33.
Sur le lait considéré médicinalement. Page 94.
Manuel pour le service des malades. Page 404.

Année 1788.

Traité de la peste. Page 34.
Sur les vapeurs méphitiques dans l'homme. Page 220.
Sur l'art des accouchements. Page 337.
Sur les eaux thermales de Bourbon-l'Archambault. Page 440.
Mémoire sur les hôpitaux de Paris. Page 855.

22. Journal des savants. — Paris, Imprimerie royale. In-4°.

Année 1830.

Mémoires de l'Académie royale de médecine; par Tessier. Page 23.

Année 1831.

Année 1832.

Traité des exhumations juridiques, d'Orfila; par Tessier. Pages 149, 219.

Année 1833.

Exposition du système naturel des nerfs du corps humain, de Ch. Bell; par M. Flourens. Page 257.

Année 1834.

Traité général d'anatomie comparée, de Macker; par M. Flourens. Page 174.

Année 1835.

Fragments d'un Mémoire sur le temps durant lequel les jeunes animaux peuvent être, sans danger, privés de la respiration, soit à l'époque de l'accouchement, lorsqu'ils n'ont point encore respiré, soit à différents âges après leur naissance, de Legallois; par M. Flourens. Par 418.

Année 1836.

Année 1837.

Leçons d'anatomie comparée, de Cuvier; par Flourens. Page 601.

Année 1838.

Cours sur la génération, l'ovologie, l'embryologie, de Flourens; par Fr. Cuvier. Page 44.
Recherches sur l'histoire naturelle du genre humain; par Flourens. Page 657.

Année 1839.

Année 1840.

Année 1841.

Cours de phrénologie, de Broussais; par Flourens. Page 611.

Année 1842.

Cours de phrénologie, de Broussais; par Flourens. Pages 75, 233, 358.

Année 1843.

Revue des éditions de Buffon; par Flourens. Pages 257, 333, 404, 449, 655.

Année 1844.

Revue des éditions de Buffon; par Flourens. Pages 82, 234, 273, 321.

Année 1845.

Année 1846.

Année 1847.

Théorie physiologique de l'éthérisation; par Flourens. Page 193.
Lettres de Guy-Patin, édition de Réveillé-Parise; par Flourens. Pages 641, 717.

Année 1848.

Des maladies mentales considérées sous les rapports médical, hygiénique et médico-légal, d'E. Esquirol; par Flourens. Pages 104, 281, 385.

Année 1849.

L'art de vivre longtemps, de Cornaro; par Flourens. Page 129.
Nouvelles recherches touchant l'histoire de la découverte de la circulation du sang; par Flourens. Pages 193, 336, 429.
Recherches chimiques sur la respiration des animaux de diverses classes; par Biot. Pages 490, 513, 577, 694.

Année 1850.

Ostéographie ou description iconographique comparée du squelette et du système dentaire des cinq classes d'animaux

5

vertébrés récents et fossiles, de BLAINVILLE ; par FLOURENS.
Pages 321, 415, 449.

Année 1851.

Ostéographie, etc., de BLAINVILLE ; par FLOURENS. Pages 115,
206, 273.

OEuvres complètes d'HIPPOCRATE, de LITTRÉ ; par DAREMBERG.
Page 562.

Année 1852.

OEuvres d'HIPPOCRATE ; par DAREMBERG. Page 440.

OEuvres d'ORIBASE, des docteurs BUISSEMAKER et DAREMBERG ;
par LITTRÉ. Page 509.

Traité de la vieillesse, de RÉVEILLÉ-PARISE ; par FLOURENS.
Page 733.

Année 1853.

Traité de la vieillesse, de RÉVEILLÉ-PARISE ; par FLOURENS.
Pages 16, 325, 406, 521.

OEuvres d'HIPPOCRATE ; par DAREMBERG. Page 304.

Année 1854.

De la découverte de la circulation du sang ; par FLOURENS.
Page 193.

Des doctrines sur la structure et sur les fonctions du cœur et
des artères ; par FLOURENS. Page 665.

Année 1855.

OEuvres d'ORIBASE ; par LITTRÉ. Pages 5, 104.

De Bichat, à l'occasion d'un manuscrit de son livre sur la vie
et la mort ; par FLOURENS. Pages 333, 474, 546.

Chirurgie de PAUL D'ÉGINE ; par LITTRÉ. Page 755.

Année 1856.

Année 1857.

Année 1858.

Analyse des travaux de CHARLES BELL sur le système nerveux ;
par FLOURENS. Page 212.

Année 1859.

Année 1860.

La psychologie morbide dans ses rapports avec la philosophie
de l'histoire, ou de l'influence des névropathies sur le dynamisme
intellectuel, du docteur MOREAU ; par FLOURENS. Pages 393, 471.

(M²⁸)   § 6.

Lexiques et Dictionnaires des termes relatifs aux Sciences médicales.

1. Dictionnaire français-latin des termes de médecine et de
chirurgie, avec leur définition, leur division et leur étymologie ;
par Elie COL-DE VILARS. — Paris, 1741, 1 vol. in-12.

(M²⁹)   § 7.

Traités généraux anciens.

1. Aur. Corn. CELSI. De medicina, libri octo, brevioribus Rob.

Constantini, Is. Casauboni aliorum que scholiis ac locis parallelis
illustrati. Cura et studio Th.-J. ab ALMELOVEEN, m.-d. et prof.,
editio ultima. — Amstelædami, Wolters, 1713, 1 vol. in-12.

Avec un portrait de Celse.

(M³⁰)   § 8.

Traités généraux du moyen-âge.

1. Libellus Theophrasti PARACELSI utriusque medicinæ doctoris, de urinarum ac pulsuum judiciis : tum de physionomia quan-
tum medico opus est. Accessit de morborum physionomia frag-
mentum. — Argentinæ, Emmelii, 1568, 1 vol. in-12.

(M³¹)   § 9.

Traités généraux modernes.

1. Alfonsi FERRI. De ligni sancti multiplici medicina, et vini
exhibitione, libri quatuor. — Hieronymi FRACASTORII syphilis,
sive morbus gallicus. — Lugduni, Frellon, 1547, 1 vol. in-12.

2. De capricci medicinali del l'eccellente medico, et cirurgico
Messer Leonardo FIORAVANTI Bolognese. Libri quattro. Di nuovo
dall' istesso autore in molti luoghi, di secreti importantissimi, am-
pliati ; i quali cosi a professori di fisica, come di cirugia, erano
grandemente necessarii. — Venetia, Bonibelli, 1595, 1 vol. in-8°.

3. Thomæ DE GARBO florentini doctoris præclarissimi, summa
medicinalis accuratissimè revisa et emendata : ac nunc primo quidem diligenter impressa. Tractatus ejusdem de restauratione hu-
midi radicalis. — Tractatus que ejusdem de reductione medicinarum ad actum. — Modoetiensis, Octaviani, 1615, 1 vol. in-4°.

4. Discours de la conservation de la vue, des maladies mélan-
coliques, des catarrhes et de la vieillesse ; composés par André
DU LAURENS, méd. ord. du roi, et professeur de S. M. en l'univers.
de méd. de Montpellier. — Rouen, Loudet, 1630, 1 vol. in-12.

5. Jac. BONTII. In indiis archiatri ; de medicina indorum.
Lib. IV. 1° Notæ in garclam ab orta; 2° De diæta sanorum; 3° Meth.
medendi Indica ; 4° Observationes e cadaveribus. — Lugduni-Batavorum, Hackium, 1642, 1 vol. in-12.

6. Le cours de médecine en français, contenant : Le miroir de
la beauté et santé corporelle, par Louis-Guyon DOLOIS, sieur de la
Nauche, docteur en médecine. Et la théorie, avec un accomplisse-
ment de pratique selon les principes tant dogmatiques que chimiques ; avec une infinité d'observations, secrets et expériences, suivant la doctrine, tant des anciens que des modernes médecins,
qui ont inventé et découvert la circulation du sang, les veines lac-
tées, leurs réceptacles, les vases lymphées, et autres nouveautés
anatomiques et spagyriques, inconnues auparavant ; à l'usage des
médecins, chirurgiens, apothicaires et autres ; et utile aux communautés, hôpitaux et maisons de campagne ; par Lazare MEYSSON-
NIER, conseiller et médecin ordinaire du roi et de S. A. R., docteur
de l'université de Montpellier, et professeur aggrégé au collége des
médecins de Lyon. Septième et dernière édition, où ont été jointes
les figures des plantes nécessaires, et celles de l'anatomie, pour se
servir utilement de ce livre ; et augmentée d'un discours des maladies vénéneuses, qui manquait à la précédente, et d'une méthode

pour apprendre en bref la médecine par l'usage de la doctrine de l'auteur, mise à la fin. — Lyon, Barbier, 1678, 2 tomes en 1 vol. in-4°.

> Ouvrage écrit bien plus pour les gens du monde que pour les médecins, et dans lequel on trouve un grand nombre d'histoires curieuses et d'usages qui donnent une idée assez exacte des mœurs de cette époque.

7. Le même ouvrage, 1 vol. in-4°.

8. Georgii BAGLIVI, doctoris-medici, et in Roman. archilyc. anatomes profess. De Praxi medica ad priscam observandi rationem revocanda, libri duo ; accedunt dissertationes novæ :

1° De anatome, morsu et effectibus Tarantulæ, ubi obiter de ovis ostrearum delectis, et examinatis. Et de natura, Lapidis serpentini, vulgò cobra de capelo, specifici in extrahendis venenis ;

2° De usu, et abusu vesicantium ;

3° Experimenta varia anatomico infusoria ;

4° De circulatione sanguinis in rana ;

5° Historia morbi, et sectionis cadaveris MARCELLI MALPIGII, arch. Pontif. ;

6° Appendix de apoplexiis, ferè epidemicis, proximè elapso biennio in urbe, et per italiam observatis. — Lugduni, Anisson, 1699, 1 vol. in-8°.

9. Novus medicinæ conspectus ubi ex sanguinis circuitus anomaliis secretionum errata, miscellanea succorum et humorum adulteria deducuntur ; missique systematicis ætiologiarum deliriis ex turbatis sanguinis motuum legibus eruuntur genuinæ morborum causæ, veræ què medendi leges. Accedit appendix de peste, iisdem œconomiæ animalis legibus stabilita. — Parisiis, Cavelier, 1722, 2 vol. in-12.

> Ces deux volumes appartenaient à Lieutaud, et portent sa signature.

10. Idée générale de l'œconomie animale et observations sur la petite vérole ; par HELVÉTIUS, conseiller-médecin ordinaire du roi, docteur-régent de la Faculté de méd. de Paris, méd. inspecteur-général des hôpitaux de Flandre, de l'Acad. roy. des sciences, — Paris, Rigaud, 1722, 1 vol. in-8°.

> Exemplaire donné par Helvétius aux Récollets de Versailles.

11. Lettres à M. *** au sujet de la lettre critique de M. BESSE, contre l'idée générale de l'économie animale et les observations sur la petite vérole; par HELVÉTIUS.—Paris, Anisson, 1725, 1 vol. in-8°.

> Donné par Helvétius aux Récollets de Versailles.

12. Nouvelles découvertes en médecine, ou ancienne médecine développée, très utile pour le service du roi et du public; par le sieur DE MARCONNAY, d.-m. Nouv. édition, revue, corrigée et augmentée de réflexions sur la théorie et la pratique d'Hippocrate et de Galien ; avec une méthode pour guérir les malades par les voies de la transpiration et de l'évacuation. — La Haye, Gosse, 1734, 1 vol. in-12.

> Vient des Récollets de Versailles.

13. Abrégé de toute la médecine pratique, où l'on trouve les sentiments des plus habiles médecins sur les maladies, sur leurs causes et sur leurs remèdes ; avec plusieurs observations importantes. Ouvrage publié ci-devant, tant en latin qu'en anglais, par J. ALLEN, médecin anglais. 4° édition, revue, corrigée, mise dans un meilleur ordre et augmentée de quantité de pièces et d'articles intéressants pour la pratique médicinale et chirurgicale ; par BOUDON, d.-m. — Paris, Cavelier, 1752, 7 vol. in-12.

14. Religio medici. By sir Th. BROWNE, knt. m. d., with the life of the author. To which is added, sir Kenelm Digby's Observations. Also critical notes upon all the obscure passages therein, never before published. — Edinburgh, Ruddiman, 1754, 1 vol. in-8°.

> Aux armes du roi.

15. Traités sur différents objets de médecine ; par TISSOT, docteur et prof. en médecine, à Lausanne, de la soc. roy. de Londres, etc. Ouvrage traduit du latin, avec un discours préliminaire sur chaque maladie ; par B***, d.-m. — Paris, Didot, 1769, 2 vol. in-12.

> Ces deux volumes contiennent les traités sur la petite vérole, sur l'apoplexie et sur l'hydropisie, sur la colique de plomb, sur le morbus-niger, et sur la santé des gens de lettres.

16. Thesaurus medicus : sive disputationum, in academia Edinensi, adrem medicam pertinentium, a collegio instituto ad hoc usque tempus, Delectus, a Gulielmo SMELLIO, S. P. E. S. habitus. — Edinburgi, Elliot, 1778-1785, 4 vol. in-8°.

> Recueil de thèses sur les sujets les plus divers.

17. J. Andreæ MURRAY, equitis ordinis R. de Wasa, M. Britan. R. A. consil. aul. medic. professoris. P. O. horti. R. botan. præfecti, etc. Opuscula in quibus commentationes varias tam medicas quam adrem naturalem spectantes retractavit emendavit auxit. Cum figuris æneis. — Gottingæ, Dieterich, 1785, 2 vol. in-8°.

18. Car. Christian. KRAUSII, med. da. ac profess. publ. extraordinarii, facultatis med. Lipsiens. itemque collegii princip. minoris senioris rel. Opuscula Academica medico-practica hinc inde aucta et emendata. Editionem curavit Carol. Gottlob. KUHN, med. doct. ac profess. publ. extraord. — Lipsiæ, Fritsch, 1787, 1 vol. in-8°.

> Ce premier volume est le seul qui ait été publié.

(M³²) § 10.

Mélanges comprenant diverses parties des Sciences médicales.

1. Considérations sur l'origine, la cause et les effets de la fièvre, sur l'électricité médicale, et sur le magnétisme animal ; par le docteur JUDELLE. — Versailles, Vuillerme, 1 vol. in-8°.

2. Propositions de médecine et de chirurgie ; par A. TEXIER (thèse). — Paris, Didot, 1822, 1 vol. in-4°.

3. Propositions de médecine et de chirurgie ; par A.-P.-M. PITON (thèse). — Paris, Didot, 1827, in-4°.

4. Propositions de médecine et de chirurgie ; par A.-A. GAY (thèse). — Paris, Didot, 1832, in-4°.

5. Questions sur diverses branches des sciences médicales ; par F-.J. ARCELIN (thèse). — Paris, Rignoux, 1839, in-4°.

6. Questions sur diverses branches des sciences médicales ; par E. RINGEISEN (thèse). — Strasbourg, Silbermann, 1839, in-4°.

7. Questions sur diverses branches des sciences médicales; par L.-F. OZANNE (thèse). — Paris, Rignoux, 1841, in-4°.

8. Questions sur diverses branches des sciences médicales ; par A. DARGENT. — Paris, Rignoux, 1844, in-4° (thèse).

9. Questions sur diverses branches des sciences médicales ; par E. LOIR (thèse). In-4°.

SECTION VII.

JOURNAUX ET ÉCRITS PÉRIODIQUES MÉDICAUX.

(M²³)   § 1.

Journaux de bibliographie, d'histoire, de littérature et de critique médicales.

1. L'année scientifique et industrielle, ou exposé annuel des travaux scientifiques, des inventions et des principales applications de la science à l'industrie et aux arts, qui ont attiré l'attention publique en France et à l'étranger ; par Louis FIGUIER. — Paris. Hachette, 1857, in-12°.

1re Année. — 1857.

Page 325. Hygiène publique. — Du chauffage et de la ventilation des hôpitaux. — Importance de la question. — Volume d'air nécessaire à la respiration de chaque individu. — Histoire des essais de ventilation : les magnaneries, les assemblées délibérantes, les théâtres, les prisons, les hôpitaux. — Étude, par M. Grassi, des deux systèmes de ventilation employés dans les hôpitaux de Paris. — Système de chauffage par circulation d'eau chaude et de ventilation par appel et système à ventilateur mécanique. — Appareils de M. Léon Duvoir et de MM. Thomas et Laurens. — Système Van-Hecke. — Conclusion.

Page 357. Médecine et physiologie. Le typhus observé au Val-de-Grâce.

Page 361. Les bains d'acide carbonique.

Page 368. Sur l'accouchement posthume. — Explication de ce fait par l'état de mort apparente. — Exemples d'accouchement pendant la mort apparente. — Fait rapporté par Valère-Maxime. — La baronne d'Armfeld. — Cas observé par Rigaudeaux. — La maison mortuaire de Wurtzbourg.

Page 375. Production artificielle de l'urée : confirmation des vues physiologiques de la chimie moderne.

Page 380. Recherches expérimentales sur la cause des battements du cœur, par M. Hiffelsheim.

Page 391. Le curare ; nature de ce poison ; ses effets sur l'économie vivante.

2e Année. — 1858.

Page 280. Physiologie. — 1° Rapport de M. Bérard à l'Académie de médecine sur le rôle du pancréas dans la digestion des corps gras. — L'école du merveilleux en physiologie et l'école du bon sens. — 2° Recherches sur une fonction peu connue du pancréas.

Page 294. Médecine. — 1° Nouveaux anesthésiques. — L'anesthésie locale. — Les anesthésiques topiques, l'acide carbonique, l'oxyde de carbone, etc. — L'amylène, résultats obtenus en Angleterre et en France par l'emploi chirurgical de ce produit. — 2° Anesthésie par l'acide carbonique gazeux. — 3° Le sphygmomètre. — Observations sur le ralentissement du pouls dans la période d'imminence du choléra. — 4° Statistique médicale de la France, par M. Félix Roubaud. — 5° Découverte du tombeau d'Hippocrate à Larisse.

Page 326. Hygiène. — 1° Les allumettes chimiques au phosphore rouge. — 2° La maladie des chauffeurs. — 3° Insalubrité des eaux employées à Paris pour la confection du pain. — 4° Emploi du sulfate de plomb dans la fabrication des dentelles. — 5° Le cache-nez calorifère.

3e Année, tome 2e. 1859.

Page 59. Médecine. — 1° La fièvre puerpérale. — Discussion de cette question à l'Académie de médecine de Paris. — 2. De la ligature de l'œsophage comme moyen de faciliter les expériences de toxicologie faites sur les animaux. — 3° Traitement de la rage. — 4° De l'utilité de la ventilation comme moyen de traitement des plaies. — 5° Découverte d'un signe certain de la mort réelle. — 6° Sur les causes des contusions produites par le vent du boulet. — 7° Nouvel appareil contentif pour le traitement des fractures. — 8° Conclusion sur la prétendue découverte du tombeau d'Hippocrate.

Page 114. Hygiène. — 1° Sur la non-existence de la colique de cuivre. — 2° Affection professionnelle des ouvriers qui manient le vert de *Schweinfurt.* — 3° Action des sels de plomb sur les animaux. — 4° Sur les inconvénients et les dangers de l'inspiration des vapeurs d'essence de térébenthine. — 5° Considérations sur la salubrité relative des différents quartiers dans les villes. — 6° Allumettes chimiques sans phosphore.

4e Année. 1860.

Page 286. Hygiène. — 1° Sur les dangers que présentent pour la santé publique les papiers teints en vert par des préparations arsénicales. — Nombreux cas d'empoisonnement produits par des papiers verts arsénicaux. — Modifications à apporter à la législation administrative concernant les papiers teints en vert par des procédés arsénicaux. — 2° Action du plomb sur le tabac. — 3° De l'influence des chemins de fer sur la santé publique. — 4° Recherches sur la nature des émanations marécageuses, par le docteur Léon GIGOT, de Levroux. — Nouvelle méthode pour recueillir les miasmes atmosphériques paludéens. — Autre méthode pour l'évaluation des matières organiques contenues dans l'air, par M. Angus SMITH, de Londres. — Le permanganate de potasse et les matières organiques. — Procédé de M. Monier pour le dosage des matières organiques contenues dans un air insalubre ou vicié. — 5° Sur une cause particulière de viciation de l'air. — 6° Des vidanges sous le rapport de l'hygiène publique.

Page 335. Médecine et Physiologie. — 1° Le croup et la trachéotomie. — Discussion à l'Académie de médecine sur l'efficacité de la trachéotomie. — Nouveaux procédés pour la désobstruction du larynx : le cathétérisme laryngien ; la canule à demeure. — 2° Nouvel instrument pour l'examen du larynx. — 3° Du cancer de la bouche chez les fumeurs. — 4° Le chlorate de potasse contre la salivation mercurielle. — 5° Des rapports entre l'intensité des épidémies cholériques et le degré de sécheresse de l'air. — 6° Emploi du curare dans le traitement du tétanos; observations de M. Vella, à Turin.—Observations recueillies en France.—7° Emploi de l'électricité comme agent d'anesthésie dans l'extraction des dents. — 8° La maladie des roseaux.—9° Moyen facile d'extraire les corps étrangers des paupières. — 10° La poudre désinfectante de MM. CORNE et DEMEAUX.—11° De l'introduction des médicaments dans le lait des animaux. — 12° Expériences sur la formation des os, par M. OLLIER. — 13° Étude des muscles de la physionomie humaine au moyen du courant électrique. — 14° Du rôle de l'alcool dans l'organisme animal.

(M^{34})   § 2.

Journaux généraux des sciences médicales.

1. Danielis SENNERTI Vratislaviensis, épitome naturalis scientiæ. Parisiis, apud societatem. 1633, 1 vol. in-4°.

2. Journal de médecine, chirurgie et pharmacie, 2ᵉ édition. Paris, Didot, 1754-1788, 74 vol. in-12.

Commencé par Bacher, continué par Roux.

3. Gazette scientifique et spécialement médicale du département de Seine-et-Oise. Versailles, Kléfer, 1833, 1 vol. in-8°.

4. Journal des connaissances médico-chirurgicales, publié par Armand TROUSSEAU, Jacques LEBAUDY, Henri GOURAUD. Paris, 1833-1853, 22 vol. in-8°.

5. Atlas du même ouvrage, 1 vol. in-4°.

6. Bulletin de l'Académie royale de médecine, publié par les soins de la Commission de publication, et rédigé par E. PARISET, L.-Ch. ROCHE, J.-B. BOUSQUET, Fréd. DUBOIS et DEPAUL. Paris, Baillière, 1836-1857, 28 vol. in-8°. (Se continue.)

7. Bulletin général de thérapeuthique médicale et chirurgicale. Recueil pratique, publié par J.-E.-M. MIQUEL, d.-m., et le docteur DEBOUT. Paris, 1837-1852, 32 vol. in-8°.

La collection commence au tome 13ᵉ. (Se continue.)

8. L'Union médicale, journal des intérêts scientifiques et pratiques, moraux et professionnels du corps médical. Paris, 1847-1859, 10 tomes in-folio et in-8° depuis 1859. (Se continue.)

(M^{35})   § 3.

Journaux d'anatomie et de physiologie.

1. Journal de physiologie expérimentale et pathologique, par F. MAGENDIE, membre de l'Institut. Paris, 1825-1831, 11 vol. in-8°.

(M^{36})   § 4.

Journaux de phrénologie.

1. La Phrénologie, journal des applications de la physiologie animale à la physiologie sociale par l'observation exacte. — Paris, 1837, 1 vol. in-f°.

2. La Phrénologie, journal et revue fondé par Ch. PLACE, A. BÉRIGNY, J. FLORENS et DUBOSC. — Paris, 1839, in-8°.

(M^{37})   § 5.

Journaux d'hygiène et de médecine légale.

1. Annales d'hygiène publique et de médecine légale. — Paris, Baillière, 1829-1863, 68 vol. in-8°. (Se continue.)

(M^{38})   § 6.

Journaux divers de pathologie spéciale.

(M^{39})   § 7.

Journaux de médecine militaire.

1. Journal de médecine militaire, publié par ordre du roi, fait et rédigé par DEHORNE, d.-m., etc. — Paris, Impr. royale, 1782-1788, 7 vol. in-8°.

(M^{40})   § 8.

Journaux de chirurgie.

(M^{41})   § 9.

Journaux d'obstétrique.

(M^{42})   § 10.

Journaux d'homœopathie.

(M^{43})   § 11.

Journaux de magnétisme et de galvanisme.

(M^{44})   § 12.

Journaux de balnéologie et d'hydrologie.

(M^{45})   § 13.

Journaux de chimie médicale et de pharmacie.

1. Répertoire de pharmacie, recueil pratique, publié par A. LARTIGUE et BOUCHARDAT. — Paris, Germer-Baillière, 1845-1855, 11 vol. in-8°.

(M^{46})   § 14.

Journaux de médecine vétérinaire.

1. Lettre à l'auteur du journal, par BRASDOR, profess. roy. en chirurgie, etc. Ext. du Journal de médecine, août 1776, Vincent. (Il s'agit des conjectures hasardées par l'auteur sur une épizootie qui ravageait les provinces méridionales de France en 1776.) 1 vol. in-12.

(M^{47})   § 15.

Publications des Sociétés savantes et médicales.

1. Histoire et mémoires de l'Académie des sciences, depuis sa fondation, en 1666, jusqu'en 1790, in-4°.

Tome Iᵉʳ. 1666.

Page 18. — Analyse de plusieurs eaux minérales.

S'il y a du danger de donner par le nez des bouillons, de la boisson, ou tout autre liquide ; par LITTRE. Page 298.

Description d'une boîte de nouvelle invention pour le pansement des fractures compliquées de la jambe ; par PETIT. Page 309.

Année 1719.

Observations sur les muscles de l'omoplate ; par WINSLOW. Page 48.

Sur la mécanique des cartilages semi-lunaires ; par WINSLOW. Page 157.

Observations anatomiques sur le corps de l'homme, avec des réflexions sur le système nouveau qui regarde la trituration dans l'estomac comme la cause de la digestion des aliments ; par HELVÉTIUS. Page 336.

Année 1720.

Observations sur un fœtus humain monstrueux, et proposées à l'Académie ; par MÉRY. Page 8.

De l'action des muscles en général et de l'usage de plusieurs en particulier ; par WINSLOW. Page 85.

Observations sur les os du corps humain ; par WINSLOW. Page 347.

Observations historique et médicinale sur une préparation d'antimoine, appelée communément *poudre des Chartreux* ou *kermès minéral;* par LÉMERY. Page 417.

De la dissolution des pierres de la vessie dans les eaux communes; par LITTRE. Page 436.

Description d'une main devenue monstrueuse par accident ; par MÉRY. Page 447.

Année 1721.

Observations anatomiques sur la membrane interne des intestins grêles, appelée *membrane veloutée ;* sur leur membrane appelée *nerveuse;* sur leur membrane *musculeuse* ou *charnue;* par HELVÉTIUS. Page 301.

Observations sur la mécanique des muscles obliques de l'œil, sur l'iris et sur la porosité de la cornée transparente, etc. ; par WINSLOW. Page 310.

Année 1722.

Observation sur la rupture des tendons qui s'insèrent au talon, que l'on nomme *tendons d'Achille;* par PETIT. Page 51.

Observation anatomique et pathologique sur les chutes qui causent une luxation de la cuisse, dont les auteurs n'ont pas écrit ; par PETIT. Page 117.

Observations sur des sacs membraneux pleins d'hydatides sans nombre, attachés à plusieurs viscères du bas-ventre, et découverts par l'ouverture d'un cadavre ; par MORAND. Page 158.

Plusieurs observations sur une maladie des os nouvellement connue ; par PETIT. Page 229.

Explication de l'enfoncement apparent d'un grand clou dans le cerveau par les narines ; conformation particulière du crâne d'un sauvage de l'Amérique septentrionale ; observations ostéologiques; avertissement sur un mémoire de 1720 ; par WINSLOW. Page 320.

Année 1723.

Mémoire sur les yeux gelés, dans lequel on détermine la gran-

deur des chambres qui renferment l'humeur aqueuse ; par PETIT. Page 38.

Observations anatomiques sur quelques mouvements extraordinaires des omoplates et des bras, et sur une nouvelle espèce de muscles ; par WINSLOW. Page 69.

Année 1724.

Mémoire sur l'action des muscles, dans lequel on tâche de satisfaire, par des voies simples et purement mécaniques, aux difficultés proposées par M. Winslow dans son mémoire de 1720, par DE MOLIÈRES. Page 18.

Sur un fœtus monstrueux ; par LÉMERY. Page 44.

Sur les organes de la respiration ; par SÉNAC. Page 159.

Description d'un réseau osseux observé dans les cornets du nez de plusieurs quadrupèdes; par MORAND. Page 405.

Observation anatomique sur une tumeur anévrismale et polypeuse de l'artère-aorte ; par MARCOT. Page 414.

Année 1725.

Dissertation sur l'opération de la cataracte ; par PETIT. Page 6.

Éclaircissements sur un mémoire de 1717, qui traite de la circulation du sang dans le fœtus, et quelques *réflexions* sur un système particulier de M. Vieussens et sur un écrit de M. Bouhaut sur cette matière : par WINSLOW. Page 23.

Suite des éclaircissements sur la circulation du sang dans le fœtus; par WINSLOW. Page 260.

Année 1726.

Mémoire sur plusieurs découvertes faites dans les yeux de l'homme, des animaux à quatre pieds, des oiseaux et des poissons; par PETIT. Page 69.

Observations nouvelles sur les mouvements ordinaires de l'épaule ; par WINSLOW. Page 175.

Mémoire dans lequel on détermine l'endroit où il faut piquer l'œil dans l'opération de la cataracte ; par PETIT. Page 262.

Année 1727.

Mémoire dans lequel il est démontré que les nerfs intercostaux fournissent des rameaux qui portent des esprits dans les yeux; par PETIT. Page 1.

Pourquoi les enfants ne voyent pas clair en venant au monde et quelque temps après qu'ils sont nés ; par PETIT. Page 246.

Année 1728.

Observations sur une espèce d'ankylose, accompagnée de circonstances singulières; par MALOET. Page 197.

Démontrer que l'uvée est plane dans l'homme; par PETIT. Page 296.

Observation sur la rupture incomplète du tendon d'Achille; par PETIT. Page 231.

Différentes manières de connaître la grandeur des chambres de l'humeur aqueuse dans les yeux de l'homme ; par PETIT. Page 289.

Observations sur un dépôt singulier formé dans le péritoine à la suite d'une couche ; par CHOMEL. Page 413.

Année 1729.

Observations anatomiques sur la rotation, la pronation, la supination et d'autres mouvements en rond ; par WINSLOW. Page 25.

arbre de Cayenne, appelé *simarouba*, peut être comparé et substitué; par DE JUSSIEU. Page 32.

Mémoire sur le diaphragme; par SÉNAC. Page 118.

Observations sur la structure et l'action de quelques muscles des doigts; par HUNAULD. Page 244.

Mémoire sur une nouvelle manière d'opérer la fistule lacrymale; par LAMORIER. Page 421.

Année 1730.

Mémoire sur le cristallin de l'œil de l'homme, des animaux à quatre pieds, des oiseaux et des poissons; par PETIT. Page 4.

Observation anatomique sur une altération singulière du cristallin et de l'humeur vitrée; par MORAND. Page 328.

Sur les mouvements de la tête, du col et de l'épine du dos; par WINSLOW. Page 345.

De la capsule du cristallin; par PETIT. Page 435.

Recherches anatomiques sur les os du crâne de l'homme; par HUNAULD. Page 545.

Année 1731.

Dissertation sur la manière d'arrêter le sang dans les hémorrhagies, avec la description d'une machine ou bandage propre à procurer la consolidation des vaisseaux, après l'amputation des membres, par la seule compression; par PETIT. Page 85.

Recherches sur l'opération de la taille par l'appareil latéral; par MORAND. Page 144.

Observation d'un abcès intérieur de la poitrine, accompagné de s symptômes de la phthysie et d'un déplacement notable de l'épine du dos et des épaules; le tout terminé heureusement par l'évacuation naturelle de l'abcès par le fondement; par CHICOYNEAU. Page 515.

Année 1732.

Dissertation sur les moyens dont on s'est servi et dont on se sert présentement pour arrêter les hémorrhagies causées par l'ouverture des veines et des artères dans les plaies; par PETIT. Page 31.

Dissertation sur l'amputation, où l'on déduit les différents moyens dont on s'est servi pour faire cette opération et pour arrêter le sang des artères, depuis Hippocrate jusqu'à la fin du siècle dernier; par PETIT. Page 215.

Observations de deux hydropisies enkistées des poumons, accompagnées de celle du foie; par MALOET. Page 260.

Second mémoire sur la manière d'arrêter les hémorrhagies, contenant deux observations qui prouvent que le sang s'arrête par un caillot; par PETIT. Page 388.

Sur quelques accidents remarquables dans les organes de la cirlation du sang; par MORAND. Page 428.

Année 1733.

Remarques sur un enfant nouveau-né dont les bras étaient difformes; par PETIT. Page 1.

Observation d'une hémorrhagie par la bouche qui, en moins d'une minute qu'elle a duré, a été suivie de la mort du malade, et dont le sang venait immédiatement du tronc de l'artère sous-clavière droite; par MALOET. Page 108.

Mémoire où l'on donne les raisons pourquoi les chevaux ne vomissent point; par LAMORIER. Page 511.

Année 1734.

De la fistule lacrymale; par PETIT. Page 135.

Année 1735.

De la manière dont les enfants têtent; par PETIT. Page 47.

Sur la réunion des deux bouts d'un intestin, une certaine portion du canal étant détruite; par MORAND. Page 249.

Deux observations anatomiques: la première sur une contorsion involontaire de la tête; la deuxième, sur une raideur douloureuse du col, avec un grand battement de la carotide et une espèce de cliquetis au fond de la gorge; par WINSLOW. Page 299.

Troisième mémoire sur les hémorrhagies, par PETIT. Page 435.

Observation d'une mole, par RIDEUX. Page 589.

Année 1736.

Observations anatomiques et pathologiques au sujet de la tumeur qu'on nomme anévrisme; par PETIT. Page 244.

Sur les changements qui arrivent aux artères coupées, où l'on fait voir qu'ils contribuent essentiellement à la cessation de l'hémorrhagie; par MORAND. Page 321.

Année 1738.

Remarques et éclaircissements par l'anatomie comparée, sur plusieurs articles de la seconde partie du traité de Borelli, *De motu animalium*, imprimé à Rome, 1681. Premier mémoire; par WINSLOW. Page 65.

Année 1739.

Observations anatomiques sur la disposition naturelle que nous avons à faire certains mouvements avec les deux mains à la fois, ou avec les deux pieds à la fois, plus facilement en sens contraire qu'en même sens, et sur la difficulté naturelle de faire à la fois, avec les deux mains, ou avec les deux pieds, certains mouvements différents, dont l'alternative n'a aucune difficulté; par WINSLOW. Page 14.

Sur le trou ovale. Premier mémoire; par LÉMERY. Page 31.

Sur le trou ovale. Deuxième mémoire; par LÉMERY. Page 97.

Expériences sur la respiration; par DE BREMOND. Page 333.

Année 1740.

Réflexions anatomiques sur les incommodités, infirmités, etc., qui arrivent au corps humain à l'occasion de certaines attitudes et de certains habillements; par WINSLOW. Page 59.

Deuxième mémoire sur la fistule lacrymale; par PETIT. Page 155.

Recherches sur les causes de la structure singulière qu'on rencontre quelquefois dans différentes parties du corps humain; par HUNAULD. Page 371.

Observations anatomiques sur un enfant né sans tête, sans col, sans poitrine, sans cœur, sans poumons, sans estomac, sans foie, sans rate, sans pancréas, sans une partie des premiers intestins, etc., avec des réflexions sur cette conformation extraordinaire; par WINSLOW. Page 586.

Remarque sur un nouveau monstre dont M. Winslow a donné depuis peu la description à l'Académie; par LÉMERY. Page 607.

Sur quelques nouveaux instruments de chirurgie; par GOULARD. Page 617.

Année 1741.

Observations sur la réunion des fractures des os. Premier mémoire; par DUHAMEL. Page 97. — Deuxième, page 222.

Sur les mauvais effets de l'usage des corps à baleine; par WINSLOW. Page 172.

Observations par lesquelles on tâche de découvrir la partie du cerveau où l'âme exerce ses fonctions; par DE LA PEYRONIE. Page 199.

Sur des pierres de fiel singulières; par MORAND. Page 261.

Observations sur de nouvelles artères et veines lymphatiques; par FERREIN. Page 371.

De la formation de la voix de l'homme; par FERREIN. Page 409.

Mémoire sur un fœtus monstrueux; par GOURRAIGNE. Page 497.

Année 1742.

Observations par l'anatomie comparée sur l'usage des muscles digastriques de la mâchoire inférieure dans l'homme; par WINSLOW. Page 176.

Observations anatomiques et pathologiques sur la maladie des enfants nouveaux-nés, qu'on appelle filet; par PETIT. Page 247.

Sur le développement et la crue des animaux; par DUHAMEL. Page 364.

Observation concernant une fille cataleptique et somnambule en même temps; par SAUVAGES DE LA CROIX. Page 409.

Année 1743.

Quatrième mémoire sur les os, dans lequel on se propose de rapporter de nouvelles preuves qui établissent que les os croissent en grosseur par l'addition de couches osseuses qui tirent leur origine da périoste, comme le corps ligneux des arbres augmente en grosseur par l'addition de couches ligneuses qui se forment dans l'écorce; par DUHAMEL. Page 87.

Cinquième mémoire sur les os, dans lequel on se propose d'éclaircir, par de nouvelles expériences, comment se fait la crue des os suivant leur longueur, et de prouver que cet accroissement s'opère par un mécanisme très approchant de celui qu'observe la nature pour l'allongement du corps ligneux dans les bourgeons des arbres; par DUHAMEL. Page 111.

Observation anatomique; par DUHAMEL. Page 191.

Dissertation sur la cause du strabisme ou des yeux louches; par DE BUFFON. Page 231.

Sixième mémoire sur les os; par DUHAMEL. Page 288.

Septième mémoire sur les os. Détail d'une maladie singulière pendant laquelle une fille a perdu, à différentes fois, presque tout l'humerus, sans que son bras se soit accourci, et sans qu'elle en ait été du tout estropiée; par DUHAMEL. Page 367.

Troisième mémoire renfermant plusieurs observations sur une maladie du siphon lacrymal, dont les auteurs n'ont point parlé; par PETIT. Page 390.

Année 1744.

Mémoire pour servir à l'histoire des reins; par BERTIN. Page 77.

Description de deux os inconnus; par BERTIN. Page 298.

Observations anatomiques sur quelques parties du cerveau; par MORAND. Page 312.

Sur les mouvements de la mâchoire inférieure; par FERREIN. Page 427.

Quatrième mémoire sur les maladies du siphon lacrymal; par PETIT. Page 449.

Sur le mouvement des deux mâchoires pour l'ouverture de la bouche, et sur les causes de leurs mouvements; par FERREIN. Page 509.

Année 1745.

Observations sur le bandage compressif destiné à la cure de la tumeur lacrymale; par PETIT. Page 152.

Examen d'une préparation de verre d'antimoine spécifique pour la dysenterie; par GEOFFROY. Page 162.

Année 1746.

Mémoire sur la structure de l'estomac du cheval, et sur les causes qui empêchent cet animal de vomir; par BERTIN. Page 23.

Histoire des maladies épidémiques de 1746, observées à Paris, en même temps que les différentes températures de l'air; par MALOUIN. Page 151.

Observations sur les causes des maladies mortelles qui règnent sur les côtes de la mer du Bas-Languedoc; par PITOT. Page 182.

Mémoire sur l'usage des énervations des muscles droits du bas-ventre; par BERTIN. Page 393.

Année 1747.

Histoire des maladies épidémiques de 1747, observées à Paris, en même temps que les différentes températures de l'air; par MALOUIN. Page 563.

Année 1748.

Différents moyens pour renouveler l'air des infirmeries, et généralement de tous les endroits où le mauvais air peut incommoder la respiration; par DUHAMEL. Page 1.

Histoire de l'enfant de Joigny, qui a été trente-un ans dans le ventre de sa mère; avec des remarques sur les phénomènes de cette espèce; par MORAND. Page 108.

Découverte de la liqueur séminale dans les femelles vivipares, et du réservoir qui la contient; par DE BUFFON. Page 211.

Sur la structure des cartilages des côtes de l'homme et du cheval, pour servir à l'explication mécanique des mouvements du thorax; par HÉRISSANT. Page 141.

Histoire des maladies épidémiques de 1748, observées à Paris, en même temps que les différentes températures de l'air; par MALOUIN. Page 531.

Année 1749.

Histoire des maladies épidémiques de 1749, observées à Paris, en même temps que les différentes températures de l'air; par MALOUIN. Page 113.

Observations anatomiques pour l'histoire du fœtus; par DELASONE. Page 385.

Sur la structure des viscères nommés glanduleux, et particulièrement sur celle des reins et du foie; par FERREIN. Page 489.

Mémoire sur la cause des mouvements du cerveau qui paraissent dans l'homme et dans les animaux trépassés; par DE LA MURE. Page 541.

Année 1750.

Description d'un hermaphrodite que l'on voyait à Paris en 1749 ; par MORAND. Page 109.

Sur les embaumements des Egyptiens. Premier mémoire dans lequel on fait voir que les fondements de l'art des embaumements égyptiens sont en partie contenus dans la description qu'en a donné Hérodote, et où l'on détermine quelles sont les matières qu'on employait dans les embaumements ; par ROUELLE. Page 123.

Histoire des maladies épidémiques de 1750, observées à Paris, en même temps que les différentes températures de l'air ; par MA-LOUIN. Page 311.

Année 1751.

Premier mémoire sur l'organisation des os ; par DELASSONE. Page 98.

Histoires des maladies épidémiques de 1751, observées à Paris, en même temps que les différentes températures de l'air ; par MA-LOUIN. Page 137.

Observations sur les préparations du fondant de Rotrou, et de l'antimoine diaphorétique ; par GEOFFROY. Page 304.

Année 1752.

Histoire des maladies épidémiques de 1752, observées à Paris, en même temps que les différentes températures de l'air ; par MALOUIN. Page 117.

Second mémoire sur l'organisation des os ; par DELASSONE. Page 161.

Relation d'une maladie rare de l'estomac ; avec quelques observations concernant le mécanisme du vomissement, et l'usage de la rate ; par LIEUTAUD. Page 223.

Observations anatomiques sur le cœur :

Premier mémoire ; par LIEUTAUD. Page 244.

Deuxième mémoire ; par LIEUTAUD. Page 308.

Observation sur la liqueur de l'allantoïde ; par DAUBENTON. Page 392.

Observations sur les eaux de Balaruc ; par LEROY. Page 625.

Année 1753.

Observations anatomiques sur la structure de la vessie ; par LIEU-TAUD. Page 1.

Histoire des maladies épidémiques de 1753, observées à Paris, en même temps que les différentes températures de l'air ; par MALOUIN. Page 35.

Observations physiques sur les eaux thermales de Vichy ; par DELASSONE. Page 106.

Mémoire sur le sel sédatif ; par BOURDELIN. Page 201.

Sur le cours du sang dans le foie du fœtus humain ; par BERTIN. Page 323.

Description anatomique de l'état dans lequel se sont trouvés les os ramollis d'une femme ; par MORAND. Page 541.

Année 1754.

Histoire anatomique de la rate. Premier mémoire ; par DELAS-SONE. Page 187.

Observations anatomiques sur le cœur. Troisième mémoire, con-tenant la description particulière des oreillettes, du trou ovale et du canal artériel ; par LIEUTAUD. Page 369.

Mémoire sur la formation de l'émail des dents et sur celle des gencives ; par HÉRISSANT. Page 429.

Histoire des maladies épidémiques de 1754, observées à Paris, en même temps que les différentes températures de l'air ; par MALOUIN, Page 495.

Mémoire sur l'inoculation de la petite vérole ; par DE LA CONDA-MINE. Page 615.

Année 1755.

Mémoire où l'on rend compte de quelques tentatives que l'on a faites pour guérir plusieurs maladies par l'électricité ; par LEROY. Page 60.

Mémoire sur le mécanisme par lequel l'œil s'accommode aux différentes distances des objets ; par LEROY. Page 594.

Année 1756.

Recherches sur la structure des artères ; par DELASSONE. Page 107.

Année 1757.

Mémoire sur le sel lixiviel de Tamaris, dans lequel on prouve que ce sel est un sel de Glauber parfait ; par MONTET. Page 555.

Année 1758.

Eclaircissement sur l'ossification ; par HÉRISSANT. Page 322.

Mémoire sur l'exfoliation des os ; par TENON. Page 372. — Deuxième mémoire ; par TENON. Page 403.

Eclaircissements sur les maladies des os ; par HÉRISSANT. Page 419.

Second mémoire sur l'inoculation de la petite-vérole, contenant la suite de l'histoire de cette méthode et de ses progrès, de 1754 à 1758 ; par DE LA CONDAMINE. Page 439.

Année 1759.

Observations de médecine ; par GUETTARD. Page 41.

Mémoire sur la circulation du fluide nerveux ; par BERTIN. Page 300.

Recherches anatomiques sur la structure et l'usage du thymus ; par MORAND le fils. Page 525.

Année 1760.

Essai d'une nouvelle analyse de la mortalité causée par la petite-vérole, et des avantages de l'inoculation pour la prévenir ; par DANIEL BERNOULLI. Page 1.

Troisième mémoire sur l'exfoliation des os ; par TENON. Page 223.

Description de deux ligaments de la matrice, nouvellement observés ; par PETIT. Page 287.

Année 1761.

Description des plans musculeux dont la tunique charnue de l'estomac humain est composée ; par BERTIN. Page 58.

Mémoire sur quelques vices des voies urinaires et des parties de la génération, dans trois sujets du sexe masculin ; par TENON. Page 115.

Expériences faites au sujet de la maladie des chevaux, nommée la morve; par Malouin. Page 173.

Année 1762.

Année 1763.

Mémoire sur une maladie épidémique, arrivée dans le canton de Berne, en 1762; par Haller. Page 167.

Mémoire sur la principale cause du gonflement alternatif des veines jugulaires, de celles du visage, des deux veines caves et de leur sinus, différent de celui qui est produit par la contraction de l'oreillette droite du cœur; par Bertin. Page 260.

Année 1764.

Mémoire sur les degrés extraordinaires de la chaleur auxquels les hommes et les animaux sont capables de résister; par Tillet. Page 186.

Histoire de la maladie d'une femme, dont les membres sont devenus en peu de temps contrefaits d'une façon singulière; par Morand le fils. Page 206.

Recherches sur la nature des pierres ou calculs qui se forment dans le corps des hommes et dans celui des animaux. 1re partie; par Tenon. Page 374.

Mémoire sur une épiplocèle dont les signes furent d'abord fort équivoques; par Tenon. Page 452.

Mémoire sur les différences de la situation du grand trou occipital dans l'homme et dans les animaux; par Daubenton. Page 568.

Année 1765.

Second mémoire sur la circulation du sang dans le foie du fœtus humain; par Bertin. Page 35.

Troisième mémoire sur la circulation du sang dans le foie du fœtus humain; par Bertin. Page 106.

Mémoire sur la durée de la sensation de la vue; par le chevalier d'Arcy. Page 439.

Observation sur un anévrisme qui a produit des effets singuliers; par Petit. Page 480.

Suite de l'histoire de l'inoculation de la petite vérole, depuis 1758, jusqu'en 1765; par de La Condamine. Page 505.

Recherches sur les causes de la pulsation des artères; par Lamure. Page 620.

Année 1766.

Mémoire sur l'inflammation des viscères du bas-ventre, particulièrement sur celle du foie, toujours suivie d'une mauvaise santé et qui produit une bonne partie des douleurs qu'on attribue faussement à l'estomac, sous le nom de cardialgie, ou autre; par Ferrein. Page 121.

Mémoire sur le sac nasal ou lacrymal de plusieurs espèces d'animaux; par Bertin. Page 281.

Histoire d'une maladie très singulière arrivée à deux bouchers de l'Hôtel-Royal des invalides; par Morand. Page 315.

Année 1767.

Mémoire sur le véritable sexe de ceux qu'on appelle hermaphrodites; par Ferrein. Page 330.

Expériences chimiques sur la bile de l'homme et des animaux; par Cadet. Page 471.

Mémoire sur les contre-coups; par Lafosse. Page 614.

Année 1768.

Année 1769.

Nouvelles recherches pour servir à déterminer la nature de la bile; par Cadet. Page 66.

Mémoire sur la structure et sur les usages de l'ouraque dans l'homme; par Portal. Page 287.

Mémoire dans lequel on démontre l'action du poumon sur l'aorte, pendant le temps de la respiration, et où l'on prouve que dans l'enfant qui vient de naître, le poumon droit respire avant le gauche; par Portal. Page 549.

Année 1770.

Recherches sur quelques conformations monstrueuses des doigts dans l'homme; par Morand. Page 137.

Observations sur la structure des parties de la génération de la femme; par Portal. Page 183.

Observations sur divers points d'anatomie; par Portal. Page 236.

Remarques sur la structure du canal thorachique et sur celle du réservoir du chyle; par Portal. Page 393.

Année 1771.

Analyse d'une eau minérale de la Ville-de-Roye; par Delassonne et Cadet. Page 1.

Mémoire sur les enfants qui naissent sans un véritable anus; par Bertin. Page 472.

Observations sur les tumeurs et engorgements de l'épiploon; par Portal. Page 541.

Observations sur la situation des viscères du bas-ventre chez les enfants, et sur le déplacement qu'ils éprouvent dans un âge plus avancé; par Portal. Page 575.

Année 1772. — 2e Partie.

Mémoire où l'on prouve la nécessité de recourir à l'art pour corriger et prévenir les difformités de la taille; par Portal. Page 468.

Mémoire sur les anastomoses; par Delafosse. Page 634.

Année 1773.

Mémoire sur une grossesse singulière; par Haller. Page 25.

Mémoire sur une nouvelle méthode de pratiquer l'amputation des extrémités; par Portal. Page 587.

Observations sur la situation du foie dans l'état normal; par Portal. Page 587.

Mémoire sur la morsure de la vipère; par Montet. Page 687.

Année 1774.

Mémoire sur les organes de la circulation du sang du fœtus; par Sabatier. Page 198.

Mémoire sur les rapports qui se trouvent entre les usages et la structure des quatre extrémités dans l'homme et dans les quadrupèdes; par Vicq-d'Azyr. Page 254.

Année 1775.

Observations sur une hernie des membranes de la vessie, avec des réflexions sur la formation de cette maladie ; par BORDENAVE. Page 184.

Rapport sur la mort du sieur Lemaire et sur celle de son épouse, marchands de modes, causée par la vapeur du charbon, le 3 août 1774 ; par PORTAL. Page 492.

Année 1776.

Mémoire sur la situation respective des gros vaisseaux du cœur et des poumons ; par SABATIER. Page 515.

Description d'un enfant monstrueux né à terme, ayant deux visages sur une seule tête, et deux corps réunis supérieurement, l'un bien et l'autre mal conformés ; par BORDENAVE. Page 697.

Observations anatomiques ; par VICQ-D'AZYR. Page 700.

Année 1777.

Mémoire sur la description des nerfs de la seconde et troisième paire cervicale; par VICQ-D'AZYR. Page 21.

Expérience sur la respiration des animaux et sur les changements qui arrivent à l'air en passant par leur poumon; par LAVOISIER. Page 185.

Mémoire sur la nécessité de faire l'opération césarienne aux femmes qui meurent enceintes; par BORDENAVE. Page 205.

Mémoire sur quelques maladies du foie, qu'on attribue à d'autres organes, et sur des maladies dont on fixe ordinairement le siége dans le foie; par PORTAL. Page 601.

Année 1778.

Remarques sur le mouvement des côtes dans la respiration; par BORDENAVE. Page 213.

Observation sur une ouverture fistuleuse au bas-ventre, par laquelle le malade rendait presque toutes ses urines ; par SABATIER. Page 224.

Mémoire sur les mouvements des côtes, et sur l'action des muscles intercosttaux ; par SABATIER. Page 347.

Année 1779.

Premier mémoire sur la voix ; par VICQ-D'AZYR. Page 178.

Observation sur un étranglement d'intestin ; par BORDENAVE. Page 314.

Année 1780.

Observations sur la structure et sur les altérations des glandes du poumon ; par PORTAL. Page 315.

Mémoire sur les infirmeries des trois principales prisons de la juridiction du Châtelet de Paris; par TENON. Page 425.

Recherches sur la structure et la position des testicules ; par VICQ-D'AZYR. Page 494.

Remarques sur le canal thorachique de l'homme; par SABATIER. Page 603.

Année 1781.

Mémoire sur la structure du cerveau, du cervelet, de la moëlle allongée, de la moëlle épinière, et sur l'origine des nerfs de l'homme et des animaux ; par VICQ-D'AZYR. Page 495.

Second mémoire contenant des observations sur plusieurs régions du cerveau disséqué par sa base, et sur l'origine des nerfs ; par VICQ-D'AZYR. Page 543.

Troisième mémoire sur la structure anatomique du cervelet, de la moëlle allongée, etc; par VICQ-D'AZYR. Page 566.

Observations sur l'apoplexie ; par PORTAL. Page 623.

Observations sur la phthisie de naissance; par PORTAL. Page 681.

Année 1782.

Année 1783.

Mémoire sur quelques particularités de la structure de la moëlle de l'épine et de ses enveloppes ; par SABATIER. Page 67.

Suite des recherches sur la structure du cerveau; par VICQ-D'AZYR. Page 468.

Mémoire sur la fracture en travers de la rotule ; par SABATIER. Page 760.

Année 1784.

Observations sur les morts subites occasionnées par la rupture du ventricule gauche du cœur ; par PORTAL. Page 51.

Observation sur la nature et sur le traitement d'une maladie singulière ; par PORTAL. Page 65.

Observation sur un grand nombre de morsures faites à une même personne par un chien enragé, traitées avec succès ; par SABATIER. Page 193.

Observation anatomique; par DE FOUCHY. Page 399.

Année 1785.

Mémoire sur les clavicules et sur les os claviculaires ; par VICQ-D'AZYR. Page 350.

Mémoire pour servir à l'histoire anatomique des tendons ; par DE FOURCROY. Pages 392 et 414.

Année 1786.

Troisième mémoire pour servir à l'histoire anatomique des tendons, ou suite de la seconde partie et de la description particulière des capsules muqueuses des tendons, par DE FOURCROY. Page 38. Quatrième mémoire. Page 550.

Observations sur le traitement de la rage; par PORTAL. Page 440.

Année 1787.

Observations sur les effets des vapeurs méphitiques dans l'homme; par PORTAL. Page 239.

Cinquième mémoire sur les captules muqueuses des tendons; par DE FOURCROY. Page 289. — Sixième mémoire. Page 301.

Considérations sur les dents en général et sur les organes qui en tiennent lieu ; par BROUSSONNET. Page 550.

Précis d'un ouvrage sur les hopitaux; par LE ROY. Page 585.

Année 1788.

Année 1789.

Observation sur un changement singulier opéré dans un foie humain par la putréfaction; par FOURCROY. Page 327.

Observations qui prouvent que la pleurésie n'est pas une maladie essentiellement différente de la péripneumonie, ou fluxion de poitrine ; par PORTAL. Page 556.

Premier mémoire sur la respiration des animaux ; par LAVOISIER et SÉGUIN. Page 566.

Page 88. De la formation des organes de la circulation et du sang dans les animaux vertébrés; par PRÉVOST et LEBERT.

Substances alimentaires. Recherches physiologiques sur les substances alimentaires; par BERNARD et BARRESWIL. Page 783.

Amauroses. Note sur l'emploi de la myotomie, comme moyen de traitement dans les cas d'amaurose et de myopie; par GUÉPIN. Page 8.

Anatomie. M. LIAUTAUD présente un dessin chinois indiquant la disposition des divers organes, telle que la supposent les médecins chinois, avec une traduction de la légende qui accompagne ce dessin; par Stanislas JULIEN. Page 150.

Anthropologie. Classification des races humaines; par D'OMALIUS D'HALLOY. Page 679.

Caractères distinctifs des trois races du nord de l'Afrique : les Arabes, les Kabyles et les Mozabites, par GUYON. Page 832.

Têtes humaines moulées sur nature vivante par DUMOUTIER, dans le cours de l'expédition de l'*Astrolabe* et de la *Zélée.* Page 1032.

Appareils chirurgicaux. Appareils pour les fractures du col du fémur; par BAUDENS. Page 838.

Ligature des artères. Ligature de l'artère iliaque externe; par MALGAIGNE. Page 1059.

Cadavres. Nouveau procédé pour la désinfection et la conservation des cadavres; par DUPRÉ. Page 241.

Sur l'assainissement des amphithéâtres de dissection, et la conservation des pièces anatomiques et des cadavres, au moyen du chlorure neutre de zinc; par SUCQUET. Pages 481 et 534.

Sur les inconvénients qui peuvent résulter de l'emploi des poisons minéraux dans l'embaumement des cadavres; par LORRIS DU VAL. Page 694.

Calculs urinaires. Sur l'évacuation artificielle des débris des calculs urinaires et de leur pulvérisation; par LEROY D'ÉTIOLLES. Page 477.

Cancer. Sur la diathèse cancéreuse et sur le degré d'utilité des opérations chirurgicales dans le traitement de ces maladies; par LEROY D'ÉTIOLLES. Page 480.

Recherches statistiques sur la fréquence croissante des cancers; par TANCHOU. Page 878.

Caoutchouc. De l'emploi du caoutchouc dans le traitement des difformités et des maladies du système dentaire; par DE LA BARRE fils. Page 377.

Cataracte. Sur le moyen proposé par feu le professeur SANSON, pour distinguer la cataracte de l'amaurose et de la glaucose; par MAGNE. Page 147.

Céphalotripsie. Exposé des résultats obtenus dans quatorze opérations de céphalotripsie; par BAUDELOQUE. Page 526.

Chanvre. Mémoire sur l'histoire naturelle et les propriétés thérapeutiques du chanvre indien; par LIAUTAUD. Page 149.

Opérations chirurgicales. Application d'un nouveau procédé opératoire pour l'ablation d'une partie de la base de la langue; par SÉDILLOT. Page 302.

Vaisseaux chylifères. Sur les fonctions des vaisseaux chylifères et des veines; expériences faites au moyen de l'introduction, dans l'économie animale, de composés arsenicaux et antimoniaux; par CHATIN. Page 379.

Cow-pox. Cow-pox et inoculation de la matière des pustules sur plusieurs enfants; par MAGENDIE. Page 986.

Dents. Sur les moyens de prévenir et de corriger les vices de la seconde dentition; par DESIRABODE et LEFOULON. Pages 152 et 377.

Diabète. Aperçu théorique sur la cause de la maladie désignée sous le nom de diabète; par MIALHE. Page 707.

Digestion. De l'influence des nerfs de la huitième paire sur les phénomènes chimiques de la digestion ; recherches expérimentales de M. BERNARD. Page 955.

Eléphantiasis. Mémoire sur l'éléphantiasis des Grecs, affection qui, depuis un demi-siècle, règne endémiquement dans une des parties littorales de la Norwège; par DANIELSCEN. Page 588.

Empoisonnement. Mémoire sur l'empoisonnement par le plomb; par DANGER et FLANDIN. Page 177.

Epithélium. Sur la structure des deux épithéliums des membranes muqueuses du canal intestinal; par MANDL. Page 889.

Fièvres. Sur l'hypertrophie de la rate dans les fièvres intermittentes; par CORNAY. Page 95.

Gestation. Sur la durée de la gestation chez la femme; par BERTHOLD. Page 1003.

Hydrophobie. Mémoire sur l'hydrophobie et le plan; par COURHAUT. Page 696.

Iodure de mercure. Son emploi dans le traitement des tremblements mercuriels et des maladies saturnines; par GUILLOT et MELSENS. Page 532.

Iris. Note sur la muscularité de l'iris; par MAUNOIR. Page 293.

Keratoplastie. Nouvelles recherches sur cette opération; par FELDMANN. Page 372.

Laryngotomie. Sur une opération de laryngotomie pratiquée dans un cas de polype du larynx; par EHRMANN. Pages 593 et 709.

Myotomie. Sur l'abus et le danger des sections tendineuses et musculaires dans le traitement de certaines difformités; par MALGAIGNE. Page 307.

Mémoire sur la valeur réelle de l'orthopédie et spécialement de la myotomie rachidienne dans le traitement des déviations latérales de l'épine; par MALGAIGNE. Page 695.

Sur les résultats de certains traitements orthopédiques dans lesquels on a eu recours aux sections musculaires; par LANTERY. Page 755.

Organe de l'ouïe. Recherches sur quelques points d'anatomie pathologique de la trompe d'Eustache, et sur la surdité qui en peut résulter; par BONNAFOND. Page 682.

Paralysie. Mémoire sur la paralysie générale, sur ses caractères anatomiques, ses différentes formes et son traitement; par FABRE et S. PINEL. Page 480.

Peste. Sur le mode de transmission de la peste et des maladies en général; par DE GÉMINY. Page 38.

Poisons. Note sur la localisation des poisons; par ORFILA. Page 690.

Prix de médecine et de chirurgie. Page 327.

Rate. Expérience concernant les effets de l'ablation de la rate et du corps thyroïde; par BARDELEBEN. Page 485.

allumettes chimiques, et mesures à prendre pour rendre cette industrie moins insalubre ; par ROUSSEL. Page 292.

Allumettes. Observations de nécrose des os de la face et d'affections pulmonaires survenues à des ouvriers employés à la fabrication des allumettes chimiques; par SÉDILLOT. Page 437.

Arsenicaux (composés). Sur un nouveau moyen qui permet de distinguer, dans les recherches médico-légales, les taches arsenicales des taches antimoniales; par LEROY. Page 178.

De l'emploi de la magnésie dans le traitement de l'empoisonnement par l'acide arsénieux ; par BUSSY. Page 924.

Cancer. Emploi de l'opium dans le traitement des ulcérations cancéreuses; par TANCHOU. Page 1061.

Chirurgie. Nouveau système de prothèse dentaire; par DIDIER. Page 127.

Réflexions sur l'implantation du placenta sur l'orifice de la matrice ; par STEIN. Page 843.

Réflexions sur l'anatomie pathologique et la thérapeutique des fistules urétrales chez l'homme; par JOBERT DE LAMBALLE. Page 984.

Cœur. De la nature et du mode de formation des concrétions polypiformes du cœur ; par PARCHAPPE. Page 371.

Considérations sur les perturbations morbides du rythme et des battements du cœur, et sur les conditions de l'insuffisance valvulaire ; par PARCHAPPE. Page 610.

Gale. Recherches entomologiques et pathologiques sur la gale de l'homme; par BOURGUIGNON. Page 611.

Hémorrhagies. Effets de l'ergotine dans les cas d'hémorrhagies externes; par BONJEAN. Pages 494-706 et 1053.

Hydrophobie. Sur de nouveaux cas d'hydrophobie observés en Algérie ; par GUYON. Page 612.

Nerfs. Observation de névroplastie ou de transformation ganglionnaire du système nerveux periphérique; par SERRES. Page 879.

Phthisie. De la pneumonie calculeuse, vulgairement appelée phthisie pulmonaire; par WANNER. Page 1148.

Scrofules. Emploi d'un nouveau composé de chlore, d'iode et de mercure, dans le traitement des affections scrofuleuses; par ROCHARD. Page 671.

Surdité. Guérison, par l'emploi de l'électricité et des insufflations gazeuses ammoniacales, d'une surdité complète survenue à la suite d'une fracture comminutive du crâne; par BONNAFOUX. Page 538.

Variole. Considérations sur cette maladie ; par BUISSON. Page 924.

Tome 23. — 1846.

Anatomie. Sur l'injection des vaisseaux lymphatiques; par PAPPENHEIM. Page 1041.

Recherches sur les nerfs des os ; par GROS. Page 1106.

Sur les analogies des membres supérieurs avec les inférieurs ; par AUZIAS-TURENNE. Page 1148.

Anatomie pathologique. Résumé d'un travail sur le cancer; par SÉDILLOT. Page 545.

Mémoire sur les éléments caractéristiques du tissu fibro-plastique et sur la présence de ce tissu dans une nouvelle espèce de tumeurs ; par ROBIN et MARCHAL. Page 857.

Nouvelles observations sur les tumeurs; par LEBERT. Page 1136.

Anévrismes. Nouvelle méthode pour guérir certains anévrismes sans opération, au moyen de la galvanopuncture artérielle ; par PÉTREQUIN. Pages 306 et 675.

Composés arsenicaux. Sur la présence du cuivre et de l'arsenic dans une source ferrugineuse du parc de Versailles; par CHATIN. Page 931.

Essai sur les maladies auxquelles sont sujets les ouvriers qui préparent ou emploient le vert arsenical; par CHEVALLIER. Page 517.

Chirurgie. Mémoire sur la gastrotomie fistuleuse; par SÉDILLOT. Pages 222 et 907.

Nouvelle méthode pour guérir, sans opération, certains anévrismes, au moyen de la galvanopuncture artérielle ; par PÉTREQUIN. Pages 306 et 675.

Opération de pupille artificielle pratiquée avec succès sur un œil privé de chambre antérieure ; par TAVIGNOT. Page 639.

Mal de mer. Sur un moyen de s'en préserver; par JOBARD. Page 833.

Migraine. Théorie du mécanisme de la migraine ; par AUZIAS-TURENNE. Page 407.

Vaccine. Mémoire sur la pratique de la vaccine en France; par TESTEL. Page 153.

Variole. Recherches relatives au traitement de la variole ; par PIORRY. Page 924.

Note sur la méthode ectrotique ; par SERRES. Page 927.

Tome 24. — 1847.

Accouchements. Recherches sur les causes de la mort chez les enfants qui succombent pendant le travail de l'accouchement ; par KING. Page 115.

Note sur un nouveau moyen de diminuer les fâcheux effets de l'implantation du placenta sur le col de l'utérus; par MIQUEL. Page 185.

Chirurgie. Sur plusieurs cas nouveaux de guérison complète de fistules vésico-vaginales, avec perte de substance, au moyen du procédé de réunion autoplastique par glissement; par JOBERT DE LAMBALLE. Page 68.

Amputatations des deux jambes pratiquées coup sur coup ; par BRONZET. Page 79.

Opération de la taille urétrale bilatérale; guérison ; par DEFER. Page 300.

Sur un cas d'osteosarcôme observé à l'hôpital de la marine, à Brest; par ROUX. Page 370.

Des plaies et des fistules de l'estomac considérées dans leurs rapports avec la gastrotomie ; par SÉDILLOT. Page 584.

De la manière de sonder l'oreille de dehors en dedans; par BAUDELOCQUE. Page 696.

Considérations anatomiques sur les fistules vélico-vaginales ; par JOBERT DE LAMBALLE. Page 872.

Mémoire concernant l'extraction sous-périostée des os et leur reproduction ; par LARGHI. Page 894.

Sur un nouveau mode de réunion des plaies; par BAUDENS. Page 1018.

Éther. Discussions à l'occasion de l'éther, comme anesthésique.

Pages 74, 76, 78, 89, 91, 123, 125, 128, 185, 129, 134, 138, 142, 145, 150, 151, 161, 162, 168, 170, 175, 177, 191, 192, 200, 202, 204, 227, 230, 238, 239, 242, 253, 259, 276, 280, 284, 286, 287, 306, 340, 344, 347, 359, 360, 365, 366, 372, 373, 374, 382, 384, 385, 386, 425, 448, 482, 490, 491, 492, 496, 557, 567, 605, 607, 608, 610, 612 et 1053, 613, 649, 652, 655, 695, 697, 790, 789, 852, 878, 897, 1016, 1099, 1110.

Médecine. De la guérison de la phthisie par la gymnastique des poumons et par l'engraissement ; par BUREAU-RIOFFREY. Page 11.

Mémoire sur la chorionitis ou la sclérosténose cutanée, maladie de la peau non encore décrite par les auteurs; par FORGET. Page 975.

Sang. Sur les moyens de distinguer le sang humain du sang de tous les animaux ; par ANCELON. Page 447.

Variole. Considérations physiologiques sur la variole et son traitement ; par LESAUVAGE. Page 687.

Tome 25. — 1847.

Cataractes. De la salivation considérée comme moyen de prévenir les accidents inflammatoires après l'opération de la cataracte ; par TAVIGNOT. Page 213.

Chirurgie. Mémoire sur l'emploi des caustiques dans le traitement du cancer ; par RIVALLIÉ. Page 272.

Nouvel appareil pour la fracture de la clavicule; par GUILLON. Page 362.

Sur l'emploi du nitrate d'argent pour prévenir les résorptions purulentes à la suite des grandes opérations chirurgicales; par GOUYON. Page 400.

Nouveau procédé de cheiloplastie employé par SÉDILLOT. Page 146.

Nouveau procédé pour la guérison des tumeurs érectiles; par FAYOLLE. Page 483.

Emploi de l'ergotine dans les cas d'hémorrhagies externes; par BONJEAN. Page 596.

Cas d'amputation de la cuisse dans l'article, pratiquée avec succès; par HÉNOT. Page 727.

Cas d'opération de la pupille artificielle; par TAVIGNOT. Page 766.

Chloroforme. Discussion à l'occasion du chloroforme, comme anesthésique. Pages 799, 801, 803, 804, 806, 818, 849, 887, 890, 891, 892, 901, 903, 933, 964, 969, 970, 818, 807 et 849, 933, 970.

Médecine. Lettre de M. CORNAY, avec un ouvrage sur les rapports existant entre la fièvre typhoïde, la petite vérole et autres maladies éruptives. Page 124.

Mémoire sur la fièvre jaune ; par AUDOUARD. Pages 206 et 599.

Sur la nature du liquide sécrété par la muqueuse de l'intestin des cholériques ; par ANDRAL. Page 229.

Nouvelles vues thérapeutiques sur l'épilepsie ; par PLOUVIER. Page 364.

Observation de farcin chronique ; par SÉDILLOT. Page 497.

OEil (maladies de l'). Sur la nature et le traitement de l'ophthalmie purulente des enfants nouveaux-nés; par CHASSAIGNAC. Page 317.

Tome 26. — 1848.

Chirurgie. Nouveau procédé opératoire pour l'avulsion de l'ongle incarné ; par MALLE. Pages 178, 361, 506.

Note sur les succès obtenus, au moyen d'injections iodées, dans un cas de kyste de l'orbite; par TAVIGNOT. Page 577.

Chloroforme. Discussions à ce sujet. Pages 37, 103, 105, 106, 171, 175, 177, 231.

Folie. Des bains prolongés et des irrigations continues dans le traitement des formes aiguës de la folie; par BRIÈRE DE BOISMONT. Page 199.

Lithotritie. Mémoire sur un nouveau procédé opératoire pour réduire immédiatement en poudre les pierres de la vessie, sans faire des recherches ni des mouvements ; par HEURTELOUP. Page 243.

Sur l'extraction des calculs urinaires par les voies naturelles ; par HEURTELOUP. Page 548.

Médecine. Des douches froides appliquées au traitement de la fièvre intermittente ; par FLEURY. Page 169.

Dosage du sucre dans l'urine des diabétiques, par le saccharimètre de M. SOLEIL. Page 305.

Considérations sur l'épilepsie, sur les causes de cette maladie, et sur un mode de traitement proposé d'après la cause supposée; par PELLOTIER. Page 342.

Tome 27. — 1848.

Chirurgie. Pages 61, 224, 476, 250, 608, 627, 641.

Choléra. Pages 483, 223, 233, 246, 295, 343, 367, 345, 372, 393, 522, 427, 452, 521.

Diabète. Page 617.

Foie. Présence du sucre dans le foie; par BERNARD et BARRESWIL. Page 514.

Folie. Page 114.

Hémorrhagies utérines. Page 476.

Lithotritie. Pages 62, 345, 426, 483.

Médecine. Pages 264, 340, 335, 390, 435, 488, 504, 549, 600, 617.

Orthopédie. Pages 302, 397.

Physiologie. Pages 27, 30, 58, 85, 100, 361, 389, 597.

Placenta. Pages 224, 476.

Vaccine. Pages 528, 529, 565.

Virus. Page 597.

Tome 28. — 1849.

Chirurgie. Pages 20, 21, 139, 153, 385, 480, 650, 667, 757, 769.

Chloroforme. Pages 91, 148, 153, 534.

Choléra-morbus. Pages 90, 231, 233, 296, 361, 366, 420, 442, 433, 449, 453, 461, 464, 515, 516, 555, 557, 590, 636, 649, 651, 700, 782, 701, 745, 773, 781, 782, 790, 769.

Diabète. Page 91.

Fièvre jaune. Page 346.

Goutte. Pages 140, 358.

Médecine. Pages 140, 158, 186, 195, 244, 256, 757, 667, 272, 291, 316, 354, 355, 359, 378, 507, 534, 634, 635, 669, 701.

Orthopédie. Pages 442, 443.

Physiologie. Pages 271, 157, 153, 249, 283, 514, 260, 269, 443, 339, 393, 538, 593, 741, 566, 570.

Vaccine. Pages 359, 542, 585, 672, 782, 360, 369.

Anesthésie. Pages 407, 417, 581, 580.

Chirurgie. Pages 548, 798, 843, 399, 494, 407, 633, 679, 811, 934, 348.

Chloroforme. Page 633.

Médecine. Pages 97, 216, 634, 858, 1042, 1121, 896, 992, 1135, 684, 406, 992, 586, 689, 119, 98, 930.

Pathologie. Pages 376, 466, 405, 587, 493, 781, 933, 1269, 1147, 846, 469, 1088, 842, 1260, 494, 1097, 1119.

Physiologie. Pages 159, 373, 483, 680, 839, 933, 503, 420, 565, 677, 685, 929.

Tome 47. — 1858.

Anatomie. Pages 85, 290, 380, 581, 586, 592, 612, 614, 995, 1064.

Chirurgie. Pages 531, 630, 334, 409, 591, 727, 828, 914, 472, 281, 478, 258, 416, 534, 476, 589, 610, 712, 298, 444.

Chloroforme. Page 352.

Médecine. Pages 156, 157, 508, 610, 700, 702, 793, 828, 704, 795, 706, 905, 27, 345, 692, 726, 334, 425, 782, 617, 795, 793, 794, 832, 915.

Pathologie. Pages 531, 27, 512, 326, 334, 425, 508, 641, 859, 881, 184.

Physiologie. Pages 245, 393, 803, 586, 587, 117, 155, 592, 826, 996, 1064, 513, 638.

Tome 48. — 1859.

Chirurgie. Pages 190, 1020, 259, 286, 332, 583, 688, 689, 729, 795, 843, 949.

Chloroforme. Pages 920, 952.

Médecine. Pages 54, 232, 439, 447, 688, 1112, 919, 920, 1154, 875, 920.

Phrénologie. Page 949.

Pathologie. Pages 47, 49, 54, 106, 232, 233, 357, 637, 688, 693, 963.

Physiologie. Pages 23, 29, 30, 33, 35, 148, 77, 86, 406, 476, 437, 633. 868, 1009, 1136, 807, 953, 1145, 1090, 878, 920, 414, 698, 338.

Tome 49. — 1859.

Chirurgie. Pages 60, 584, 161, 574, 604, 978, 248, 892, 325, 544, 256, 268, 392, 893, 265.

Curare. Pages 330, 332, 333, 337, 393, 405, 503, 504, 505, 817, 821, 823, 824.

Médecine. Pages 666, 393.

Pathologie. Pages 96, 175, 333, 352, 503, 504, 817, 823, 442, 509, 514, 680, 693, 858.

Physiologie. Pages 584, 985, 450, 507, 206, 307, 225, 299, 300, 338, 451, 583, 604, 796, 875, 43, 935, 906, 52, 578, 1002, 251, 582.

Vaccine. Page 446.

Tome 50. — 1860.

Anatomie. Pages 859, 30, 795, 1189, 948.

Chirurgie. Pages 746, 921, 169, 150, 752, 539, 1080, 1085, 29, 1086.

Médecine. Pages 318, 543, 544, 1141.

Pathologie. Pages 451, 893, 32, 180, 579, 544, 683, 539, 543, 599, 683, 684, 724, 935, 988, 1142, 1141, 988.

Physiologie. Pages 451, 539, 1010, 1011, 161, 163, 471, 634, 683, 949, 150, 544, 794, 1019, 894 (se continue).

6. Supplément aux comptes-rendus hebdomadaires des séances de l'Académie des sciences, publiés conformément à une décision de l'Académie, en date du 13 juillet 1835, par MM. les secrétaires perpétuels. — Paris, Mallet-Bachelier, in-4°.

Tome 1. — 1856.

Page 379. — Mémoire sur le pancréas et sur le rôle du suc pancréatique dans les phénomènes digestifs, particulièrement dans la digestion des matières grasses neutres; par Claude BERNARD.

Tome 2. — 1861.

Page 1. — Mémoire sur les vers intestinaux ; par P. J. VAN BENEDEN.

7. Société des sciences naturelles et médicales de Seine-et-Oise. — Bulletin de la section de médecine. — Versailles, Montalant, 1858-1861, 2 vol. in-8°.

(M⁴⁸)

§ 16.

Annuaires des Sciences Médicales.

(M⁴⁹)

§ 17.

Annuaires d'Hygiène.

(M⁵⁰)

§ 18.

Annuaires de Médecine Militaire.

(M⁵¹)

§ 19.

Annuaires d'Homœopathie.

(M⁵²)

§ 20.

Annuaires de Magnétisme.

(M⁵³)

§ 21.

Annuaires de Balnéologie et d'Hydrologie.

(M⁵⁴)

§ 22.

Annuaires de Chimie médicale et de Pharmacie.

1. Bibliotheca botanica, sive catalogus auctorum et librorum omnium qui de re botanica, de medicamentis ex vegetabilibus paratis, de re rustica et de horticultura tractant, a Joanne-Francisco SEGUIERO, nemausense digestus; accessit Bibliotheca botanica, Jo.-Ant. BUMALDI, seu potius Ovidii MONTALBANI, Bononiensi, hagœ comitum. — Neaulma, 1740, 1 vol. in-4°.

2. Bibliotheca botanica, qua scripta ad rem herbariam facientia a rerum initiis recensentur auctore Alberto von HALLER, domino in Goumoens Le Jux et Eclagnens. Præside Soc. reg. Gœttengensis, etc. Tiguri Orell. — 1771, 2 volumes, in-4°.

3. Annuaire de thérapeutique, de matière médicale, de pharmacie et de toxicologie; par le docteur A. BOUCHARDAT, — Paris, Germer-Baillière, 1841-1849, 9 vol. in-32 (se continue).

(M⁵⁵)

§ 23.

Annuaires de Médecine vétérinaire.

PREMIÈRE PARTIE

ÉTUDE DE L'ORGANISME HUMAIN

────⟫⟫◦◦◦◦◦⟪⟪────

LIVRE PREMIER

ANATOMIE

────⟫◦⟪────

CHAPITRE PREMIER

PRÉLIMINAIRES ET GÉNÉRALITÉS DE L'ANATOMIE

────⟫◦⟪────

(M^{al})

SECTION I.

BIBLIOGRAPHIE.

1. Bibliotheca anatomica, sive recens in anatomia inventorum thesaurus locupletissimus, in quo integra atque absolutissima totius corporis humani descriptio, ejusdemque œconomia è præstantissimorum quorumque anatomicorum tractatibus singularibus, tum hactenus in lucem editis, tum etiam ineditis, concinnata exhibetur. Adjecta est partium omnium administratio anatomica, cum variis earundem præparationibus curiosissimis. Digesserunt, tractattus suppleverunt argumenta, notulas, et observationes anatomico-practicas addiderunt Daniel Leclerc, et J. Jacobus Mangetus, MM. D. D. — Genevæ. J. A. Chovet, 1635, 2 vol. in-folio.

Ce livre est un recueil de traités sur l'anatomie et la physiologie, publiés dans divers pays par les médecins dont les noms suivent :

François Glisson, médecin anglais.
Marcel Malpighi, de Bologne.
Thomas Willis, d'Oxford.
Jean Conrad, de Schaffouse.
Jean de Muralto, de Turin.
Jean Nic. Pechlin, de Kiel.
J.-J. Wepfer, de Schaffousse.

Thom. Warthon, de Londres.
Regnier de Graaf.
Jean-Conrad Bruner, de Schaffouse.
Laurent Bellini.
Nicolas Stenon.
Jean Swammerdam, d'Amsterdam.
Gaspar Bartholin.
Guatheri Needham, de Londres.
Guillaume Harvey, de Londres ; contient son livre sur la génération, et celui sur la circulation.
Théodore Aldes, d'Amsterdam.
Frédéric Ruysch.
Charles Drelincourt, de Paris.
Richard Lower, de Londres,
Malachie Thruston.
George Entius, de Londres,
Jean Mayow, d'Oxford.
Charles Fracassati, de Pise.
Charles Rayger.
Théodore Kercking.
Guillaume Briggs.
J.-B. Verle.
G. Christ. Schelhammer.

Jos. DUVERNEY, Paris.

Charles SPON, de Lyon.

Gaspard ASELIUS.

J. PECQUET, de Dieppe.

Thomas BARTHOLIN.

Olai RUDBECH.

Guillaume COLE.

J.-A. BORELLI, de Naples.

Mich. LYSER.

Simon-Paul DAN.

Joseph ZAMBECCARI.

Cet ouvrage est accompagné d'un grand nombre de planches.

SECTION II.

CONSIDÉRATIONS SUR L'ANATOMIE.

(M°²)   § 1.

1. Thomæ BARTHOLINI, cista medica Hafniensis, variis consiliis, curationibus, casibus rarioribus, vitis medicorum Hafniensium, aliis que ad rem medicam, anatomicam, botanicam et chymicam spectantibus referta. Accedit ejusdem Domus anatomica brevissimè descripta. — Hafniæ, Godicchen, 1662, 1 vol. in-8°.

> Recueil de questions anatomiques, avec quelques histoires d'ouvertures de cadavres, et la vie de plusieurs médecins de Copenhague. Quant à sa *Maison anatomique,* c'est la description des préparations anatomiques et de différentes machines conservées dans son cabinet. Cette édition est ornée du portrait de Thomas Bartholin et de ceux de quelques médecins de Copenhague, ainsi que de la vue de sa maison anatomique et de celle de son amphithéâtre.

2. Examen de divers points d'anatomie, de chirurgie, de physique, de médecine, etc.; par Nicolas ANDRY, docteur-régent de la Faculté de Paris, etc., — au sujet de deux lettres plaintives, à lui écrites par un chirurgien de Paris, touchant l'exposé qu'on a fait dans le Journal des Savants de quelques-unes des fautes d'un traité de ce chirurgien, sur les maladies des os. — Paris, Lotin, 1725, 1 vol. in-12.

3. Diverses observations anatomiques tirées des ouvertures d'un grand nombre de cadavres; par Pierre BARRÈRE, de la Société royale des Sciences de Montpellier, correspondant de l'Académie royale des Sciences de Paris, professeur de médecine de l'Université de Perpignan, médecin de l'hôpital militaire de la même ville, ci-devant médecin-botaniste du roi à l'île de Cayenne, — Perpignan, Lecomte, 1751, 1 vol. in-4°.

> Il y a dans cet ouvrage quelques remarques intéressantes, surtout sur les maladies du foie.

4. Discours sur la statue anatomique de Fontana; par GUBIÈRES. — Paris, 5 messidor an X, 1 vol. in-8°.

5. Philosophie anatomique. Des organes respiratoires sous le rapport de la détermination et de l'identité de leurs pièces osseuses;

par le chevalier GEOFFROY-SAINT-HILAIRE. — Paris, 1818, 1 vol. in-8°.

6. Recherches anatomico-physiologiques, relatives à la prédominance du bras droit sur le bras gauche, avec planches; par J. Achille COMTE. — Paris, 1828, 1 vol. in-8°.

7. Dissertation et propositions sur quelques points d'anatomie, de physiologie et de pathologie; par J.-N. LOIR (thèse). — Paris, Didot, 1834, 1 vol. in-4°.

SECTION III.

HISTOIRE DE L'ANATOMIE.

(M°³)   § 1ᵉʳ.

Histoire générale de l'Anatomie.

1. Thomæ Bartholini historiarum anatomicarum rariorum, centuriæ I et II. — Hafniæ, Hauboldt, 1654, 1 vol. in-12, avec planches.

2. Guerneri ROLFINCII, phil. et medicus-doctor et prof. publici, Dissertationes anatomicæ, methodo synthetica exaratæ, sex libris comprehensæ, theoricis et practicis veterum, et recentiorum, propriisque observationibus illustratæ, et ad circulationem accommodatæ. — Noribergæ, Michael Endterus curabat, 1656, 1 vol. in-4°.

> Ces dissertations sont encore bonnes à consulter pour ceux qui s'occupent de l'histoire de l'anatomie, car elles contiennent des détails fort utiles et fort érudits.

3. Essais anatomiques, contenant l'histoire exacte de toutes les parties qui composent le corps de l'homme, avec la manière de disséquer; par LIEUTAUD, conseiller du roi, professeur en médecine dans l'Université d'Aix, etc. — Paris, Huart, 1742, 1 vol. in-8°.

> Avec des planches d'anatomie.

4. Même ouvrage, nouvelle édition. — Paris, d'Houry, 1776, 1 vol. in-8°.

5. Historia anatomico-medica, sistens numerosissima cadaverum humanorum extispicia, quibus in apricum venit genuina morborum sedes; horumque reserantur causæ, vel patent effectus. Opus quadripartitum, cujus liber primus recenset læsiones internas abdominis. Secundus exhibet variam stragem pectoris. Tertius prodit diversam labem cerebri. Quartus verò vitia externa colligit. Auctore Josepho LIEUTAUD, Acad. reg. Scient. Parisiensis, et Soc. reg. Londinensis, cubiculario serenissimi Delphini, necnon stirpis regiæ medico. Recensuit et suas observationes numero plures adjecit, uberrimumque indicem nosologico ordine concinnavit Antonius PORTAL, d.-m. et Soc. reg. Scient. Monspeliensis necnon serenissimi Delphini professor anatomes. — Parisiis, Vincent, 1767, 2 vol. in-4°.

6. Anatomie historique et pratique; par LIEUTAUD, conseiller d'État, premier médecin du Roi, de Monsieur, de monseigneur le comte d'Artois, etc. Nouvelle édition, augmentée de diverses remarques historiques et critiques, et de nouvelles planches par

PORTAL, professeur de médecine au Collège royal de France, etc. — Paris, Vincent, 1776, 2 vol. in-8°.

    Aux armes du Roi.

7. Essai ou discours historique et critique sur les découvertes faites en anatomie par les anciens et les modernes ; par LASSUS, premier chirurgien de madame Victoire, lieutenant de M. le premier chirurgien du Roi, dans la ville, banlieue, prévôté et vicomté de Paris, professeur régent et inspecteur du collège de chirurgie, etc. — Paris, Lambert, 1783, 1 vol. in-8°.

    Aux armes de madame Victoire.

(M*⁴)   § 2.

Histoire de l'Anatomie dans l'antiquité.

(M*⁵)   § 3.

Histoire de l'Anatomie dans les temps modernes.

(M*⁶)   § 4.

Histoire de l'Anatomie comparée.

(M*⁷)   SECTION IV.

ENCYCLOPÉDIES ET DICTIONNAIRES ANATOMIQUES.

4. Encyclopédie méthodique. — Chirurgie, par de LA ROCHE, médecin des Gardes Suisses, etc, et PETIT-RADEL, docteur régent de la Faculté de Paris. — Paris, Panckoucke, 1790-1792, 2 vol. in-4°.

SECTION V.

GÉNÉRALITÉS DE L'ANATOMIE.

(M*⁸)   § 1.

Œuvres anatomiques.

1. Andreæ LAURENTII, doctoris medici et in celeberrima Monspeliensi Academia regii professoris, opera anatomica in quinque libros divisa : in quibus historia singularum partium, primùm accurate describitur, mox quæ in ea occurrunt controversa enodantur, Hippocratis libri anatomici illustrantur, et à recentiorum penè innumeris calumniis Galenus vindicatur. — Lugduni, Buysson, 1593, 1 vol in-8°.

2. Andreæ VESALII, invictissimi Caroli V imperatoris medici, opera omnia anatomica et chirurgica, cura Hermanni BOERHAAVE; medicinæ, botanices, collegii practici, et chemiæ in academia Lugduno-Batava, professoris, et Bernhardi Siegfried ALBINI, anatomes et chirurgiæ in eadem academia professoris. — Lugduni-Batavorum, J. Duvivié et J. et H. Verbeek, 1625, 2 vol. in-folio.

    La plus exacte et la plus complète des éditions des œuvres de VÉSALE. Elle est ornée d'un beau portrait de Vésale, d'une belle gravure représentant cet anatomiste au milieu de ses élèves, et de très-belles planches d'anatomie. Cette édition est encore précieuse par la préface des deux éditeurs

Bœrrhaave et Albinus. Elle renferme, outre l'Anatomie de de Vésale, les ouvrages suivants du même auteur : 1° Epistola, rationem modumque propinandi radicis chynæ decocti, quo nuper invictissimus Carolus V imperator, usus est, pertractans ; et præter alia quædam, epistolæ cujusdam ad Jacobum Sylvium sententiam recensens, veritatis ac potissimum humanæ fabricæ studiosis perutilem : quum qui hactenus in illa nimium Galeno creditum sit, facile commonstret. — Dans cet écrit, Vésale célèbre la vertu de la racine de Quinquina, nouvellement découverte, et qui rendit la santé à Charles-Quint. 2° Gabrielis FALLOPII, medici mutinensis, observationes anatomicæ, ad Petrum Mannam, medicum Cremonensem. — Fallope, son élève, publia, en 1551, une anatomie, indiquant plusieurs corrections à faire dans celle de Vésale ; les éditeurs les ont données ici sous ce titre, 3° A ces observations, Vésale publia sa défense : reproduite ici sous ce titre : Andreæ VESALII, anatomicarum Gabrielis Fallopii observationum examen. 4° Gabrielis CONEI, mediolanensis, apologiæ Francisci PUTEI, pro Galeno in anatome, examen. 5° Andreæ VESALII, chirurgia magna in septem libros digesta : in qua nihil desiderari potest, quod ad perfectam, atque integram de curandis humani corporis malis, methodum pertineat. Ab excellen. philosopho, ac medico regio Prospero BORGARUTIO, recognita, emendata, ac in lucem edita ; formæ etiam instrumentorum, quibus chirurgi utuntur, his in libris apprimè descriptæ sunt. — Plusieurs auteurs pensent que Borgarucci est l'auteur de cette Chirurgie, qu'il publia sous le nom de VÉSALE, pour lui donner plus de prix.

3. Adriani SPIGELII, Bruxellensis, equitis D. Marci, olim in Patavino gymnasio anatomiæ et chirurgiæ professoris primarii, opera quæ extant omnia, ex recensione Joh. Antonidæ VANDER-LINDEN, M. D. et professoris in academia Franekerana. — Amsterdami, J. Blaeu, 1645, 1 vol. in-f°, 2 tomes en 1 vol.

    Le tome 1ᵉʳ renferme : 1° De fabrica humani corporis ; avec un supplément de Daniel BRUCKET. 2° De formato fœtu. Ces deux ouvrages de Spigel sont accompagnés de magnifiques planches d'anatomie, par Jules Casser. — Le tome 2ᵉ contient de Spigel les ouvrages suivants : 1° De semiterrana, en 4 livres ; 2° De arthritide ; 3° De lumbrico lato. Ce mémoire contient des planches représentant le ver solitaire, et contient une observation de Vander Linden, l'éditeur de ce livre, intitulée : De monstrosis vermibus. 4° Isagoges in rem herbariam, en 2 livres ; excellent tableau de la science botanique, telle qu'elle était à cette époque. Enfin ce volume renferme les mémoires suivants ; 1° de Gaspard ASELI, médecin de Crémone : de lactibus, sive lacteis venis, dissertatio. 2° de Guillaume HARVEY : De motu cordis et sanguinis in animalibus exercitatio anatomica. 3° de Jean WALEI, de Leyde : Epistolæ duæ, de motu chyli et sanguini.

4. Regneri DE GRAAF, opera omnia. — Lugduni, Huguetan, 1678, 1 vol. in-8°.

    Les ouvrages contenus dans ce recueil, sont :

1° De virorum organis generationi inservientibus.

2° Epistola ad virum clarissimum. Lucam Schacht, medicinæ acad. Lugduno-Batava professorem. De partibus genitalibus mulierum.

3° De mulierum organis generationi inservientibus.

4° Partium genitalium defensio.

5° De succi pancreatici natura et usu.

6° De clysteribus.

7° Epistola ad Vopiscum Fortunatum Plempium, M. D. et in acad. lovaniensi professorem primarium.

8° De usu siphonis in anatomia.

(M⁴⁹) § 2.

Traités généraux anciens.

1. Petri PAAW Amsteldamensis succenturiatus anatomicus. Continens Commentaria in Hippocratem, de capitis vulneribus. Additæ in aliquot capita libri VIII, C. Celsi explicationes. — Lugduni-Batavorum., Colster, 1566, 1 vol. in-4°.

Avec un portrait de Paaw, et un grand nombre de planches d'anatomie pathologique.

(M⁴⁵⁰) § 3.

Traités généraux modernes.

Andreæ VESALII, Bruxellensis, invictissimi Caroli V imperatoris medici, de humani corporis fabrica libri septem. — Basileæ, J. Oporini, 1555, 1 vol. in-f°.

Cette belle édition est accompagnée d'un grand nombre de figures placées au milieu du texte. Le titre est orné d'une gravure représentant Vésale donnant une leçon d'anatomie à ses élèves, avec les costumes du temps. Il y a aussi un portrait de Vésale. Cet exemplaire appartenait à la maison de de la Mission de Saint-Cyr.

2. Andreæ VESALII Bruxellensis epitome anatomica. Opus redivivum, cui accessere notæ ac commentaria P. PAAW, Amsteldamensis in Lugduno-Batava. Academia professoris anatomici. — Amstelodami, Laurent, 1633, 1 vol. in-4°.

3. L'anatomie française en forme d'abrégé, recueillie des meilleurs auteurs qui ont écrit de cette science; par maître Théophile GELÉE, médecin ordinaire de la ville de Dieppe. — Paris, Soubron, 1635, 1 vol. in-8°.

Appartenait aux Récollets de Versailles.

4. Institutions anatomiques de Gasp. BARTHOLIN, docteur et professeur du roi de Danemarck, augmentées et enrichies pour la seconde fois, tant des opinions et observations nouvelles des modernes, dont la plus grande partie n'a jamais été mise en lumière, que de plusieurs figures en taille-douce, par THOMAS BARTHOLIN, docteur en médecine, fils de l'auteur ; et traduites en français, par Abr. DU PRAT, D. M. — Paris, Henault, 1647, 1 vol. in-4°.

Ouvrage orné d'un grand nombre de planches d'anatomie et d'un portrait de l'auteur.

5. Thomæ BARTHOLINI, archiatri Danici, Anatome, quartum renovata ; non tantum ex Institutionibus, D. M. parentis, Gaspari BARTHOLINI, sed etiam ex omnium cùm veterum, tum recentiorum observationibus : ad circulationem harveianam, et vasa lymphatica directis. — Lugduni, Huguetan, 1677, 1 vol. in-8°.

Avec un grand nombre de planches d'anatomie.

6. Isbrandi DIEMERBROECK, medicinæ et anatomes professoris, anatome corporis humani; plurimis novis inventis instructa variisque observationibus et paradoxis, cùm medicis, tum physiologicis adornata. Editio nova cum multis figuris. — Lugduni, Huguetan, 1679, 1 vol. in-4°.

7. Nouvelle description anatomique de toutes les parties du corps humain et de leurs usages avec le cours de toutes les humeurs ; sur le principe de la circulation, et conformément aux nouvelles découvertes. Le tout représenté au naturel sur plusieurs grandes tables, réduit en très bel ordre, expliqué en peu de mots, et d'une manière très intelligible. Par Aimé BOURDON, médecin à Cambray, 2ᵉ édit. — Paris, Dhoury, 1683, 1 vol. in-12.

Appartenait au couvent de Saint-Martin de Pontoise.

8. Steph. BLANCARDI, Anatomia practica rationalis, sive rariorum cadeverum morbis denatorum anatomica inspectio. — Accedit item tractatus novus de circulatione sanguinis per tubulos, deque eorum valvulis, etc. — Amstelodami, Blancardi, 1688, 1 vol. in-12.

9. Nouvelle explication des usages de la structure du corps de l'homme et des autres animaux, suivant les mécaniques, avec des figures. Par TAUVRY, D. M. — Paris, 1690, 1 vol. in-12.

10. L'Anatomie du corps humain, composée en latin par IS-BRAND DE DIEMERBROECK, professeur de médecine et d'anatomie en l'université d'Utrech ; établie sur les nouvelles découvertes des anatomistes modernes, et enrichie de plusieurs observations anatomiques, de quantité de figures, et de diverses dissertations physiques et médicales, qui servent à faire connaître parfaitement les principes et les causes des actions et des usages des parties, et toute l'économie animale. Traduction nouvelle; par J. PROST, docteur-médecin de Lyon, 2 vol. in-4°. — Lyon, Anisson, 1695.

Avec un grand nombre de planches.

11. Steph. BLANCARDI Anatomia reformata , sive concinna corporis humani dissectio , ad neotericorum mentem adornata. Editio novissima. Accedit ejusdem authoris de Balsamatione nova methodus, à nemine ante hac similiter descripta. — Lugduni-Batavorum, Luchtmans, 1695, 1 vol. in-8°.

Avec un grand nombre de planches d'anatomie.

Cet exemplaire appartenait à LIEUTAUD, dont la signature se trouve sur la première page.

12. Theophilis BONETI, medicinæ-doctoris, Sepulchretum, sive anatomia practica, ex cadaveribus morbo denatis, proponens historias et observationes omnium humani corporis affectuum, ipsorumque causas reconditas revelans. Quo nomine, tam Pathologiæ Genuinæ , quàm Nosocomiæ orthodoxæ fundatrix, imo medicinæ veteris ac novæ promptuarium, dici meretur. Cum indicibus necessariis. Editio altera, quam novis commentariis et observationibus

innumeris illustravit, ac tertia ad minimum parte auctiorem fecit Johannes Jacobus MANGETUS, m.-d. Lugduni, Cramer et Pera-chon, 1700, 3 vol. in-f°.

> Avec un portrait de Bonet.
>
> C'est le premier ouvrage d'anatomie pathologique, celui qui a ouvert la voie à Morgagni. — L'édition donnée par Manget est la meilleure.

13.　L'Anatomie de l'homme, suivant la circulation du sang, et les dernières découvertes; démontrée au Jardin-Royal, par DIONIS, premier chirurgien de feue madame la dauphine, à présent de ma-dame la duchesse de Bourgogne, et juré à Paris. 4° édition, exacte-ment revue et beaucoup augmentée par l'auteur, avec une ample dissertation sur la génération, et plusieurs explications nouvelles de faits particuliers, accompagnées de figures. — Paris, d'Houry, 1705, 1 vol. in-8°.

> Avec un portrait de Dionis.
>
> Appartenait aux Récollets de Versailles.

14.　Lettres de G. DESNOUES, professeur d'anatomie et de chi-rurgie de l'Académie de Bologne; et de M. GUGLIELMINI, profes-seur de médecine et de mathématiques à Padoue, de l'Académie royale des sciences, et d'autres savants sur différentes nouvelles dé-couvertes. — Rome, Rossi, 1706, 1 vol. in-8°

> Avec un portrait du roi d'Espagne, Philippe V, auquel cet ou-vrage est dédié.
>
> Desnoues était inventeur de pièces anatomiques en cire, à l'aide desquelles il fit des démonstrations dans plusieurs vil-les d'Europe. Ces Lettres ont surtout rapport à ces pièces et aux découvertes récentes en anatomie.

15.　Tabulæ anatomicæ clarissimi viri Bartholomæi EUSTACHII quasè tenebris tandem vindicatas etSanctissimi Domini Clementis XI, Pont. Max. munificentià dono acceptas præfatione, notisque illus-travit, ac ipso suæ bibliothecæ dedicationis die publici juris fecit fo. Maria LANCISIUS, intimus cubicularius, et archiater pontificius. —Romæ. F. Gonzagæ, 1714, 1 vol. in-f°.

> Les planches de cet ouvrage avaient été gravées en 1552, mais Eustache n'avait pu les publier. Retrouvées par Lancisi, mais sans texte, elles furent publiées par lui. Lancisi les ac-compagna de notes explicatives, et il fut aidé dans ce travail parFANTONI, MORGAGNI et SOLDATI, dont les dissertations se trouvent en tête de l'ouvrage.
>
> Cet exemplaire porte en tête les armes de Richard Bostock, docteur-médecin anglais, auquel il appartenait.

16.　Le même ouvrage, publié à Rome, en 1723 ; par Laurent et Thomas PAGLIARINI. Cette édition est accompagnée d'un magni-fique portrait du cardinal Annibal Albano; par RICCIOLINI, 1 vol. in-f°.

17.　Joh.-Jacobi MANGETI, medicinæ-doctoris, serenissimi ac potentissimi regis Prussiæ archiatri, Theatrum anatomicum, quò, non tantum integra totius corporis humani in suas partes, ac minu-tiores particulas evoluti, et quasi resoluti, fabrica, ex selectioribus veterum et recentiorum omnium observationibus, retecta sistitur :

quæstiones difficiliores in arte prosectoriâ subinde enatæ ; ac illæ præcipuè, de quibus etiamnum hodiè docti inter sese magnâ cum contentione controversantur, curiosè enodatæ reperiuntur : verum etiam quicquid ad rei anatomicæ illustrationem pertinet, per gran-diores et verè elegantes tabulas æneas benè multas nitide explicatur; adjectæ sunt ad calcem operis celeberr. Barth. Eustachii Tabulæ anatomicæ, ab illustrissimo Joh.-Maria LANCISIO, archiatro ponti-ficio, summà cum diligentià explanatæ. — Genevæ, Cramer et Per-rachon, 1717, 2 vol. in-f°.

> Cet ouvrage renferme de très-belles planches d'anatomie et les portraits de Manget et de Lancisi.

18.　Exposition anatomique de la structure du corps humain ; par Jacques-Bénigne WINSLOW, de l'Académie royale des sciences, docteur-régent de la Faculté de médecine et de l'Université de Paris, ancien professeur dans la même faculté, interprète du roi en lan-gue teutonique, et de la Société royale de Berlin. — Paris, Desprez, 1732, 1 vol. in-4°.

> Avec plusieurs planches d'anatomie.

19.　D. Laurentii HEISTERI, prof. publ. Helmstadiensis Acad. Cœsar. regiæ. Lodinac Berolin, collegæ, compendium anatomicum totam rem anatomicam brevissime complectens, editio quarta. — Norimbergiæ et Altorf. Weber, 1732, 2 tom. en 1 vol. in-8°.

> Avec un grand nombre de planches anatomiques.

20.　L'anatomie de HEISTER, avec des essais de physique sur l'usage des parties du corps humain et sur le mécanisme de leurs mouvements. — Paris, Vincent, 1735, avec figures, 1 vol. in-8°.

21.　Anatomia corporum humanorum centum et quatuordecim tabulis, singulari artificio, nec minori elegantia ab excellentissimis, qui in Europa sunt, artificibus ad vivum expressis, atque in aes in-cisis illustrata. Amplius explicata, multisque novis anatomicis inventis, chirurgisque observationibus, aucta à Guilielmo COWPER. Accedunt ejusdem introductio in æconomiam animalium ; et index in totum opus. Omnia nunc primum latinitate donata. Curante Guilielmo DUNDAS, Britanno, m.-d. Eugduni-Batavorum, — Lan-gerak, 1739, 1 vol. in-f°.

22.　Tabulæ anatomicæ à celeberrimo Pictore Petro BERRETTINO Cortonensi, delineatæ, et egregiè æri incisæ, nunc primum pro-deunt, et a Cajetano PETRIOLI ROMANO doctore, regis Sardiniæ chi-rurgo, publico anatomico, et inter Arcades, Erasistrato Coo, notis illustratæ. — Romæ, Faret Ancidei, 1741, 1 vol. in-f°.

> Fort belles planches d'anatomie.

23.　L'Anatomie de HEISTER, avec des essais de physique sur l'usage des parties du corps humain et sur le mécanisme de leurs mouvements, enrichie de figures en taille douce, nouvelle édition. — Paris, Vincent, 1753, 3 vol. in-12.

24.　Exposition anatomique du corps humain ; par WINSLOW, docteur-régent de la Faculté de médecine de Paris, etc. ; nouvelle édition. — Paris, veuve Savoie, 1766, 4 vol. in-12.

> Aux armes de France.

Joannis VESLINGII, equitis, professoris quondam Patavini, etc., Syntagma anatomicum, commentario atque appendice ex veterum, recentiorum, propriisque observationibus, illustratum et auctum a Gerardo-Leon Blasio, m.-d. et in illustri athenæo Amstel. profess.; editio secunda. — Amstelodami, Jansson, 1766, 1 vol. in-4°.

Cette édition est ornée d'un frontispice représentant Vesling montrant son ouvrage à ses disciples, et d'un grand nombre de planches d'anatomie.

26. Abrégé de l'anatomie du corps humain, où l'on donne une description courte et exacte des parties qui le composent, avec leurs usages; par Verdier, de l'Académie royale de chirurgie et professeur démonstrateur royal en anatomie au collège de chirurgie de Paris; quatrième édition, revue, corrigée et considérablement augmentée; par Sabatier, de l'Académie royale de chirurgie, etc. — Paris, Didot, 1768, 2 vol. in-8°.

27. Traité complet d'anatomie, ou description de toutes les parties du corps humain; par Sabatier, membre du collège de chirurgie de Paris, censeur et professeur royal de l'Académie des sciences, etc. — Paris, Didot, 1775, 2 vol. in-8°.

Magnifique exemplaire, relié en maroquin vert, aux armes de France.

28. Abrégé d'anatomie, à l'usage des élèves en chirurgie dans les écoles royales de la marine, ainsi que de tous ceux qui cultivent cette science (par Poissonier). — Paris, Pierres, 1783, 2 vol. in-12.

29. Manuel d'anatomie descriptive, ou description succinte des organes de l'homme. Par A. L. J. Bayle. — Paris, Gabon, 1827, 1 vol. in-18.

30. Anatomie descriptive de Xavier Bichat, nouvelle édition. — Paris, Gabon, 1829, 5 vol. in-8.

31. Bibliothèque populaire. Traité d'anatomie humaine, Par M. G. Breschet, et Brierre de Boismont. — Paris, 1833, 1 vol. in-18.

32. Anatomie élémentaire, en vingt planches, représentant chacune un sujet dans son entier à la proportion de demi-nature, par Bourgery et Jacob; texte explicatif, formant un manuel complet d'anatomie physiologique. — Paris, Crochart, 1839, 1 vol. in-8°.

Atlas du même ouvrage, 1 vol. in-f°.

34. Traité complet de l'anatomie de l'homme, comprenant la médecine opératoire, par le docteur J.-M. Bourgery, avec planches lithographiées d'après nature (et coloriées); par N. H. Jacob. Ouvrage divisé en quatre parties : Anatomie descriptive; — Anatomie chirurgicale; — Anatomie générale; — Anatomie philosophique. — Paris, Delaunay, 1832-1854, 8 vol. in-f°.

(M*14)   § 4.

Traités généraux d'Anatomie artistique.

1. Éléments d'anatomie, à l'usage des peintres, des sculpteurs et des amateurs, ornés de quatorze planches en taille douce, représentant au naturel tous les os de l'adulte et ceux de l'enfant du premier âge, avec leur explication. Par Sue, le fils, membre du collège et de l'Académie royale de chirurgie, substitut du chirurgien en chef de l'hopital de la Charité, docteur en médecine, professeur de chi-

rurgie à l'École-Pratique, et d'anatomie au Lycée, de la Société royale d'Edimbourg et de celle de Philadelphie, etc., première partie. — Paris, Méquignon, 1788, 1 vol. in-4°.

Cet ouvrage n'a point été terminé, et il n'a paru que cette première partie, qui ne s'occupe que d'ostéologie. Les planches accompagnant cet ouvrage sont d'une très belle exécution. C'est probablement parce que ces éléments n'ont point été terminés qu'il n'en est parlé dans aucune des bibliographies qui s'occupent des travaux de Sue.

(M*12)   § 5.

Traités généraux d'Anatomie comparée.

1. Gerardi Blasii Amstelrædamensis, medic.-doct. et prof. ordin., Anatome animalium, terrestrium variorum, volatilium, aquatilium, serpentum, insectorum, ovorumque, structuram naturalem, ex veterum, recentiorum, propriisque observationibus proponens, figuris variis illustrata. — Amstelodami, Boom, 1681, 1 vol. in-4°.

Cet ouvrage est orné d'un beau frontispice représentant la Science découvrant la nature, et d'un grand nombre de planches d'anatomie des animaux.

2. Traité d'anatomie comparée; par Alexandre Monro, docteur-médecin, membre de la Société royale de Londres, etc.; publié par son fils, Alexandre Monro, docteur-médecin, etc.; nouvelle édition, traduite de l'anglais par Sue fils, membre du Collège royal de chirurgie, etc. — Paris, hôtel Serpente, 1786, 1 vol. in-12.

Aux armes de France.

3. Leçons d'Anatomie comparée; par G. Cuvier, recueillies par Duméril. — Paris, 1805, 5 vol. in-8°.

4. Anatomie comparée du cerveau dans les quatre classes des animaux vertébrés, appliquée à la physiologie, à la pathologie du système nerveux; par E.-R.-A. Serres. — Paris, Gabon, 1827, 2 vol. in-8°.

5. Avec un atlas, 1 vol. in-4°.

6. Traité général d'anatomie comparée; par Meckel, traduit de l'Allemand. — Paris, 1828-1838, 10 vol. in-8°.

7. Traité élémentaire d'anatomie comparée, suivi de recherches d'anatomie philosophique ou transcendante sur les parties primaires du système nerveux et du squelette intérieur et extérieur; par C.-G. Carus, traduit de l'allemand, par A.-J.-L. Jourdan. — Paris, Baillière, 1835, 3 vol. in-8°.

8. Avec un atlas, 1 vol. in-4°.

SECTION VI.

MÉLANGES.

(M*13)   § 1.

Mélanges d'Anatomie.

1. Anatomie nouvelle de la tête de l'homme et de ses dépen-

dances, avec l'usage de ses parties, suivant leur structure et la physique moderne, par J. de la CHARRIÈRES. — Paris, 1703, 1 vol. in-12.

2. Gualteri NEEDHAM, medici et anatomici in Anglia celeberrimi. Observationes anatomicæ ; demonstratæ in collegio regio Cantabrigiæ, et figuris æneis elegantioribus illustratæ. Editio ultima. — Lugduni-Batavorum, Severinum, 1714, 1 vol. in-12.

3. Observationes anatomicæ Jo.-Dominici SANTORINI, supremi magistratus salutis Venet : Protomedici, et in Veneto Lyceo anatomes professoris. — Venetiis, Recurti, 1724, 1 vol. in-4°

Cet ouvrage contient onze chapitres ; dans le premier, avant de décrire les muscles de la face, Santorini s'occupe de la couleur des nègres, dont il trouve le siége dans le tissu réticulaire. Dans la suivante, il décrit l'oreille, le cerveau, la glande lacrymale, le nez, le larynx, le pharynx, les viscères de la poitrine et du bas ventre, et les organes de la génération. Ce volume est rempli d'observations intéressantes. Haller les appelle : *minutas, doctas* et *divites*. Les trois planches dont cet ouvrage est accompagné sont fort bien exécutées.

4. Disputationum anatomicarum selectarum. Collegit, edidit, præfatus est Albertus HALLER. — Gottingæ, Vandenhoeck, 1746, 7 vol. in-4°.

Cette collection de thèses soutenues par les élèves ou les amis de Haller, et revues par lui, est accompagnée d'un grand nombre de planches.

5. Anatomie de la tête, en tableaux imprimés, qui représentent au naturel le cerveau sous différentes coupes, la distribution des vaisseaux dans toutes les parties de la tête, les organes des sens, et une partie de la névrologie, d'après les pièces disséquées et préparées par DUVERNEY, maître en chirurgie, etc. ; en huit grandes planches, dessinées, gravées, peintes et imprimées en couleur et grandeur naturelle ; par GAUTIER, seul privilégié pour cet ouvrage, avec des tables relatives aux figures. — Paris, Gautier, 1748, 1 vol. in-f°.

Aux armes du roi.

(M⁺¹⁴) § 2.

Mélanges d'Anatomie artistique.

(M²¹⁵) § 3.

Mélanges d'Anatomie comparée.

1. Nouvelle comparaison des membres pelviens et thoraciques chez l'homme et chez les mammifères, déduite de la torsion de l'humérus ; par Charles MARTINS, professeur d'histoire naturelle médicale à la Faculté de médecine de Montpellier. — Montpellier, Boehm, 1857, 1 vol. in-4°.

CHAPITRE DEUXIÈME

ANATOMIE GÉNÉRALE

CHAPITRE TROISIÈME

APPAREIL DE LA LOCOMOTION

SECTION I.

OSTÉOLOGIE.

(M°¹⁹)
§ 1ᵉʳ.

Traités généraux d'Ostéologie.

1. Joannis RIOLANI filii, Anthropographia et osteologia omnia recognita triplo auctiora et emendatiora, ex propriis ac novis cogitationibus et observationibus. — Parisiis, Moreau, 1626, 1 vol. in-4°.

2. Petri PAAW, Amsteldamensis, in Academia Lugduno-Batava anatomici et botanici professoris, Primitiæ anatomicæ. De humani corporis ossibus. — Amstelreodami, Laurent, 1633, 1 vol. in-4°.

Cet ouvrage est orné d'une grande planche représentant Paaw donnant une leçon d'anatomie dans son amphithéâtre, et entouré de ses élèves dans le costume hollandais de cette époque ; et de plusieurs planches d'anatomie.

3. Traité d'ostéologie, ou la manière aisée d'apprendre les premiers principes de l'anatomie. Ouvrage très utile aux jeunes étudiants en chirurgie ; par J.-B. D. L. G. — Amsterdam, Desbordes, 1719, 1 vol. in-12.

4. Ostéographie, ou description des os de l'adulte, du fœtus, etc., précédée d'une introduction à l'étude des parties solides du corps humain ; par TARIN, médecin. — Paris, Briasson, 1753, 1 vol. in-4°.

Ouvrage orné d'un grand nombre de planches d'anatomie.

5. Traité d'ostéologie ; par BERTIN. Suivi de trois mémoires de HÉRISSANT, sur différents points d'ostéologie. — Paris, Méquignon, 1783, 3 vol. in-12.

(M°²⁰)
§ 2.

Traités généraux d'Ostéologie comparée.

(M°²¹)
§ 3.

Mélanges d'Ostéologie.

1. Historia naturalis dentium humanorum ; in quâ eorum structura, usus, formatio, incrementum, ac morbi explicantur atque œneis figuris illustrantur ; a Johanne HUNTERO, societatis Regiæ Londinensis socio et in nosocomio sancti Georgii chirurgo, in linguam latinam et batavam versa a Petro BODDAERT, m.-d. urbis flissingæ exconsiliario, Academiæ Cæsareæ naturæ curiosorum, societatis scientiarum harlemensis, atque Zeelandiæ socio. — Dordraci, Blussé, 1773, 1 vol. in-4°.

Accompagné de 16 belles planches sur le système dentaire.

(M°²²)
§ 4.

Mélanges d'Ostéologie comparée.

(M°²³)
SECTION II.

SYNDESMOLOGIE.

SECTION III·

MYOLOGIE.

(M°²⁴)
§ 1.

Traités généraux de Myologie.

1. Anfangsgründe der mus Kellehre (planches de myologie). — Wien, bey Anton, Gassler, Buehhandler, 1786, 1 vol. in-f°.

(M°²⁵)
§ 2.

Traités généraux de Myologie comparée.

(M°²⁶)
§ 3.

Mélanges de Myologie.

(M°²⁷)
§ 4.

Aponévrologie.

CHAPITRE QUATRIÈME

APPAREIL DE LA CIRCULATION

(M°28)
SECTION I.
TRAITÉS GÉNÉRAUX D'ANGIOLOGIE.

(M°29)
SECTION II.
DU CŒUR.

1. Traité nouveau de la structure et des causes du mouvement naturel du cœur; par Raimond VIEUSSENS, conseiller-médecin ordinaire du roi, de l'Académie des Sciences de Paris, et de la Société royale de Londres, première édition.—Toulouse, Guillemette, 1715, 1 vol. in-4°.

Avec treize planches.

2. Traité de la structure du cœur, de son action et de ses maladies; par SÉNAC, médecin consultant du roi.—Paris, Vincent, 1749, 2 vol. in-4°.

C'est l'ouvrage le plus important de l'auteur. Il est accompagné de planches.

(M°30)
SECTION III.
DES ARTÈRES ET DES VEINES.

(M°31)
SECTION IV.
DES VAISSEAUX LYMPHATIQUES ET CHYLIFÈRES.

1. Anatomie des vaisseaux absorbants du corps humain, par CRUIKSHANK; ouvrage orné de planches gravées, et traduit de l'anglais, par PETIT-RADEL, docteur régent de la faculté de Paris, etc. — Paris, Froullé, 1787, 1 vol. in-8°.

(M°32)
§ 1.

Anatomie comparée des vaisseaux lymphatiques.

CHAPITRE CINQUIÈME

APPAREIL DE L'INNERVATION ET DES SENSATIONS

(M*³³)

SECTION I.

TRAITÉS GÉNÉRAUX DE NÉVROLOGIE.

1. Raymundi VIEUSSENS, doctoris-medici Monspeliensis, nevrographia universalis. Hoc est, omnium corporis humani nervorum, simul et cerebri, medullæque spinalis, descriptio anatomica ; eaque integra et accurata, variis iconibus fideliter et ad vivum delineatis, æreque incisis illustrata : cum ipsorum actione et usu, physico discursu explicatis. — Lugduni, J. Certe, 1685, 1 vol. in-f°.

2. Exposition anatomique des organes des sens, jointe à la névrologie entière du corps humain, et conjectures sur l'électricité animale et le siége de l'âme ; par DAGOTY père, anatomiste, pensionné du roi. — Paris, Demonville, 1775, 1 vol. in-f°.

(M*³⁴)

SECTION II.

TRAITÉS GÉNÉRAUX DE NÉVROLOGIE COMPARÉE.

(M*³⁵)

SECTION III.

MÉLANGES DE NÉVROLOGIE.

(M*³⁶)

SECTION IV.

DE L'ENCÉPHALE ET DE SES ANNEXES.

1. Cerebri anatome : cui accessit nervorum descriptio et usus. Studia Thomæ WILLIS, ex œde Christi Oxon. m. d. et in ista celeberrima academia naturalis philosophiæ professoris sidleiani. Accessit viri cujusdem clarissimi de ratione motus musculorum tractatus singularis. — Amstelodami, Schagen, 1666, 1 vol in-8°.

Avec des planches d'anatomie.

2. Recherches sur le système nerveux en général, et sur celui du cerveau en particulier. Mémoire présenté à l'Institut de France, le 14 mars 1808 ; suivi d'observations sur le rapport qui en a été fait à cette compagnie par ses commissaires ; par F.-J. GALL, et G. SPURZHEIM. — Paris, Schœll, 1809, 1 vol. in-4°.

3. Recherches sur l'encéphale, sa structure, ses fonctions et ses maladies ; par PARCHAPPE. — Paris, Just-Rouvier, 1836, 2 vol. in-8°.

(M*³⁷)

SECTION V.

ANATOMIE COMPARÉE DE L'ENCÉPHALE.

(M*³⁸)

SECTION VI.

DES ORGANES DES SENS EN GÉNÉRAL.

(M*³⁹)

§ 1.

De l'organe du toucher.

(M*⁴⁰)

§ 2.

De l'organe du goût.

(M*⁴¹)

§ 3.

De l'organe de l'odorat.

(M*⁴²)

§ 4.

De l'organe de la vue.

1. Le méchanisme ou le nouveau traité de l'anatomie du globe de l'œil, avec l'usage de ses différentes parties et de celles qui lui sont contiguës, orné de planches gravées en taille-douce ; par Jean TAYLOR, m. d. oculiste du roi de la Grande-Bretagne. — Paris, David, 1738, 1 vol. in-8°.

Avec un portrait de Taylor.

(M*⁴³)

§ 5.

Anatomie comparée de l'organe de la vue.

(M*⁴⁴)

§ 6.

De l'organe de l'ouïe.

1. Traité de l'organe de l'ouïe, contenant la structure, les usages et les maladies de toutes les parties de l'oreille ; par DUVERNEY, de l'Académie des Sciences, conseiller, médecin ordinaire du Roi, pro-

fesseur en anatomie et en chirurgie au Jardin Royal des Plantes. Nouvelle édition. — Leyde, Langerak, 1731, 1 vol. in-12.

Avec 16 belles planches d'anatomie de cet organe.

2. Traité nouveau de la structure de l'oreille, divisé en deux parties; par Raymond VIEUSSENS, conseiller médecin ordinaire du Roi, de l'Académie des Sciences de Paris et de la Société Royale de Londres. — Toulouse, Guillemette, 1714, 1 vol. in-4°.

Avec planches.

3. Tractatus quatuor anatomici de aure humana, tribus figurarum tabulis illustrati, autore Joanne-Friderico CASSEBOHM, m. d. et prof. publ. Halæ, Magdeburgicæ. Sumptibus. — Orphanotrophei, 1734, 1 vol. in-4°.

4. Tractatus quintus anatomicus, de aure humana. Cui accedit tractatus sextus anatomicus de aure monstri humani. Cum tribus figuratum tabulis, et indice tam horum duorum, quam quatuor priorum tractatuum, ante annum de aure humana editorum autore Jo.-Friderico CASSEBOHM, m. d. et prof. publ. Halæ, Magdeburgicæ. Sumpt. — Orphanotrophei, 1735, 1 vol. in-4°.

On trouve dans ce traité une description fort exacte de l'organe de l'ouïe, qu'il considère d'abord dans le fœtus, et qu'il compare ensuite avec le même organe dans les adultes, en y faisant remarquer tous les changements par lesquels il passe avant d'arriver à être parfait.

(M^245)   § 7.

Anatomie comparée de l'organe de l'ouïe.

CHAPITRE SIXIÈME

SPLANCHNOLOGIE OU ANATOMIE DES VISCÈRES

1. Recherches anatomiques sur la position des glandes et sur leur action ; par Théophile DE BORDEU, médecin conseiller du Roi, etc. — Paris, Barrois, 1751, 1 vol. in-12.

1. Th. BARTHOLINI, dissertatio anatomica, de hepate defuncto, novis bilsianorum observationibus opposita. — Hafniæ, Wering, 1661, 1 vol. in-8°.

On croyait jusqu'à Bartholin que le foie était le seul et véritable organe de la sanguification.

2. Th. BARTHOLINI, responsio de experimentis anatomicis bilsianis, et difficili hepatis resurrectione, ad clarissimum virum Nicolaum Zas. — Hafniæ, Haubold, 1661, 1 vol. in-8°.

3. Joan.-Baptistæ BIANCHI, méd.-doc. et in Taurinensi universitate anatomiæ professoris ; historia hepatica, in hâc tertia editione, numeris tandem omnibus absoluta. Seu theoria ac praxis omnium morborum hepatis, et bilis, cum ejusdem visceris anatome pluribus in partibus novâ : adjectis dissertationibus aliquot ; œneis tabulis accuratis earum explicationibus, et animadversionibus ad hocce explendum opus facientibus ; amplisque omnium rerum indicibus. — Genevæ, Detournes, 1725, 2 vol. in-4°.

Avec de belles planches du foie.

Cet ouvrage est un de ceux que Morgagni a soumis à la censure dans deux lettres, *de ses cinq adversaires anatomiques*, où il relève les erreurs de Bianchi.

1. Anatomie des parties de la génération de l'homme et de la femme, représentées avec leurs couleurs naturelles, selon le nouvel art, jointe à l'angéologie de tout le corps humain, et à ce qui concerne la grossesse et les accouchements ; par GAUTIER-DAGOTY père, anatomiste pensionné du roi. — Paris, Brunet, 1773, 1 vol. in-f°.

Gautier-Dagoty se donnait pour l'inventeur de l'art de graver et d'imprimer en couleurs naturelles ; c'est-là ce qu'il appelle dans son titre, *le nouvel art.*

CHAPITRE SEPTIÈME

ANOMALIES ANATOMIQUES

(M•⁶⁰)

---

1. Gerardi BLASII, Amstelodamensis, Observationes medicæ rariores. Accedit monstri triplicis historia. — Amstelodami, Wolfgang, 1677, 1 vol. in-8°.

> Cet ouvrage est accompagné de planches représentant des faits curieux d'anatomie pathologique, et trois planches de monstres humains et d'animaux.

2. Tabulæ anatomicæ quatuor uteri duplicis observationem rariorem sistentes ex decreto facultatis medicæ Argentoratensis in lucem editæ a Georg.-Henr. EISENMANNO, philos. et med. d. anat. et chirurg. Prof. publ. ordin. — Argentorati, Konigii, 1752, 1 vol. in-f°.

> Ces tables représentent les détails anatomiques d'un utérus double, trouvé chez une jeune fille.

CHAPITRE HUITIÈME

ART DE L'ANATOMISTE

(M*61)

SECTION I.

DE LA DISSECTION.

1. Anatomie raisonnée du corps humain, où l'on donne la manière de disséquer, et où l'on explique les fonctions de l'économie animale par les seules lois de la circulation, conformément aux Instituts de médecine; par DEIDIER, conseiller médecin du Roi, ancien professeur de la Faculté de Montpellier, chevalier de l'ordre de Saint-Michel, etc. — Paris, d'Houry, 1742, 1 vol. in-8°.

(M*62)

SECTION II.

DE L'ART D'INJECTER ET DE DESSÉCHER.

1. Anthropotomie, ou l'art d'injecter, de disséquer, d'embaumer et de conserver les parties du corps humain, etc.; par SUE, professeur royal en anatomie aux écoles de chirurgie, etc., 2e édition. — Paris, Cavelier, 1765, 1 vol. in-12.

(M*63)

SECTION III.

DE L'USAGE DU MICROSCOPE EN ANATOMIE.

1. Traité du microscope et de son emploi dans l'étude des corps organisés; par le docteur MANDL, suivi de recherches sur l'organisation des animaux infusoires; par D.-C.-G. EHRENBERG.—Paris, Baillière, 1839, 1 vol. in-8°.

(M*64)

SECTION IV.

DE L'EMBAUMEMENT.

1. Rapport de l'Académie des Sciences sur le procédé d'embaumement de M. GANNAL. Séance du 24 mars 1848. — Paris, Lenormant, 1 vol. in-8°.

2. Nouvelle notice sur les embaumements; par F. GANNAL, docteur médecin. — Paris, 1859, 1 vol. in-8°.

(M*65)

SECTION V.

ANATOMIE ARTIFICIELLE.

Descriptions et catalogues des Musées anatomiques.

1. Rapport sur l'anatomie clastique du docteur AUZOUX; par une commission de l'Académie de Médecine; précédé d'une notice sur ses travaux anatomiques. — Paris, Decourchant, 1837, 1 vol. in-8°.

CHAPITRE NEUVIÈME

ANATOMIE PATHOLOGIQUE

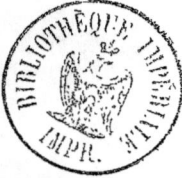

1. Joannis-Baptistæ MORGAGNI, Foroliviensis, in Patavino gymnasio primarii anatomes professoris, et præsidis, adversaria anatomica omnia. Novis pluribus æreis tabulis, et universali accuratissime indice ornata; opus nunc vere absolutum, inventis, et innumeris observationibus, ac monitis refertum, quibus universa humani corporis anatome, et subinde etiam quæ ab hac pendent, res medica et chirurgica admodum illustrantur. Accedit in hac ultima editione nova institutionum medicarum idea medicum perfectissimum adumbrans. — Lugduni-Batavorum, Langerak, 1741, 1 vol. in-4°.

Avec un beau portrait de Morgagni à l'âge de 36 ans, et un grand nombre de planches d'anatomie pathologique.

2. Petri CAMPER, A. L. M. Philos. ac. med. doctoris, etc. Demonstrationum anatomico-pathologicarum. Liber primus, continens Brachii humani fabricam et morbos ; et liber secundus, Pelvis humanæ fabricam et morbos.— Amstelædami, Schreuder, 1760-1762, 1 vol. in-f°.

3. Quelques recherches sur les caractères anatomiques de l'inflammation dans les tissus mous; par J.-F.-A.-A. BOULLAND-LANSEMENT (thèse). — Paris, Didot, 1824, in-4°.

4. Recherches anatomico-pathologiques sur la phthisie; par P.-Ch.-A. LOUIS. — Paris, Gabon, 1825, 1 vol. in-8°.

5. Musée d'anatomie-pathologique. Bibliothèque de médecine et de chirurgie pratiques, représentant les altérations morbides du corps humain ; par le docteur Félix THIBERT. — Paris, 1844, 1 vol. in-8°.

CHAPITRE DIXIÈME

ANATOMIE CHIRURGICALE

1. Anatomie chirurgicale, ou description exacte des parties du corps humain, avec des remarques utiles aux chirurgiens dans la pratique de leur art; publiée ci-devant par PALFIN, chirurgien juré, anatomiste et lecteur en chirurgie, à Gand. Nouvelle édition, entièrement refondue et augmentée d'une ostéologie nouvelle; par A. PETIT, docteur régent de la Faculté de médecine de Paris, pro-fesseur d'anatomie, etc. Enrichie d'un grand nombre de figures en taille-douce. — Paris, Cuvelier, 1753, 2 vol. in-8°.

Édition estimée et rare.

2. Anatomie chirurgicale de la région de l'aine; par C.-P. ROBIN, d. m., licencié ès-sciences naturelles, etc. — Paris, Méquignon-Marvis, 1846, 1 vol. in-4°.

LIVRE DEUXIÈME

PHYSIOLOGIE

— ◇ —

CHAPITRE PREMIER

PRÉLIMINAIRES ET GÉNÉRALITÉS

(M^{1,1})

SECTION I.

BIBLIOGRAPHIE.

(M^{1,2})

SECTION II.

CONSIDÉRATIONS SUR LA PHYSIOLOGIE.

1. Trois discours philosophiques; le premier de la comparaison de l'homme avec le monde. — Le deuxième du principe de la génération de l'homme. — Le troisième de l'humeur mélancolique; par Jourdain GUIBELET. — Evreux, Lemarié, 1603, 1 vol. in-8°.

Le titre manque.

2. L'astrologie et physiognomonie en leur splendeur; par Jehan TAXIL, docteur médecin, natif des Saintes-Maries, médecin en Arles, 1608. — Tournon, Reynaud, 1 vol. in-8°.

On voit dans ce traité une estampe représentant une figure sur laquelle se trouvent des signes du visage, correspondant par des chiffres à ceux qui peuvent exister dans d'autres parties du corps. — Cette figure a été publiée depuis, bien des fois, sans qu'on ait indiqué de quel ouvrage elle avait été tirée.

3. L'hospital des fous-incurables ; où sont déduites de point en point toutes les folies et les maladies d'esprit, tant des hommes que des femmes; tiré de l'italien de Thomas GAZZONI et mis en notre langue par François CLARIER, sieur de Longval, docteur médecin et professeur ès-mathématiques. — Paris, Sevestre, 1620, 1 vol. in-8°.

Cet ouvrage est beaucoup plus philosophique que médical.

4. L'existence de Dieu démontrée par les merveilles de la nature, en trois parties; où l'on traite de la structure du corps de l'homme, des éléments, des astres et de leurs divers effets; par VANHIEUWENTYT. — Paris, Vincent, 1725, 1 vol. in-4°.

Cet ouvrage montre l'étendue des connaissances de l'auteur

dans les mathématiques, la physiologie, la physique et l'hydrostatique. — Il est orné d'un grand nombre de planches.

5. Traité de la communication des maladies et des passions ; avec un essai pour servir à l'histoire naturelle de l'homme; par MOREAU DE SAINT-ELIER. — Lahaye, Van-Duren, 1738, 1 vol. in-8°.

6. De sympathia, seu consensu partium corporis humani, ac potissimum ventriculi, in statu morboso; dissertatio medica, authore Henrico-Josepho REGA, m. d. in academia Lovaniensis, professore, etc. — Harlemi, Van Lee, 1739, 1 vol. in-8°.

7. Traité des causes physiques et morales du rire, relativement à l'art de l'exciter; par POINSINET DE SIVRY. — Amsterdam, Rey, 1768, 1 vol. in-12.

8. Exposition des variations de la nature, dans l'espèce humaine, où l'on demande si, posées les lois naturelles les plus générales sur lesquelles portent l'ordre et l'harmonie du corps humain, la nature peut quelquefois s'en écarter; par T. GUINDANT, des Facultés de médecine de Paris et de Montpellier, ancien médecin de l'Hôtel-Dieu d'Orléans, du Collège de médecine et de la Société royale d'agriculture de la même ville. — Paris, Debure, 1771, 1 vol. in-8°.

9. La statique des végétaux et celle des animaux; expériences lues à la Société royale de Londres; par le docteur HALES. Traduit de l'anglais par BUFFON, SIGAUD DE LA FOND, et de SAUVAGES. — Paris, impr. de Monsieur, 1779, 2 parties en 4 vol. in-8°.

Avec des planches.

10. Sylloge selectiorum opusculorum de mirabili sympathia, quæ partes inter diversas corporis humani intercedit : edita cura. Jo.-Christ.-Traug. SCHLEGEL, d. m. atque chirurgiæ, et medici apud Longosalissenses. — Lipsiæ, Schneider, 1787, 1 vol. in-8°.

11. De la connaissance du tempérament, peinture fidèle des états sanguin, nerveux, bilieux et glaireux, comme principes de toutes maladies; par le docteur DELACROIX. — Paris, 1827, 1 vol. in-8°.

12.   Essai sur les harmonies physiologiques; par BAUDET-DU-LARY, docteur médecin, etc. Avec un atlas de 22 planches. — Paris, 1844, 2 vol. in-8°.

SECTION III.

HISTOIRE DE LA PHYSIOLOGIE.

(M^bs)   § 1.

Histoire de la Physiologie humaine.

1.   Histoire de la découverte de la circulation du sang ; par P. FLOURENS. — Paris, Garnier, 1857, 1 vol. in-12.

(M^b4)   § 2.

Histoire de la Physiologie comparée.

(M^bs)

SECTION IV.

DICTIONNAIRES PHYSIOLOGIQUES.

(M^b6)

SECTION V.

ŒUVRES PHYSIOLOGIQUES.

SECTION VI.

TRAITÉS GÉNÉRAUX DE PHYSIOLOGIE.

(M^L7)   § 1.

Traités généraux anciens de Physiologie humaine.

(M^bs)   § 2.

Traités généraux modernes de Physiologie humaine.

1.   Le medicine Partenenti alle infermita delle Donne. Scritte per Giovanni MARINELLO, nuovamente da lui ampliate, et ricorrete. Divise in tre libri. — Venetia, Valgrisio, 1574, 1 vol. in-8°.

2.   Aristocratia humani corporis. Auctore Joanne DUVALLIO, Pontesiano, in medicinæ facultate doctore, et medico regio. — Parisiis, Jacquin, 1615, 1 vol. in-8°.

3.   Johannis-Antonidæ VANDER-LINDEN, doct. et professoris medicinæ practicæ ordinarii in Acad. Lugduno-Batava, medicina physiologica, nova curataque methodo, ex optimis quibusque auctoribus contracta, et propriis observationibus locupletata. — Amstelædami, Ravestein, 1653, 1 vol. in-4°.

  Guy-Patin n'aimait pas Vander-Linden qui était partisan de la chimie et de l'antimoine, et l'on peut voir ce qu'il en dit dans ses lettres. Voici comment il apprécie cet ouvrage : « J'ai trouvé, dit-il, que tout ce livre n'était que de la crème fouettée; que cet homme était un homme docte, mais que c'était écrire *de anatomicis non anatomicus.* »
  Ce volume appartenait au docteur Pitton en 1654.

4.   Johannis MAYOW, Londinensis doctoris et medici, nec non coll. omn. anim. in universitate Oxoniensi socii, opera omnia medico-physica, tractatibus quinque comprehensa, quorum catalogum pagina post epistolam dedicatoriam exhibet. Editio novissima, figuris æneis adornata. — Hagæ-Comitum, Leers, 1681, 1 vol. in-8°.

  Voici les cinq traités :
  1° De sal nitro et spiritu nitro-aëreo ;
  2° De respiratione ;
  3° De respiratione fœtus in utero et ovo ;
  4° De motu musculari et spiritibus animalibus;
  5° De rachitide ;
  Avec planches et portrait de l'auteur.

5.   Francisci ZYPOEI, in alma universitate Lovaniensi ad aulam doctoralem candidati, anatomiæ professoris et secreti bilsiani, tam sine, quam cum sanguinis effusione secandi depositarii regii, fundamenta medicinæ reformata physico-anatomica. Editio tertia. — Bruxellis, T'Serstevens, 1693, 1 vol. in-8°.

6.   Conspectus physiologiæ medicæ et higieines, in forma tabularum repræsentatus et ad dogmata stahliana potissimum adornatus, auctore D. Joanne JUNCKERO, prof. public. ordinar. et medic. pratico instituti orphanotrophei halensis. — Halæ-Magdeburgicæ, Impensis Orphanotrophei, 1735, 1 vol. in-4°.

  Compilation faite avec assez de choix et de méthode.

7.   Jo. Gothofr. de BERGER, d. poloniarum regis, et electoris saxoniæ, aulæ consiliarii et archiatri in acad. Vitemb., prof. med. primarii et acad. senioris, physiologia medica, sive de natura humana, liber bipartitus. Iterum in lucem prodit cura frider. Christiani GREGUT, m. d. sereniss., hassiæ principis et hanov. comitis consil. arch. phil. nat. ac. med. prof. urbis hanov. et abb. selig. phys. ut et S. R. J. acad. nat. cur. collegæ, Marcelli, cujus dissertatio de anthropologia, ejusque præcipu is tam antiquis quam modernis scriptoribus introductionis loco præmittitur. — Francofurti, Stock et Scilling, 1737, 1 vol. in-4°.

  Élève de Ruisch, Berger profita des leçons de son maître, et écrivit sa physiologie, en la dépouillant des hypothèses absurdes professées jusque-là dans les écoles.

8.   Essai physique sur l'économie animale ; par QUESNAY, 2e édition. — Paris, Cavelier, 1747, 3 vol. in-12.

  Le second volume de cet ouvrage contient, à la fin, des remarques sur l'extraction des sels essentiels mixtes, par HÉVIN, premier chirurgien de Mme La Dauphine.

9.   Georgii-Erhardi HAMBERGERI, physiologia medica, seu de actionibus corporis humani sani doctrina principiis physicis a se editis itemque mathematicis atque anatomicis superstructa, cum figuris æneis et indice. — Jenæ, Guth, 1751, 1 vol. in-4°.

  L'auteur, qui avait un très grand goût pour les mathématiques, en fait une application continuelle à la physique du corps humain.

  Cet exemplaire est accompagné de planches et d'un beau portrait de l'auteur.

10. Leçons sur l'économie animale; par SIGAUD DE LA FOND. — Paris, Delalain, 1767, 2 vol. in-12.

11. Éléments de physiologie de Alb. DE HALLER, traduction nouvelle du latin en français, par BORDENAVE. — Paris, Guillyn, 1769, 2 part. en 1 vol. in-12.

12. Conspectus œconomiæ animalis; seu compendium physiologiæ, ad usum medicinæ et chirurgiæ tironum adornatum, tum et cæterorum naturæ humanæ curiosorum utilitati consecratum; a Stephano GROSSIN-DUHAUME, d. m. Monspeliensi, d. reg. fac. med. Parisiensis, etc. — Parisiis, Cellot, 1777, 1 vol. in-12.

13. Tableau de l'économie animale, ou nouvel abrégé de physiologie, concernant le mécanisme et l'organisation du corps humain; par GROSSIN-DUHAUME, médecin de la Faculté de Montpellier, etc. On y a joint un mémoire sur les dissolvants de la pierre; avec une lettre sur le traitement de la rage. — Paris, Cellot, 1778, 1 vol. in-12.

14. Essai sur la physiologie ou physique du corps humain; par BORDENAVE, membre du collége de chirurgie de Paris, de l'Académie royale des sciences, etc. 3e édition. — Paris, Clousier, 1778, 2 vol. in-12.

Aux Armes Royales.

15. Physiologie de CULLEN, médecin docteur, traduite de l'anglais sur la troisième et dernière édition; par BOSQUILLON, écuyer, docteur-régent de la Faculté de médecine de Paris, lecteur du Roi et professeur de langue grecque au collége royal de France, censeur royal et associé honoraire de la société d'Édimbourg, etc. — Paris, Barrois, 1785, 1 vol. in-8°.

16. Nouveaux éléments de physiologie; par Ant. RICHERAND, chirurgien de l'hôpital Saint-Louis. — Paris, Caille et Ravier, 1814, 2 vol. in-8°.

17. Nouveaux éléments de physiologie; par RICHERAND. Neuvième édition. — Paris, Béchet, 1825, 2 vol. in-8°.

18. Précis élémentaire de physiologie; par MAGENDIE. — Paris, Méquignon, 1836, 2 vol. in-8°.

19. Maître Pierre ou le savant de village. Entretiens sur la physiologie; par Laurent CERISE, docteur médecin. — Paris, Levrault, 1836, 1 vol. in-8°.

20. Leçons de physiologie expérimentale, appliquée à la médecine, faites au Collége de France; par Claude BERNARD. — Paris, Baillière, 1855, 2 vol. in-8°.

(M^{b9}) § 3.

Traités généraux de Physiologie comparée.

SECTION VII.

MÉLANGES.

(M^{b10}) § 1.

Mélanges de Physiologie humaine.

1. Georgi BAGLIVI, medic. theoric. in Romano archylyc., prof.

soc. reg. Lond., acad. imp. Leop., etc., socii. — Tractatus de fibra motrice et morbosa, in quo de solidorum structura, vi, elatere, æquilibrio, usu, potestate et morbis disseretur, nec non de duræ matris constructione, elatere, æquilibrio et in singula quæque solida oscillatione systaltica. Et obiter de experimentis, ac morbis salivæ, bilis et sanguinis. De statice aëris, et liquidorum per observationes barometricas, et hydrostaticas ad usum respirationis explicata. De circulatione sanguinis in testudine, ejusdemque cordis anatome. Editio tertia. — Lugduni, Anisson, 1703, 1 vol. in-8°.

2. Exercitationes medicæ quatuor. 1 De motu vitali; 2° De somno et vigilia; 3° De fame; 4° De siti. Auctore Johanne DE GORTER, m. d. et prof. ordinario. — Amstelædami, Ratelband, 1737, 1 vol. in-4°.

Dans sa première dissertation, il déduit la perpétuité du mouvement vital de la tendance de la fibre à se raccourcir, et de l'opposition continuelle qu'elle met ainsi à l'extensibilité du corps musculaire. Dans la seconde, il avance que pendant le sommeil les parties sont dans un état de relâchement, et les fonctions ralenties ou suspendues. Dans la troisième et quatrième, qui traitent de la faim et de la soif, l'auteur y fait diverses remarques pratiques intéressantes.

3. Viri celeberrimi Antonii-Mariæ VALSALVÆ, opera. Hoc est tractatus de aure humana, editione hac quarta accuratissimè descriptus, tabulis que archetypis exornatus, et dissertationes anatomicæ, quæ nunc primum prod⸰unt, ad colon intestinum, ad arteriam magnam, ad accessorios nervos, ad oculos, ad suffusiones, et ad renum succenturiatorum excretorios ductus attinentes, tabulis itidem illustratæ. Omnia recensuit et auctoris vitam, suasque ad tractatum, et dissertationes epistolas addidit duodeviginti Joannes-Baptista MORGAGNUS. — Venetiis, Pitter, 1740, 2 vol. in-4°.

Cette édition, publiée et commentée par Morgagni, est la meilleure. L'éditeur fait remarquer que le seul traité de l'oreille avait coûté à Valsalva plus de seize ans de travail, et qu'il avait disséqué plus de mille têtes pour découvrir la véritable structure de cet organe. Ce qui rend surtout précieux cet ouvrage, ce sont les lettres anatomiques de Morgagni. Cette édition est accompagnée de belles planches, et cet exemplaire offre une représentation de la pierre tumulaire de Valsalva avec son portrait.

(M^{b11}) § 2.

Mélanges de Physiologie comparée.

1. Hieronymi FABRICII ab aquapendente anatomici Patavini. De Brutorum loquela. — Patavii, Pasquali, 1603, 1 vol. in-fol.

L'auteur compare ici le langage de l'homme à ce qu'il appelle le langage des bêtes.

2. Concours pour la chaire de botanique et d'histoire naturelle médicale vacante à la faculté de médecine de Montpellier. Étudier les fluides des végétaux et les comparer à ceux des animaux; par Dominique CLOS. — Montpellier, Boehm, 1851, 1 vol. in-8°.

CHAPITRE DEUXIÈME

DE LA VIE CHEZ L'ÊTRE HUMAIN

(M^{b12}) SECTION I.

DU PRINCIPE DE LA VIE, DE LA VITALITÉ ET DE LA MORT.

1. Joh. BEVEROVICII, epistola quæstio de vitæ termino, fatali, an mobili ? Cum doctorum responsis, tertia editio, auctior et emendatior. — Lugduni, Batavorum, Maire, 1651, 1 vol. in-4°.

Livre curieux qui fit beaucoup de bruit à son apparition, et dans lequel l'auteur recherche si l'on peut avancer ou retarder, par l'art, le terme de la mort.

Cet exemplaire appartenait à la maison des Missionnaires de Versailles.

2. Traité de la longue vie, dans lequel, par des principes nouveaux de médecine, on donne des moyens certains pour conserver longtemps la vie. — Rouen, Besongne, 1698, 1 vol. in-8°.

Singulier ouvrage dans lequel l'auteur établit comme principe de guérison des maladies, le précepte, *similia similibus curantur*, et semble un précurseur de *l'homœopathie ;* il appelle même son principe *homoïose.* Voici, du reste, le jugement que porte de ce livre Bourdelot, médecin du Roi.

« J'ai lu, par l'ordre de M. le chancelier, le *Traité de la longue vie.* Si on le considère dans le sens moral et allégorique, on en jugera avantageusement, puisqu'il est vrai que la pureté des mœurs, à laquelle l'auteur exhorte, est le plus sûr moyen pour arriver à une belle vieillesse ; mais si on l'examine en physicien, on en jugera tout autrement ; car il condamne les maximes de la médecine les mieux établies, rejette la saignée et les purgatifs, et n'admet contre les maladies qu'un seul et unique remède qu'il appelle succédanée, ou substitut du fruit de vie, qu'il promet de découvrir dans un autre ouvrage, en cas que celui-ci soit bien reçu.

« A Versailles, le 1er mars 1697.   BOURDELOT. »

Cet exemplaire vient des Capucins de Meudon.

3. Georgii Ernesti STAHLII, negotium otiosum, seu Ekiamaxia, adversus positiones aliquas fundamentales, theoriæ veræ medicæ à viro quodam celeberrimo intentata, sed adversis armis conversis enervata. — Halæ., litt. et impens. Orphanotrophei, 1720, 1 vol. in-4°.

Dans cet ouvrage, Stahl défend sa doctrine de l'âme, comme principe des fonctions tant en santé qu'en maladie, et répond aux objections de Leibnitz, qui était partisan du *mécanisme.*

4. Essai sur les probabilités de la durée de la vie humaine; d'où l'on déduit la manière de déterminer les rentes viagères, tant simples qu'en tontines ; précédé d'une courte explication sur les rentes à terme ou annuités, et accompagné d'un grand nombre de tables ; par DÉPARCIEUX, de la Société royale des sciences de Montpellier. — Paris, Guérin, 1746, 1 vol. in-4°.

Déparcieux n'était pas médecin, aussi son travail est-il bien plutôt un travail de statistique que de physiologie.

5. Méthode aisée pour conserver sa santé jusqu'à une extrême vieillesse, fondée sur les lois de l'économie animale et les observations pratiques des meilleurs médecins, tant anciens que modernes. Traduite de l'anglais par L. de PRÉVILLE. — Paris, Prault, 1752, 1 vol. in-8°.

Vient du couvent des Récollets de Versailles.

6. Recherches et observations sur la durée de la vie de l'homme. 1754, première partie ; par BAGARD. — Nancy, Antoine, 1 vol. in-8°.

La deuxième partie de ces recherches, traduites en partie de Bacon, n'a point été publiée.

7. Conseils et moyens faciles pour vivre longtemps dans une parfaite santé, avec la manière de corriger un mauvais tempérament ; de jouir d'une félicité parfaite jusqu'à un âge fort avancé, et de ne mourir que par la consommation de l'humide radical, usé par une extrême vieillesse. Traduit de l'italien de Louis CORNARO, noble vénitien, par de LA BONNODIÈRE. — Paris, Edme, 1772, 1 vol. in-12.

8. Lettere sopra la certezza de' segni della morte con varie osservazioni ed esperienze sopra gli annegati versione dal francese di Ferdinando de LA BOISSIÈRE, chirurgo-primario pontificio, del ven. ospedale della Madonna di Loreto, ed Academiço corrispondente della Societa reale di medicina e' chirurgia di Parigi ; con l'aggiunta di altre osservazioni chirurgiche del traduttore. — Roma, Salvioni, 1783, 1 vol. in-8°.

Avec plusieurs planches de chirurgie.

9. Leçons sur les phénomènes physiques de la vie ; par MAGENDIE. Recueillies par C. JAMES. — Paris, 1835-38, 4 vol. in-8°.

10. De la longévité humaine et de la quantité de vie sur le globe; par P. FLOURENS. — Paris, Garnier, 1856, 1 vol. in-12.

11. De la vie et de l'intelligence; par P. FLOURENS. — Paris, Garnier, 1858, 1 vol. in-12.

(M^{b,3})

SECTION II.

HISTOIRE NATURELLE DE L'HOMME ET DE LA FEMME.

1. Muliebria, historico-medica hoc est partium genitalium muliebrium consideratio physico-medico-forensis, qua pudendi muliebris partes tam externæ, quam internæ, scilicet uterus cum ipsi annexis ovariis et tubis fallopianis, nec non varia de clitoride et tribadismo, de hymene et nymphotonica seu feminarum circumcisione et castratione selectis et curiosis observationibus traduntur a D. Martino SCHURIGIO, physico Dresdensi. — Dresdæ et Lipsiæ, Hekel, 1729, 1 vol. in-4°.

2. La génération de l'homme, ou tableau de l'amour conjugal, considéré dans l'état du mariage; par Nicolas VENETTE, docteur médecin professeur du roi en anatomie et chirurgie, doyen des médecins agrégés au collège royal de La Rochelle. Nouvelle édition. — Hambourg, aux dépens de la compagnie, 1745, 2 vol. in-12.

3. De l'homme et de la femme, considérés physiquement dans l'état du mariage; par de LIGNAC. Nouvelle édition avec de nouvelles figures. — Lille, Henry, 1774, 3 vol. in-12.

4. Histoire naturelle de l'homme; par le comte de LACÉPÈDE, précédée de son éloge historique, par le baron CUVIER (G.) — Paris, Levrault, 1827, 1 vol. in-8°.

(M^{b,4})

SECTION III.

DES RACES HUMAINES.

1. Histoire naturelle du genre humain, nouvelle édition augmentée et entièrement refondue, avec figures; par J.-J. VIREY. — Paris, Crochard, 1824, 3 vol. in-8°.

2. Histoire naturelle des races humaines, du nord-est de l'Europe, de l'Asie boréale et orientale, et de l'Afrique australe, d'après des recherches spéciales d'antiquités, de physiologie, d'anatomie et de zoologie, etc.; par A. DESMOULINS, docteur médecin. —Paris, Méquignon-Marvis, 1826, 1 vol. in-8°.

3. Des caractères physiologiques des races humaines, considérées dans leurs rapports avec l'histoire; par W.-Fr. EDWARDS, docteur médecin. — Paris, Compère, 1829, 1 vol. in-8°.

4. Autre édition du même ouvrage. — Lettre à M. Am. THIERRY. — Paris, veuve Dondey-Dupré, 1841, 1 vol. in-8°.

5. Esquisse de l'état actuel de l'anthropologie, ou de l'histoire naturelle de l'homme; par W.-Fr. EDWARDS. — Paris, veuve Dondey-Dupré, 1841, 1 vol. in-8°.

6. Fragments d'un mémoire sur les gaëls; par W.-Fr. EDWARDS, membre de l'Institut. — Paris, veuve Dondey-Dupré, 1845, 1 vol. in-8°.

7. De l'influence réciproque des races sur le caractère national; par W. Fr.-EDWARDS, de l'Institut. — Paris, veuve Dondey-Dupré, 1845, 1 vol. in-8°.

8. Histoire naturelle de l'homme; unité de l'espèce humaine (Voir Revue des Deux-Mondes); par de QUATREFAGES. — Tomes 30 et 31, seconde période, 1860-1861. —Paris, in-8°.

CHAPITRE TROISIÈME

DES FLUIDES ANIMAUX, DE LEUR COMPOSITION ET DE LEUR ROLE DANS L'ÉCONOMIE

(Mb15) SECTION I.

DES HUMEURS OU FLUIDES ANIMAUX EN GÉNÉRAL.

SECTION II.

FLUIDES ANIMAUX EN PARTICULIER.

(Mb16) § 1.

Esprits animaux.

1. Joannis-Philippi BURGGRAVII, jun. doct. med. Francofurti ad mœnum, de existentia spirituum nervosorum eorumque vera origine indole motu effectibus et affectibus in corpore humano vivo sano et œgro. Commentatio medica viro clarissimo Andr. Ottom. Gœlicke, imprimis opposita. — Francofurti ad mœnum, Fleischer, 1725, 1 vol. in-4°

Dans ce traité, l'auteur cherche à démontrer l'existence des esprits animaux, qu'il défend contre les partisans de l'école de Stahl, et en particulier contre Gœlicke qui avait publié une dissertation intitulée : Spiritus animalis ex foro medico relegatus.

(Mb17) § 2.

Salive.

(Mb18) § 3.

Suc gastrique.

1. La chymie naturelle, ou l'explication chymique et mécanique de la nourriture de l'animal; par Daniel DUNCAN, d. m. de Montpellier. — Paris, d'Houry, 1683, 1 vol. in-8°.

2. Traité de la cause de la digestion, où l'on réfute le nouveau système de la trituration et du broiement, et où l'on prouve que les aliments sont digérés et convertis en chile par une véritable fermentation; par M. Jean ASTRUC, de la Soc. roy. des sciences, conseiller et médecin du roi, docteur-régent de la faculté de médecine de Toulouse et professeur roy. d'anatomie et de chirurgie. — Toulouse, Colomiez, 1714, 1 vol. in-8°.

(Mb19) § 4.

Chyle et Lymphe.

1. Hœmatologia, historico-medica hoc est sanguinis, consideratio physico-medico-curiosa, qua non solum ipsius materia et circulatio chyli, sanguificatio, motus ac circulatio, partes, et color ejus, sed etiam quantitas ac defectus item ejusdem excretio prœternaturalis, nec non varia de pericardio et corde raris atque selectis observationibus, cum indice locupletissimo proponuntur et exponuntur a D. Martino SCHURIGIO, physico-Dresdensi. — Dresdæ et Lipsiæ, Hekel, 1744, 1 vol. in-4°.

2. Dissertation sur la lymphe, qui a remporté le prix double de physique en 1773, proposé par l'Académie des sciences, belles-lettres et arts de Lyon; par DE LASSUS, premier chirurgien de Mesdames de France, ancien professeur d'anatomie et de chirurgie à l'école pratique, membre du collége et de l'Acad. roy. de chirurgie de Paris. — Paris, Lambert, 1774, 1 vol. in-8°.

Exemplaire venant de la biblioth. de Mme Victoire de France.

(Mb20) § 5.

Bile.

(Mb21) § 6.

Suc pancréatique.

(Mb22) § 7.

Sang.

1. Traité du cœur, du mouvement et de la couleur du sang, et du passage du chyle dans le sang; par M. LOWER, d. m. de l'univ. d'Oxford. Et nouvellement trad. du latin en français par M***. — Paris, Michallet, 1679, 1 vol. in-12.

Avec planches.

2. Apparatus ad historiam naturalem sanguinis humani, ac spiritus prœcipuè ejusdem liquoris. Authore Roberto BOYLEO, nobili anglo, regiæ societatis socio. Ex anglico sermone in latinum traducebat, D.-A. M.-D. — Londini, Smith, 1684, 1 vol. in-12.

Edition fort rare.

(Mb23) § 8.

Sur le sang dans la série animale.

(M^b24)   § 9.

Fluide nerveux.

1. Traité de l'existence, de la nature et des propriétés du fluide des nerfs, et principalement de son action dans le mouvement musculaire; ouvrage couronné en 1753 par l'Académie de Berlin; suivi des dissertations sur la sensibilité des méninges, des tendons, etc. L'insensibilité du cerveau, la structure des nerfs, l'irritabilité hallérienne, etc.; par LECAT, écuyer, docteur médecin, chirurgien en chef de l'Hôtel-Dieu de Rouen, lithotom., professeur royal en anatomie et chirurgien des Académies royales de Paris, Londres, etc. — Berlin, 1765, 1 vol. in-8°.

Sur la première page de cet exemplaire on trouve écrit de la main de Lecat : A M. de Senac, premier médecin du roi de France, et l'un des premiers physiologistes de l'Europe, de la part de l'auteur.

(M^b25)   § 10.

Fluide lacrymal.

(M^b26)   § 11.

Urine.

(M^b27)   § 12.

Lait.

CHAPITRE QUATRIÈME

FONCTIONS DE NUTRITION

SECTION I.

DIGESTION ET ABSORPTION.

(M^b28)

§ 1er.

Digestion dans l'espèce humaine.

(M^b29)

§ 2.

Digestion dans la série animale.

(M^b30)

§ 3.

Mélanges sur la digestion.

(M^b31)

§ 4.

Faim, soif et cas d'abstinence.

(M^b32)

§ 5.

Absorption.

SECTION II.

SÉCRÉTIONS.

(M^b33)

§ 1er.

Traités généraux sur les sécrétions.

(M^b34)

§ 2.

Mélanges sur les sécrétions.

(M^b35)

§ 3.

Exhalation.

1. Johannes de GORTER, de perspiratione insensibili. Editio altera, multis in locis aucta et emendata, atque commentariis in omnes aphorismos staticos SANCTORII adornata.—Lugduni-Batavorum, Vander-Aa, 1736, 1 vol. in-4°.

L'auteur prétend que, toutes choses égales d'ailleurs, on transpire moins pendant le sommeil que pendant la veille, et pendant l'hiver que pendant l'été.

Cet ouvrage est orné de deux belles planches.

SECTION III.

CIRCULATION.

(M^b36)

§ 1er.

Histoire des doctrines successives sur le sang et sa circulation.

(M^b37)

§ 2.

Traités généraux sur la circulation du sang.

1. Hieronymi FABRICII ab Aquapendente, anatomici Patavini. De venarum ostiolis. — Patavii, Pasquali, 1603, 1 vol. in-f°.

C'est dans cet ouvrage que l'auteur fit connaître sa découverte des valvules des veines et de leur usage.

Il est accompagné de huit planches montrant la disposition de ces valvules.

2. Johannis-Mariæ LANCISII, a secretiori cubiculo et archiatri pontificii. De mortu cordis et aneurismatibus, opus postumum, in duas partes divisum, juxta exemplar Romanum. — Lugduni-Batavorum, Ronk, 1740, 1 vol. in-4°.

Cet ouvrage fut fait, en grande partie, pendant qu'il était renfermé, comme médecin, dans le conclave pour l'élection de Clément XI.

Il est orné de sept belles planches, représentant l'organisation du cœur.

3. Nouveau traité du pouls; par MENURET, docteur médecin de la Faculté de Montpellier. — Amsterdam, Paris, Vincent, 1768, 1 vol. in-12.

(M^b38)

§ 3.

Mélanges sur la circulation du sang.

SECTION IV.

RESPIRATION ET CALORIFICATION.

(M^b39)

§ 1.

Respiration dans l'espèce humaine.

CHAPITRE CINQUIÈME

FONCTIONS DE RELATION

SECTION I.
INNERVATION.

(M^{b46}) § 1.

Fonctions du système nerveux dans l'espèce humaine.

1. Analyse des fonctions du système nerveux, pour servir d'introduction à un examen pratique des maux de nerfs ; par DE LA ROCHE, docteur médecin de la Faculté de Genève. — Genève, Duvillard, 1778, 2 vol. in-8°.

Il n'y a que le second volume.

2. Du sommeil ; par P.-F.-L. M. — Lahaye, Gosse, 1779, 1 vol. in-12.

3. Recherches expérimentales sur les propriétés et les fonctions du système nerveux dans les animaux vertébrés ; par FLOURENS. — Paris, Crevot, 1824, 1 vol. in-8°.

(M^{b47}) § 2.

Mélanges sur les fonctions du système nerveux.

(M^{b48}) § 3.

Fonctions du système nerveux dans la série animale.

(M^{b49}) § 4.

Fonctions du cerveau.

(M^{b50}) § 5.

Histoire de la Phrénologie.

1. Crânologie, ou découvertes nouvelles du docteur GALL, concernant le cerveau, le crâne et les organes. — Paris, Nicolle, 1807, 1 vol. in-8°.

2. Exposé et examen critique du système phrénologique, considéré dans ses principes, dans sa méthode, dans sa théorie et dans ses conséquences ; précédé d'une lettre à MM. les élèves de médecine de Paris ; par le docteur L. CERISE. — Paris, Trinquart, 1836, 1 vol. in-8°.

3. Examen de la phrénologie ; par P. FLOURENS. — Paris, Paulin, 1845, 1 vol. in-12.

(M^{b51}) § 6.

Phrénologie et Physiognomonie.

1. Quelques considérations sur la phrénologie, et en particulier sur les affections du siége de la parole ; par A. DEUX-PONTS-BÉRIGNY (thèse). — Paris, Didot, 1834, 1 vol. in-4°.

2. Réponse aux objections faites à la phrénologie, par le docteur LACORBIÈRE. — Paris, Pihan de la Forest, 1835, 1 vol. in-8°.

3. Recherches phrénologiques faites sur un crâne que l'on présumait être celui de la fameuse marquise de BRINVILLIERS ; par J.-A. LE ROI. — Paris, Pihan de la Forest, 1835, 1 vol. in-8°.

4. Quelques mots sur la phrénologie, sur cette question : rechercher dans l'histoire des sciences et de la philosophie les premières notions de la science phrénologique ; par le docteur LACORBIÈRE. — Paris, Urtubie et Worms, 1836, 1 vol. in-8°.

5. Société phrénologique de Paris. Communication faite à la Société dans sa séance du 25 janvier 1837, sur la méthode d'enseignement que suit le colonel RAUCOURT ; par le professeur BROUSSAIS. — Paris, Dezauche, 1837, 1 vol. in-8°.

6. Essai sur la composition musicale. Biographie et analyse phrénologique de Chérubini, avec notes et plan cranioscopique ; par Ch. PLACE. — Paris, 1842, 1 vol. in-8°.

7. Quatrième mémoire sur la localisation des fonctions cérébrales et de la folie ; par le docteur BELHOMME. — Paris, Germer-Baillière, 1845, 1 vol. in-8°.

8. Essai sur la physiognomonie, destiné à faire connaître l'homme et à le faire aimer ; par Jean-Gaspard LAVATER. — Imprimé à Lahaye, 1781, 4 vol. in-4°.

9. Principes et résumé de physiognomonie ; par le docteur BAUDET-DULARY. — Paris, Baillière, 1859, 1 vol. in-8°.

(M^{b52}) § 7.

Phrénologie et Physiognomonie comparées.

1. Della fisionomia dell'huomo del signor Giovan-Battista della PORTA, Napolitano. — Venetia, Tomasini, 1644, 1 vol. in-4°.

2. Théorie des ressemblances, ou essai philosophique sur les moyens de déterminer les dispositions physiques et morales des animaux, d'après les analogies de formes, de robes et de couleurs; par le chevalier DE G. M. — Paris, Treuttel et Wurtz, 1831, 1 vol. in-4°.

(M^b53) § 8.

Sensibilité et irritabilité.

1. Georgii CHEYNÆI, m. d. col. reg. Edim. et soc. Reg. Lond. soc. De natura fibræ ejusque laxæ sive resolutæ morbis tractatus. — Paris, Cavelier, 1741, 1 vol. in-12.

2. Josephi-Lud. ROGER, m. d. Mouspeliensis, etc. Specimen physiologicum de perpetua fibrarum muscularium palpitatione, novum phœnomenon in corpore humano experimentis detectum et demonstratum.— Gottingæ, Schulizian, 1760, 1 vol. in-12.

3. Dissertatio physiologica, De motu musculari voluntario. Quam, Deo duce, et auspice Dei-parà, in Augustissimo Ludoviceo medico Monspeliensi, tueri conabitur, auctor, Joannes CABROL, Uzetiencis, apud occitanos, liberalium artium magister, et jàm dudùm medicinæ alumnus 1777. Pro baccalaureatus gradu consequendo. — Monspelii, Martel, 1777, 1 vol. in-4°.

Cette thèse, dédiée au duc d'Uzès, est ornée de très belles armes de ce seigneur, imprimées sur soie.

4. Expériences sur le galvanisme, et en général sur l'irritation des fibres musculaires et nerveuses, traduction de l'allemand (de Fred.-Alex. DE HUMBOLDT) par GRAVEL, publiée avec des additions par J.-M.-F. JADELOT, docteur médecin. — Paris, Fuchl, 1799, 1 vol. in-8°.

5. De l'emploi du chloroforme comme anesthésique; par Alph. GODEFROY (thèse). — Paris, Rignoux, 1853, 1 vol. in-4°.

(M^b54) § 9.

Sympathie.

SECTION II.

FONCTIONS DES ORGANES DES SENS.

(M^b55) § 1er.

Sensations en général.

1. Hieronymi FABRICII ab Aquapendente. De visione, de voce, et de auditu.— Venetiis, Bolzetta, 1600, 1 vol. in-f°.

Cet ouvrage renferme quatre planches pour les organes de la vue, six pour l'organe de la voix, et une pour l'organe de l'ouïe. Sur la première feuille du livre se trouve écrit : « *Brouchier in aquensi academiâ professor regius botanicus; et au-dessous : Dono mihi dedit amantissimus collega et multis nominibus mihi suspiciendus et venerandus die 10 februar. ann. 1712, Garidel prof. rég.*

(M^b56) § 2.

Tact.

(M^b57) § 3.

Goût.

(M^b58) § 4.

Odorat.

(M^b59) § 5.

Vue.

1. Remarques sur certains phénomènes dont le principe est dans l'organe de la vue ; ou fragments du journal d'un observateur atteint d'une maladie des yeux ; communiquées à l'Académie (des sciences), le 18 mars 1839 ; par de SAVIGNY. — Didot, 1 vol. in-4°.

(M^b60) § 6.

Ouïe.

1. Examen chirurgical des sourds-muets du département d'Eure-et-Loir, et remarques sur le développement de l'ouïe et de la parole chez une jeune fille de onze ans; par DELEAU jeune. — Paris, Baillière, 1843, 1 vol. in-8°.

(M^b61) ## SECTION III.

DES FACULTÉS INTELLECTUELLES ET AFFECTIVES. OU DE LA PSYCHOLOGIE.

1. Physiologie de la pensée. Recherche critique des rapports du corps à l'esprit, par LÉLUT. — Paris, Didier, 1862, 2 vol. in-8°.

(M^b62) ## SECTION IV.

LOCOMOTILITÉ, OU FONCTION DES MOUVEMENTS VOLONTAIRES.

(M^b63) ## SECTION V.

FONCTION DES EXPRESSIONS OU DES LANGAGES.

1. Hieronymi FABRICII ab Aquapendente, Philosophi ac medici in Florentissimo gymnasio Patavino anatomes et chirurgiæ professoris publici singularis et supro ordinarii. De locutione et ejus instrumentis, liber a Joanne URSINO editus, 1601.— Patavii, Pasquati, 1603, 1 vol. in-f°.

Ce livre est accompagné d'une belle planche des organes de la parole.

2. Effets de l'air sur le corps humain, considérés dans le son ; ou discours sur la nature du chant; par le marquis DE MÉZIÈRES. — Paris, Lambert, 1760, 1 vol. in-12.

(M^b64) ## SECTION VI.

DU SOMMEIL.

SECTION VII.

FONCTION DE LA REPRODUCTION OU DE LA GÉNÉRATION.

1.   GALIEN, de la formation des enfants au ventre de leur mère, et de l'enfantement à sept mois; traduit du grec en français, par G. CHRESTIAN, docteur en médecine. — Paris, Martin, 1556, 1 vol. in-8°.

Ce livre est dédié à la reine Catherine de Médicis.

2.   Hieronymi FABRICII ab Aquapendente. De formato fœtu. — Venetiis, F. Bolzetta, 1600, 1 vol. in-f°.

Ce ouvrage appartenait au docteur Garidel, professeur royal. On trouve écrit de sa main, sur la première page, ce qui suit: « Ce livre fut acheté par ordre de monseigneur le cardinal Grimaldy, archevesque d'Aix, dans le voyage qu'il fit à Rome, dont il fit présent à feu monsieur Brouchier, son médecin. Il cousta quarante livres sur le lieu, c'est ce que j'ay appris de luy-mesme. » Ce bel ouvrage renferme 33 planches d'anatomie comparée du fœtus de l'homme, avec celui des animaux.

3.   Marcelli MALPIGHII, philosophi et medici, Bononiensis, etc. Appendix repetitas auctasque. De ovo incubato observationes continens. — Londini, Martyn, 1675, 1 vol. in-f°.

Avec des planches.

4.   Historia naturalis molarum uteri, in qua de natura seminis, ejusque circulari in sanguinem regressu, accuratius disquiritur. Auctore Joh.-Bapt. DE LAMZWEERDE, phil. et m. d. coloniensi, ejusdemque facultatis in celeberrima ubiorum universitate professore publico. — Lugduni-Batavorum, Vander-Aa, 1686, 1 vol. in-8°.

Avec des planches.

5.   Embryologia, historico-medica hoc est infantis humani, consideratio physico-medico forensis, qua ejusdem in utero nutritio, formatio, sanguinis circulatio, vitalitas seu animatio, respiratio, vagitus et morbi, deinde ipsius ex utero egressus prœmaturus et serotinus, imprimis partus legitimus et circa eundem occurrentia, verbi gratia partus difficilis, post matris mortem, numerosus et multiplex, tam puellarum, quam vetularum, item per insolitas vias, et planè insolitus, porro varia symptomata, E. G. uteri prolapsus ejusque inversio et resectio, denique partus cœsareus et supposititius cum puerperarum tortura raris observationibus exhibentur a D. Martino SCHURIGIO, physico Dresdensi.—Dresdæ et Lipsiæ, Hekelii, 1732, 1 vol. in-4°.

6.   Joannis-Baptistæ BIANCHI, in Archiatrorum magistratu primi a consiliis Regiaque Taurinensi in Academia medicæ facultatis professoris, etc. De naturali in humano corpore, vitiosa morbosaque generatione historia, cum æneis, tabulis, justisque rerum indicibus. — Augustæ-Taurinorum, Chais, 1741, 1 vol. in-8°.

C'est l'histoire de l'homme depuis l'œuf avant sa fécondation, jusqu'à la mi-grossesse.

7.   De l'homme et de la reproduction des différents individus; par C.-J. PANCKOUCKE. Ouvrage qui peut servir d'introduction et de défense à l'histoire naturelle des animaux, par M. de Buffon. — Paris, 1761, 1 vol. in-12.

8.   Recueil de pièces relatives à la question des naissances tardives, contenant : 1° un mémoire sur le mécanisme et la cause de l'accouchement ; 2° des observations sur ce que M. Astruc a écrit touchant les naissances tardives ; 3° une consultation en faveur desdites naissances tardives ; 4° lettre à M. Bouvart, en réponse à la critique qu'il a faite de la consultation précédente; par A. PETIT, docteur régent de la Faculté de médecine de Paris, membre des Académies royales des sciences de Paris, Stockolm, etc. — A Paris, d'Houry, 1766, 1 vol. in-8°.

9.   L'art de faire des garçons, ou nouveau tableau de l'amour conjugal; par COLTELLI. — Montpellier, 1770, 1 vol. in-12.

10.   La génération ou exposition des phénomènes relatifs à cette fonction naturelle, de leur mécanisme, de leurs causes respectives, et des effets immédiats qui en résultent. Traduite de la physiologie de DE HALLER; augmentée de quelques notes, et d'une dissertation sur l'origine des eaux de l'Amnios ; par PIET. — Paris, Desventes de la Doué, 1774, 2 vol. in-8°.

11.   Expériences pour servir à l'histoire de la génération des animaux et des plantes; par l'abbé SPALLANZANI, professeur d'histoire naturelle à l'université de Pavie, etc.; avec une ébauche de l'histoire des êtres organisés avant leur fécondation; par Jean SENEBIER, bibliothécaire de la république de Genève, etc. — Genève, Chirol, 1786. 1 vol. in-8°.

12.   Embryologie ou ovologie humaine, contenant l'histoire descriptive et iconographique de l'œuf humain ; par Al.-A.-L.-M. VELPEAU. — Paris, Baillière, 1833, 1 vol. in-f°.

13.   Recherches sur la génération des mammifères; par COSTE Suivies de recherches sur la formation des embryons ; par DELPECH et COSTE. — Paris, Just-Rouvier, 1834, 1 vol. in-4°.

CHAPITRE SIXIÈME

TÉRATOLOGIE

(M^{b66}) SECTION I.

TRAITÉS GÉNÉRAUX.

1. Ulyssis ALDROVANDI patricii Bononiensis monstrorum historia, cum paralipomenis historiæ omnium animalium. Bartholomæus AMBROSINUS in patrio Bonon. archi-gymnasio simpl. med. profess. ord., etc., labore et studio volumen composuit. Marcus Ant. Bernia in lucem edidit propriis sumptibus. — Bononiæ, Tibaldini, 1642, 1 vol. in-f°.

2. Histoire générale et particulière des anomalies de l'organisation chez l'homme et les animaux ; ouvrage comprenant des recherches sur les caractères, la classification, l'influence physiologique et pathologique, les rapports généraux, les lois et les causes des monstruosités, des variétés et vices de conformation, ou traité de tératologie ; par Isidore GEOFFROY-SAINT-HILAIRE. — Paris, Baillière, 1832, avec atlas, 4 vol. in-8°.

(M^{b67}) SECTION II.

TRAITÉS PARTICULIERS ET OBSERVATIONS.

1. Caspari BAUHINI. De hermaphroditorum, monstrosorumque partuum naturâ, libri duo. — Fráncofurti, 1604, 1 vol. in-8°.

Avec des planches représentant plusieurs monstruosités.
Le titre manque.

2. Historia admiranda de prodigiosa Apolloniæ Schreieræ, virginis in agro Bernensi, inedia ; a Paulo LENTULO, med. doct. ac illustris, et potentis reipub. Bernensis cive, ac physico ordinario ; tribus narrationibus comprehensa : cui, ab eodem, compluriam etiam aliorum, de ejusmodi prodigiosis inediis, doctissimorum, nec non fide dignissimorum virorum narrationes, et ingeniosissimæ commentationes adjunctæ et nunc recens in eorum gratiam, qui mirandorum Dei, atque naturæ operum cognoscendorum studio tenentur, in lucem editæ sunt. — Bernæ helvetiorum, Lepreux. 1604, 1 vol. in-4°.

3. Recherches anatomiques et physiologiques sur les cas d'utérus double et de superfétation ; par A.-L. CASSAN.—Paris, Baillière, 1826, 1 vol. in-8°.

Avec une planche.

Sur cet exemplaire on trouve écrit de la main de Mme BOIVIN : *ou thèse, composée par Mme veuve Boivin et soutenue par A.-L. Cassan, à la faculté de médecine de Paris ;* et une note sur ce qui a donné lieu à ce travail.

4. Observation d'un utérus bilobé chez la femme, suivie de quelques considérations sur ce genre de monstruosité ; par J.-A. LE ROI. — Versailles, Montalant-Bougleux, 1834, in-8°.

(M^{b58}) SECTION III.

TÉRATOLOGIE COMPARÉE.

1. Concours pour la chaire de botanique et d'histoire naturelle médicales, vacante à la Faculté de médecine de Montpellier. — De la tératologie végétale, de ses rapports avec la tératologie animale ; par Charles MARTINS.— Montpellier, Martel, 1851, 1 vol. in-4°.

2. Mémoire sur le valisneria spiralis, L., — considéré dans son organographie, sa végétation, son organogénie, son anatomie, sa tératologie et sa physiologie ; par Ad. CHATIN. — Paris, Mallet-Bachelier, 1855, 1 vol. in-4°.

LIVRE TROISIÈME

HYGIÈNE

CHAPITRE PREMIER

PRÉLIMINAIRES ET GÉNÉRALITÉS

SECTION I.

TRAITÉS GÉNÉRAUX D'HYGIÈNE.

1. La nef de santé, avec le gouvernail du corps humain et la condannacion des bancquetz à la louenge de diepte et sobriété; et le traictié des passions de l'âme; par Nicole DE LA CHESNATE. — Paris, Verard, 1507, 1 vol. in-4°.

Volume très rare et très cher. L'ouvrage est divisé en quatre parties; la première contient la *nef de santé*, traité d'hygiène en prose. — La deuxième, *le gouvernail du corps humain*, continuation en prose. — La troisième, une moralité en vers, intitulée : *la condannation des banquets à la louange de diepte et sobriété*. — La quatrième renferme un traité en rimes, *des passions de l'âme qui sont contraires à la santé...* Le nom de l'auteur se trouve dans les initiales des dix-huit derniers vers du prologue.

2. Cl. GALENI. — De usu partium corporis humani, libri XVII. Nicolao REGIO Calabro, interprete, ex plurium græcorum exemplarium collatione castigatiores quàm unquam aliàs. — Lugduni, Rouille, 1550, 1 vol. in-12.

3. Conservandæ bonæ valetudinis præcepta longe saluberrima, regi angliæ quondam à doctoribus scholæ Salernitanæ versibus conscripta; nunc demum non integritati solùm atque nitori suo restituta, sed rhytmis quoque germanicis illustrata. Cum luculenta et succincta Arnoldi VILLANOVANI, medici ac philosophi præstantissimi, in singula capita exegesi; per Joannem CURIONEM, Berckensem, celeberrimæ Erphordianæ reip. medicum physicum, ita nunc denuò, mutatis et recisis nonnullis, ac innumeris fermè sublatà mendis, recognita et repurgata, ut novum opus jure videri possit. — Francofurti, Christiani Egenolphi, 1568, 1 vol. in-8°.

Cet exemplaire est enrichi d'un grand nombre de notes et de la traduction des vers latins en vers français, manuscrites. Sur la deuxième page, on trouve la note suivante :

« Ce fut Jean Milannois qui, en 1100, composa ces vers au nom des médecins du collége de Salerne. Il les fit en latin au nombre de 1239, mais il ne nous reste que 372, qui sont ceux contenus dans ce livre. »

4. Les trois livres de la vie; le premier pour conserver la santé des studieux; le deuxième pour prolonger la vie; le troisième pour acquérir la vie du ciel. Avec une apologie pour la médecine et astrologie. Le tout composé premièrement en latin par Marsille FICIN, prêtre, philosophe et médecin très excellent, et traduit en françois, par GUY LEFEVRE DE LA BORDERIE, secrétaire de Mgr frère unique du Roy, et son interprète aux langues étrangères. — Paris, l'Angelier, 1582, 1 vol. in-8°.

5. De conservanda bona valetudine, opusculum scholæ Salernitanæ, ad regem angliæ, cum Arnoldi NOVICENSIS, medici et philosophi antiqui enarrationibus utilissimis. — Venetiis, Marinellus, 1587, 1 vol. in-12.

6. Le pourtraict de la santé ou est au vif représentée la règle universelle et particulière, de bien sainement et longuement vivre, enrichi de plusieurs préceptes, raisons, et beaux exemples, tirés des médecins, philosophes et historiens, tant grecs que latins, les plus célèbres; par Jos. Du CHESNE, sieur de la Violette, conseiller et médecin ordinaire du roy. — Paris, Morel, 1628, 1 vol. in-8°.

Quoique l'auteur fut mort depuis longtemps, Guy-Patin en parle avec humeur; Duchesne était un médecin chimiste, et Guy-Patin ne pouvait le lui pardonner.

7. Bartholomœi PERDULCIS, doctoris medici Parisiensis. Ars sanitatis tuendæ. — Parisiis, Boullenger, 1637, 1 vol. in-12.

8. Il tesoro della sanita, di Castor DURANTE, da Gualdo, medico, et cittadino Romano. Ne'quale s'insegna il modo di conservar la sanità, et prolongar la vita. Et si tratta della natura de'cibi, et de' rimedii de nocumenti loro. — In Venetia, Imberti, 1640, 1 vol. in-8°.

9. Le régime de santé de l'escole de Salerne. Traduit et commenté par maistre Michel LELONG, provinois, docteur en médecine.

Avec l'épistre de Diocle Carystien, touchant les présages des maladies, à Antigon, roy d'Asie, et le serment d'Hippocrate, mis de prose
en vers français; par le même. Troisième édition. — Paris, de La
Coste, 1643, 1 vol. in-8°.

Appartenait au couvent de Saint-Martin de Pontoise.

10. Ludovici NONNI, medici Antverpiensis, Diœteticon, sive de
re cibaria. Libri IV, secunda editio et auctior.— Antverpiæ, Belleri,
1645, 1 vol. in-4°.

Livre utile et agréable. Il y a dans cet ouvrage une foule de
chos.s qui contribuent à l'intelligence des poètes latins,
principalement d'Horace, de Juvénal et de Martial, qui, en
cherchant à stygmatiser les mœurs de leur temps, ont parlé
des viandes servant aux plaisirs de la table..

11. Schola Salernitana. De valetudine tuenda. Opus nova methodo instructum, infinitis versibus auctum, commentariis VILLANO-
VANI, CURIONIS, CRELLII et COSTANSONI illustratum. Adjectæ sunt
animadversiones novæ et copiosæ Renati MOREAU, doctoris medici
Parisiensis.—Lutetiæ Parisiorum, Billaine, 1672, 1 vol. in-8°.

Appartenait au couvent des Récollets de Versailles.

12. Schola Salernitana, sive de conservandà valetudine præcepta metrica. Autore Joh. DI MEDIOLANO hactenus ignoto. Cum lu-
culentà et succinctà Arnoldi VILLANOVANI in singula capita exegesi,
ex recensione Zachariæ STLVII, medici Roterodamensis, cum ejusdem
præfatione. Nova editio. — Ratisponæ, Seidell, 1722, 1 vol. in-12.

13. La Scuola Salernitanà dilucidata : o sia lo scovrimento del
vero e del falso, dell'utile e dell'inutile di questa stimatissima opera,
per sapersi conservar sano, e prolungare la vita, spiegandosi tutto
sul buon gusto moderno opera di fulvio GHERLI, cittadino modonese, ed al presente proto-medico dell'altezza sereniss. del sig. duca
di Guastalla. — Venezia, Corona, 1733, 1 vol. in-8°.

14. Préceptes de santé, ou introduction au Dictionnaire de
santé, contenant les moyens de corriger les vices de son tempérament, et de le fortifier par le seul secours du régime et de l'exercice, ou l'art de conserver sa santé et de prévenir les maladies; par
JOURDAIN. — Paris, Vincent, 1772, 1 vol. in-8°.

Vient du couvent des Récollets de Versailles.

15. Dell, esercizio della caccia atto a conservare, ed a restituire
all'uomo la sanita, ed il vigore di Filippo BALDINI, academico dell'
istituto delle scienze di Bologna, socio corrispond. delle due reali
academie di Firenze dei Georgofili, dei fisico bottanici, delle scienze
di Siena, etc.; par Jean DEVAUX. — Napoli, 1778, 1 vol. in-8°.

16. Le médecin de soi-même, ou l'art de se conserver la santé,
par l'instinct; par Jean DEVAUX.—Leyde, Graff, 1682, 1 vol. in-12.

17. Henr. MUNDII, medic. doct. Londin. Opera omnia medico-
physica, tractatibus tribus comprehensa. De aere vitali. — De esculentis. — De potulentis. — Una cum appendice de parergis in victu
et chocolata; offe, thea, tabaco, etc. — Lugduni-Batavorum, Van-
den, 1685, 1 vol. in-8°.

18. Régi e de santé, pour se procurer une longue vie et une
vieillesse reuse; fondé sur la maxime de médecine : A lædenti-
bus et antibus. Contre un livre intitulé : Le Médecin de soi-même,
par le sieur de La Cour; par Fr. PINSONNAT.—Paris, Villery, 1686,
1 vol. in-12.

19. Secrets concernant la beauté et la santé, recueillis et publiés par ordre de M. d'Aquin, conseiller du roi en ses conseils, et
premier médecin de S. M.; par de BLEGNY, conseiller, médecin ordinaire de Monsieur, et directeur de la Société royale de médecine.
— Paris, d'Houry, 1688, 2 vol. in-8°.

20. Même ouvrage. 1 vol. in-8°.

21. Nouveau recueil de secrets et curiosités les plus rares et
admirables de tous les effets que l'art et la nature sont capables
de produire, très utiles et nécessaires à tous ceux qui sont curieux
de conserver leur santé, 8° édition ; par le sieur D'EMERY. — Amsterdam, Roger, 1709, 2 vol. in-12.

22. Règles sur la santé et sur les moyens de prolonger la vie ;
traduit de l'anglais de M. CHEYNE, docteur médecin et membre de
la Société royale de Londres ; par M. ***. — Paris, Rollin, 1726,
1 vol. in-8°.

Ce livre contient de très bons conseils pour les personnes fai-
bles, et surtout pour les gens de lettres.

Il vient de la bibliothèque de Mme Victoire, fille de Louis XV.

23. Georgii CHEYNÆI, m. d. col. reg. med. Edimb. et soc. reg.
Lond. soc. Tractatus de infirmiorum sanitate tuenda, vitaque pro-
ducenda ; libro ejusdem argumenti anglicè edito longè auctior et
limatior. Cum ejusdem tractatu de natura fibræ ejusque laxæ sive
resolutæ morbis. Accessit huic editioni Cliftoni WINTERINGHAM
commentarium nosologicum. — Parisiis, Cavelier, 1742, 1 vol.
in-12.

24. Histoire de la santé, et de l'art de la conserver ; ou exposition de ce que les médecins et les philosophes anciens et modernes
ont enseigné de plus intéressant sur cette matière; par J. MACKEN-
ZIE, membre du collège royal des médecins à Edimbourg. Traduite de l'anglais. — Labaye, Aillaud, 1761, 1 vol. in-8°.

25. Le même ouvrage.

26. Le conservateur de la santé, ou avis sur les dangers qu'il
importe à chacun d'éviter pour se conserver en bonne santé et
prolonger sa vie; par Achille-Guillaume LE BÈGUE DE PRESLE.
docteur régent. — Paris, Didot, 1763, 1 vol. in-12.

27. L'Albert moderne, où nouveaux secrets éprouvés et licites,
recueillis d'après les découvertes les plus récentes. Les uns ayant
pour objet de remédier à un grand nombre d'accidents qui inté-
ressent la santé ; les autres, quantité de choses utiles à savoir pour
les différents besoins de la vie ; d'autres enfin, tout ce qui concerne
le pur agrément, tant aux champs qu'à la ville. Le tout divisé en
trois parties, et rangé par ordre alphabétique; par ALLETZ. — Paris, Duchesne, 1768, 1 vol. in-12.

28. Hygiene sive ars sanitatem conservandi poema. Auctore
Stephano-Ludovico GEOFFROY, Parisino. Doctore et antiquo profes-
sore medico Parisiensi ; Regi à consiliis et secretis, etc. — Parisiis
Petrum, G. Cavelier, 1771, 1 vol. in-8°.

29. De la santé. Ouvrage utile à tout le monde ; par l'abbé
JACQUIN, des Académies royales de Rouen, de Metz, etc. 4° édition.
— Paris, Desprez, 1771, 1 vol. in-12.

30. Collection des travaux sanitaires et hygiéniques projetés ou

13

exécutés dans les divers États de l'Europe, publiés par V. de MOLÉON. — Paris, 1830, 1 vol. in-8°.

31. Bibliothèque populaire. — Traité d'hygiène, ou précautions à prendre pour l'entretien de la santé; par BRIERRE DE BOISMONT. — Paris, 1833, 1 vol. in-18.

32. Maître Pierre, ou le savant de village. Entretiens sur l'hygiène; par A.-M. CHAMBEYRON, docteur médecin. 1 vol. in-18.

33. Publication des suprêmes divins, envois faits au concours du grand philanthrope feu le baron de Montyon. En faveur de l'humanité souffrante en France ; par le naturel observateur du mécanisme animal, Nicolas-Victor NICOD. — Ixelles-lez-Bruxelles, Nicod, 1848, in-8°.

34. Traité élémentaire d'hygiène privée et publique ; par A. BECQUEREL. — Paris, Labé, 1851, 1 vol. in-12.

35. Hygiène populaire. — Simples moyens de ménager et de fortifier la santé ; par un médecin de campagne (Baudet-Dulary). — Rouen, Péron, 1852, 1 vol. in-12.

36. Le même ouvrage. — Paris, Baillière, 1856, 1 vol. in-12.

37. Médecine usuelle. — Art de conserver la santé par une méthode simple et peu dispendieuse; suivi de conseils hygiéniques sur l'alimentation et le régime physique et moral qui conviennent suivant l'âge, le sexe, et la constitution de chaque individu; par J. LAVOLLEY. — Paris, Trablit, 1 vol. in-8°.

38. Rapport général sur les travaux du conseil central d'hygiène publique et de salubrité du département de la Seine-Inférieure, pendant les années 1856 et 1857. — Rouen, Péron, 1858, 1 vol. in-8°.

39. Rapport sur l'ensemble des travaux du conseil central d'hygiène et de salubrité de Seine-et-Oise, pendant les années 1849, 1850, 1851, 1852, 1853, 1854, 1855 et 1856 ; par le docteur Louis PÉNARD. — Versailles, Dufaure, 1859, 1 vol. in-8°.

SECTION II.

DES AGENTS EXTÉRIEURS.

(M°²)   § 1er.

Traités généraux.

1. Traité d'HIPPOCRATE : Des airs, des eaux et des lieux.—Traduction littérale accompagnée du texte grec, de variantes, de notes critiques et médicales, et d'une table synoptique de l'ouvrage; par J.-N. CHAILLY, de Versailles, docteur médecin. — Paris, Delalain, 1817, 1 vol. in-12.

2. Quelques considérations sur les saisons et leur influence ; par J.-M. ROUCHER-DAUBANEL (thèse). — Paris, Didot, 1818, 1 vol. in-4°.

3. Expériences sur les végétaux, spécialement sur la propriété qu'ils possèdent à un haut degré, soit d'améliorer l'air quand ils sont au soleil, soit de le corrompre la nuit, ou lorsqu'ils sont à l'ombre ; auxquelles on a joint une méthode nouvelle de juger du degré de salubrité de l'atmosphère; par Jean INGEN-HOUSZ, médecin de Leurs M. I. et R., etc. Traduit de l'anglais par l'auteur. — Paris, Didot, 1780, 1 vol. in-8°.

4. Le même ouvrage, 1 vol. in-8°.

(M°²)   § 2.

De l'Air.

1. Purification de l'air croupissant dans les hôpitaux, les prisons, et les vaisseaux de mer, par le moyen d'un renouvellement continuel d'air pur et frais, qui en emportera aussi continuellement la mauvaise odeur, et qui, d'infects que sont ces lieux, les rendra sains et habitables. Avec une application de ce moyen de renouvellement, pour rafraîchir pendant les grandes chaleurs de l'été, l'air des appartements des princes et des riches particuliers, celui des églises, des salles d'audience et de spectacles, celui des maisons religieuses et de tous les lieux d'assemblée; de même que des magasins, manufactures, etc. Et enfin le moyen d'ôter l'odeur infecte que les commodités répandent dans la plupart des maisons où il y en a. On y a joint une seconde édition du Manuel des laboureurs, réduisant à quatre chefs principaux ce qu'il y a d'essentiel à la bonne culture des champs; par GENNETÉ, premier physicien de feue S. M. Impériale. — Nancy, Leclerc, 1767, 1 vol. in-8°.

Avec une planche représentant le système de l'auteur.

(M°⁴)   § 3.

De l'Eau.

1. Nouvelles fontaines domestiques, approuvées par l'Académie royale des sciences ; par AMY. — Paris, Coignard, 1750, 1 vol. in-12.

2. Réflexions sur les vaisseaux de cuivre. de plomb et d'étain, et division de l'extrait du livre intitulé : Nouvelles fontaines domestiques, avec une dissertation sur la véritable cause des obstructions dans les reins et dans tous les viscères, venant des principes des aliments et des eaux, ou de la dissolution des filtres, qui se mêlent dans la digestion avec le chyle, et causent différentes maladies ; par AMY, avocat au parlement de Provence. — Paris, Coignard, 1752, 1 vol. in-12.

Avec des planches.

3. Extrait du livre intitulé : Nouvelles fontaines domestiques, approuvé par l'Académie des Sciences, ou description des vaisseaux nécessaires dans les cuisines, et sans danger pour l'eau, et la préparation des aliments, en conformité des décisions de la Faculté de médecine de Paris, confirmées par plusieurs morts subites de 1752. Avec deux instructions pour la connaissance et l'usage des nouvelles fontaines ; par AMY, avocat au parlement de Provence. — Paris, Coignard, 1752, 1 vol. in-12.

4. Analyses comparées des eaux de l'Yvette, de Seine, d'Arcueil, de Ville-d'Avray, de Sainte-Reine et de Bristol, imprimées à la suite du second mémoire de DEPARCIEUX, de l'Académie des Sciences, sur le projet d'amener la rivière d'Yvette à Paris, sous le titre de compte-rendu à la Faculté de médecine de Paris ; par les commissaires nommés pour l'examen de l'eau de la rivière d'Yvette. — Paris, Imprimerie Royale, 1767, 1 vol. in-12.

5. Des eaux de source et des eaux de rivière, comparées sous le double rapport hygiénique et industriel, et spécialement des eaux de source de la rive gauche de la Saône, près Lyon, étudiées dans leur composition et leurs propriétés, comparativement à l'eau du Rhône; par Alphonse DUPASQUIER. — Paris, Baillière, 1840, 1 vol. in-8°.

6. Des eaux potables à distribuer pour l'usage des particuliers et le service public. — Rapport présenté au conseil municipal de Lyon; par J.-F. TERME. — Paris, 1844, 1 vol. in-8°.

7. Annuaire des eaux de la France pour 1851, publié par ordre du ministre de l'agriculture et du commerce, et rédigé par une commission spéciale. — Paris, Imprimerie Nationale, 1851, 2 vol. in-4°.

La première partie est consacrée aux eaux douces, et la deuxième aux eaux minérales.

(M⁰⁵) § 4.

Des Vêtements.

1. Avis très important au public sur différentes espèces de corps et de ceintures, d'une nouvelle invention; par le sieur DOFFÉMONT, marchand tailleur de feu Mgr le duc de Bourgogne et de Mesdames de France, etc. — Paris, Couturier, 1775, 1 vol. in-12.

Aux armes de France.

2. Influence des vêtements sur nos organes. — Déformation du crâne résultant de la méthode la plus générale de couvrir la tête des enfants, par le docteur A. FOVILLE. — Paris, Prevost, 1834, 1 vol. in-8°.

(M⁰⁶) § 5.

Soins généraux de la peau.

1. La pogonotomie, ou l'art d'apprendre à se raser soi-même, avec la manière de connaître toutes sortes de pierres propres à affiler tous les outils ou instruments, et les moyens de préparer les cuirs pour repasser les rasoirs, la manière d'en faire de très bons; suivi d'une observation importante sur la saignée; par J.-J. PERRET, maître et marchand coutelier, etc. — Paris, Dufour, 1769, 1 vol. in-12.

Avec planches.
Aux armes du Roi.

2. Soins faciles pour la propreté de la bouche, pour la conservation des dents, et pour faire éviter aux enfants les accidents de la dentition; par BOURDET, dentiste de Louis XVI. — Paris, 1771, Herissant, 1 vol. in-24.

3. L'art de soigner les pieds, contenant un traité sur les cors, les durillons, engelures, etc., les accidents des ongles et leur difformité; par LAFOREST, chirurgien-pédicure du Roi. — Paris, 1782, 1 vol. in-12.

4. De la nature et de l'usage des bains; par Henri-Mathias MARCARD; traduit de l'allemand par Michel Parant. — Paris, Bossange, 1801, 1 vol. in-8°.

(M⁰⁷) § 6.

Gymnastique.

1. L'orthopédie, ou l'art de prévenir et de corriger dans les enfants les difformités du corps. Le tout par des moyens à la portée des pères et des mères, et de toutes les personnes qui ont des enfants à élever; par ANDRY, docteur régent, professeur au collège royal, etc., avec figures. — Paris, veuve Alix, 1741, 2 vol. in-12.

2. SANCTORII Sanctorii Justinopolitani, doct. med. et medicinæ olim professoris primarii in lycœo Patavino. De medicina statica aphorismi. Commentaria, notasque addidit A.-C. LORRY. — Parisiis, Cavelier, 1770, 1 vol. in-12.

3. Gymnastique orthopédique. — Extrait du mémoire de M. le docteur CONTÉ DE LÉVIGNAC, etc., sur l'utilité de la gymnastique orthopédique, combinée avec le traitement médical que requièrent les déviations de la taille des jeunes personnes, et certaines maladies chroniques auxquelles elles sont sujettes. Publié par Mᵐᵉ MASSON DE LA MALMAISON. — Paris, 1837, 1 vol. in-8°.

4. Quelques observations sur les difformités du corps, prévenues ou corrigées; Par V.-P. THIBOUT DE LA FRESNAYE. — Caen, Lecrène, 1 vol. in-8°.

5. Manuel de gymnastique hygiénique et médicale du gymnase de chambre Pichery. — Paris, Baillière, 1857, 1 vol. in-12.

(M⁰⁸) SECTION III.

DU RÉGIME ALIMENTAIRE.

1. Cl. GALENI. De alimentorum facultatibus, libri III, ex Martini GREGORII interpretatione; pluribus in locis, hac editione, emendata. Subjunctus est, alimentorum de quibus agit, index et nomenclator græcus, latinus, gallicus, belgicus. — Lugduni-Batavorum, Asingam de Fries, 1633, 1 vol. in-32.

2. L'œuvre de Claude GALIEN, des choses nutritives, contenant trois livres, traduit en français par maître Jehan MASSÉ, médecin champenois, habitant de Saint-Florentin. — Paris, Gaultherot, 1552, 1 vol. in-12.

3. PORPHYRII philosophi Pythagorici, de non necandis ad epulandum animantibus. Libri III. Ejusdem selectæ brevesque sententiæ ducentes ad intelligentiam rerum, quæ mente noscuntur. Egræco exemplari facta versione latina, scholiis et præfationibus illustrata per F. de FOGEROLLES, consiliarum et medicum regium, in quibus sub paradoxo agitur de virtutibus heroïcis, et animorum immortalitate. — Lugduni, Morillon, 1620, 1 vol. in-8°.

Vient du couvent de Saint-Martin de Pontoise.

4. De naturali vinorum historia : de vinis Italiæ, et de conviviis antiquorum, libri septem, Andreæ BACCII, Elpidiani medici, atque philosophi, civis Romani. Accessit de factitiis, ac servisiis, deque Rheni, Galliæ, Hispaniæ, et de totius Europæ vinis, et de omni vinorum usu, compendiaria tractatio. — Romæ, Nic. Mutis, 1596, 1 vol. in-f°.

Traité complet sur les vins. On trouve dans cet ouvrage des renseignements curieux sur les usages des anciens. Baccius fut l'*Archiâtre* du Souverain Pontife *Sixte-Quint*.

5. De alimentorum facultatibus, libri quinque, ex optimorum authorum monumentis conscripti et editi a Melchiore SEBIZIO, m. d. ac prof. comite palatino Cæsareo, et Reip. Argentoratensis archiatro. — Argentinæ, Mulbii, 1650, 1 vol. in-4°.

6. Traités nouveaux et curieux du café, du thé et du chocolat, ouvrage également nécessaire aux médecins et à tous ceux qui aiment leur santé: par Philippe-Sylvestre DUFOUR. 2ᵉ édition. — Lyon, Deville, 1688, 1 vol. in-12.

7. L'abstinence de la viande rendue aisée, ou moins difficile à pratiquer ; ou régime de vie avec lequel on peut prévenir ou rendre moins grandes les incommodités qui surviennent à ceux qui font maigre, par le ménagement des tempéraments, le choix et le bon usage des aliments maigres simplement apprêtés, etc.; par Barthelemy LINAND, docteur médecin.—Paris, Bienfait, 1700, 1 vol. in-12.

8. Traité du lait, du choix qu'on en doit faire, et de la manière d'en user, par Barth. MARTIN, apothicaire du corps de S. A. R. Mgr le prince (de Condé); seconde édition, corrigée et augmentée de la pratique d'HIPPOCRATE dans la cure des maladies, par l'usage de ce médicament.—Paris, d'Houry, 1706, 1 vol. in-12.

9. Le régime du carême, considéré par rapport à la nature du corps et des aliments. en trois parties, où l'on examine le sentiment de ceux qui prétendent que les aliments maigres sont plus convenables à l'homme que la viande : où l'on traite, à ce sujet, de la qualité et de l'usage des légumes, des herbages, des racines, des fruits, du poisson, etc.—Et où l'on éclaircit plusieurs questions touchant l'abstinence et le jeûne, suivant les principes de la physique et de la médecine, entre autres si l'on doit défendre en carême l'usage de la macreuse et du tabac; par Nicolas ANDRY. docteur régent de la Faculté de médecine de Paris, etc. — Paris, Coignard, 1710, 1 vol. in-12.

10. Traité des aliments de carême, où l'on explique les différentes qualités des légumes, des herbages, des racines, des fruits, des poissons, des amphibies, des assaisonnements, des boissons mêmes les plus en usage, comme de l'eau, du vin. de la bière, du cidre, du thé, du café, du chocolat.—Et où l'on éclaircit plusieurs questions importantes sur l'abstinence et sur le jeûne, tant par rapport au carême, que par rapport à la santé; par Nicolas ANDRY, conseiller, lecteur et professeur royal, docteur régent de la Faculté de médecine de Paris, etc. — Paris, Lemercier, 1734, 2 vol. in-12.

11. Essai sur la nature et le choix des aliments, suivant les différentes constitutions, où on explique les différents effets, les avantages et les désavantages de la nourriture animale et végétale; par Jean ARBUTHNOT, docteur médecin, membre du collège des médecins de Londres, etc. Traduit de l'anglais. — Paris, Cavelier, 1741, 1 vol. in-12.

12. Essai sur la nature et le choix des aliments, suivant les différentes constitutions; par Jean ARBUTHNOT, docteur médecin. Traduit de l'anglais. — Paris, Cavelier, 1755, deux parties en 1 vol. in-12.

13. Essai sur l'usage des aliments, pour servir de commentaire aux livres diététiques d'Hippocrate ; par LORRY. — Paris, Vincent, 1754, 2 vol. in-12.

14. Traité des aliments, où l'on trouve : la différence et le choix qu'on en doit faire ; les bons et les mauvais effets qu'ils peuvent produire; leurs principes, les circonstances où ils conviennent; par Louis LÉMERY, docteur régent de la Faculté de médecine de Paris, etc. 3ᵉ édition, revue, corrigée et augmentée sur la seconde de l'auteur, par Jacques-Jean BRUHIER, docteur médecin, etc. — Paris, Durand, 1755, 2 vol. in-12.

15. Régime de Pythagore, traduit de l'italien, du docteur COCCHI (avec des notes, par l'abbé BENTIVOGLIO). — Lahaye et Paris, Gagne et Dessaint, 1762, 1 vol. in-8°.

16. De la sobriété et de ses avantages, ou le vrai moyen de se conserver dans une santé parfaite jusqu'à l'âge le plus avancé. Traduction nouvelle de LESSIUS, avec des notes, par DE LA BONNODIÈRE. — Paris, Edme, 1772, 1 vol. in-12.

17. Même ouvrage. — Paris, Coignard, 1701, 1 vol. in-12.

18. Traité sur les propriétés et les effets du café ; par B. MOSELEY, docteur médecin, auteur des observations sur la dyssenterie des Indes-Occidentales. Traduit de l'anglais, sur la 3ᵉ édition ; par LEBRETON, inspecteur général des remises des capitaineries royales. etc. Avec les observations sur la culture du café ; par FUSÉE-AUBLET. — Paris, Prault, 1786, 1 vol. in-12.

19. Dissertation sur le café et sur les moyens propres à prévenir les effets qui résultent de sa préparation communément vicieuse, et à en rendre la boisson plus agréable et plus salutaire; par le docteur GENTIL. — Paris, 1787, 1 vol. in-8°.

20. Recherches expérimentales sur l'emploi de la gélatine comme substance alimentaire; par EDWARDS et BALZAC. — Paris, Migneret, 1833, 1 vol. in-8°.

21. Note sur l'emploi continu et régulier de la gélatine, pendant onze années, dans le régime alimentaire de l'hôpital Saint-Louis; suivie de quelques documents relatifs à la même question ; par D'ARCET. — Paris, 1840, Delacombe, 1 vol. in-8°.

22. Des propriétés du chocolat et de sa fabrication sous le rapport hygiénique. — Paris, Maulve, 1 vol. in-12.

23. Du chocolat et du thé; par PERRON. — Paris, 1854, 1 vol. in-8°.

24. Appréciations sur la valeur du gruau de santé, et de la farine de gruau de santé, substance alimentaire découverte et préparée par P. MARMAY. — Riom, Leboyer, 1860, 1 vol. in-32.

SECTION IV.

HYGIÈNE PARTICULIÈRE.

(M^cc)   § 1er.

Hygiène des femmes.

1. De la ménopause, ou de l'âge critique des femmes; traité dans lequel sont exposés la description anatomique et physiologique de l'utérus à la ménopause, les changements que cette époque opère tant sur le physique que sur le moral de la femme, les moyens hygiéniques qui doivent être alors employés, enfin les maladies qui surviennent ordinairement à l'âge critique; par Cb.-P.-L. DE GARDANNE, 2e édition. — Paris, Méquignon-Marvis, 1821, 1 vol. in-8°.

2. Abdeker, ou l'art de conserver la beauté; par A. LECAMUS.— Londres, 1763, 4 tomes en 2 vol. in-12.

Ouvrage singulier dans lequel l'auteur donne ses préceptes d'hygiène sous la forme d'un roman d'amour.

(M^c10)   § 2.

Hygiène et éducation des enfants.

1. De la nourriture et gouvernement des enfants, dès le commencement de leur naissance; et le moyen de les secourir et garantir des maladies qui leur peuvent survenir dès le ventre de leur mère, et premier âge; par Jacques GUILLEMEAU, chirurgien ordinaire du roi, et juré à Paris. — Paris, Buon, 1609, 1 vol. in-8°.

Ce livre est précédé d'une préface dans laquelle l'auteur recommande vivement aux mères de nourrir elles-mêmes leurs enfants.

2. Essai sur l'éducation médicinale des enfants, et sur leurs maladies; par BROUZET, médecin ordinaire du roi, etc. — Paris, Cavelier, 1753, 2 vol. in-12.

Aux armes du Dauphin.

3. Le même ouvrage, 1754, 2 vol. in-12.

4. De la conservation des enfants, ou les moyens de les fortifier, de les préserver et guérir des maladies, depuis l'instant de leur existence jusqu'à l'âge de puberté; par BAULIN, docteur médecin, conseiller médecin ordinaire du roi, censeur royal, de la Société royale de Londres, des Académies des belles-lettres, sciences et arts, de Bordeaux, de Rouen, et de celle des arcades de Rome. — Paris, Merlin, 1768-1769, 2 vol. in-8°.

Cet ouvrage fut fait par ordre du roi Louis XV. Il devait avoir buit volumes, les deux premiers seuls ont paru. — Cet exemplaire est relié en maroquin rouge, aux armes du roi.

5. Avis aux mères qui veulent nourrir leurs enfants. 2e édition; par Mme LEREBOURS. — Paris, Didot, 1770, 1 vol. in-12.

Cet ouvrage est estimé, et a été traduit en allemand et en danois.

6. Avis aux mères qui veulent nourrir leurs enfants; par Mme ANEL-LEREBOURS. — Paris, Didot, 1770, 1 vol. in-12.

7. Dangers du maillot et du lait de femme; moyen d'y remédier, avis aux mères; par LASCAZES DE COMPAYRE, médecin de l'Isle d'Alby, directeur du Ludovicée de Montpellier. — Paris, Laporte, 1778, 1 vol. in-12.

8. Médecine maternelle, ou l'art d'élever et de conserver les enfants; par Alphonse LEROY. — Paris, 1803, 1 vol. in-8°.

9. Dissertation sur la masturbation et les moyens propres à y remédier; Par N.-M. BUET (thèse). — Paris, Didot, 1822, in-4°.

(M^c11)   § 3.

Hygiène des vieillards.

1. Essai sur l'hygiène des vieillards, ou de l'influence que les choses physiques et morales exercent sur les personnes âgées, et des moyens de les conserver en santé; par Hubert-François JANIN (thèse). — Paris, Didot, 1813, in-4°.

(M^c12)   § 4.

Hygiène des gens de lettres et des savants.

1. De la santé des gens de lettres; par TISSOT, docteur et professeur en médecine, etc. — Lausanne, Grasset, 1770, 1 vol. in-12.

(M^c13)   § 5.

Hygiène des gens de mer.

1. Moyens de conserver la santé aux équipages des vaisseaux; avec la manière de purifier l'air des salles des hôpitaux; et une courte description de l'hôpital Saint-Louis, à Paris; par DUHAMEL DU MONCEAU, de l'Académie royale des sciences, etc. — Paris, Guerin, 1759, 1 vol. in-12.

Aux armes du Dauphin.

(M^c14)   § 6.

Hygiène militaire.

1. Considérations médicales sur la marche des troupes; par Guillaume DESPAX (thèse). — Paris, Didot, 1816, 1 vol. in-4°.

2. Lettre à S. E. M. le maréchal duc de Raguse, sur le gymnase normal, militaire et civil, dirigé par M. AMOROS; par FOURNIER-PESCAY. — Paris, Rougeron, 1821, 1 vol. in-8°.

3. Essai sur le recrutement et les hôpitaux militaires en France; par L. BORIE. — Paris, Demonville, 1822, 1 vol. in-8°.

4. Hygiène militaire. — Mémoire sur les avantages et la nécessité d'adopter une boisson ordinaire et nutritive pour la troupe. Par Th. GARNIER-LETEURIE. — Paris, Rignoux, 1843, 1 vol. in-8°.

5. Hygiène militaire. — De l'enseignement de l'hygiène dans les corps de troupe, pour compléter l'instruction régimentaire du soldat; par T. GARNIER-LETEURIE. — Paris, Rignoux, 1845, 1 vol. in-8°.

6. Statistique de l'état sanitaire et de la mortalité des armées de

terie et de mer, considérées dans des conditions variées de temps et lieux, d'âge, de race et de nationalité; par J.-Ch.-M. BOUDIN. — Paris, Baillière, 1846, 1 vol. in-8°.

(M^c15)   § 7.

Hygiène des prisons.

1. Rapport remis à Monseigneur le Dauphin, par un membre de la société (des prisons), lequel a été chargé par Monseigneur d'en donner connaissance au Conseil-Général, suivi d'un rapport du Conseil de salubrité, sur la construction des latrines publiques et sur l'assainissement des latrines et des fosses-d'aisances. — Paris, Fain, 1825, 1 vol. in-4°.

2. Hygiène physique et morale des prisons, ou de l'influence que les systèmes pénitentiaires exercent sur le physique et le moral des prisonniers, et des modifications qu'il y aurait à apporter au régime actuel de nos prisons; par Aug. BONNET. — Paris, Just-Rouvier, 1847, 1 vol. in-8°.

(M^c16)   SECTION V.

HYGIÈNE PUBLIQUE.

1. Discours des comètes : contenant plusieurs belles et curieuses questions sur ce sujet, et particulièrement de celles qu'on a vues au mois de septembre dernier 1607, avec la pronostication et présages d'icelles; par M. Jehan TAXIL, docteur médecin, natif des Saintes-Maries, médecin à Arles. — Lyon, Morillon, 1608, 1 vol. in-8°.

Voir les présages des maladies.

2. Simonis PAULLI, d. m. regii, ac prœlati Aarhusiensis, commentarius de abusu tabaci, Americanorum veteri, et herbæ theæ asiaticorum in Europa novo, quœ ipsissima est chamæleagnos Dodonæi, alias *Myrtus Brabantica*, Danicè *Porss*, German. *Post*, Gallicè, *Piment-Royal*, Belgicè *Gagel* dicta; cum figuris æneis, utensilia quædam chinensium eaque pretiosissima repræsentantibus. — Argentorati, Paulli, 1665, 1 vol. in-4°, avec un portrait de l'auteur.

Que dirait aujourd'hui l'auteur de l'abus du tabac?

3. Mémoires sur la nature, les effets, propriétés et avantages du feu de charbon de terre apprêté, pour être employé commodément, économiquement, et sans inconvénient, au chauffage et à tous les usages domestiques; avec figures en taille-douce; par MORAND le médecin, assesseur honoraire du Collége des médecins de Liège, etc. — Paris, Delalain, 1770, 1 vol. in-12.

4. Détail des succès de l'établissement que la ville de Paris a fait en faveur des personnes noyées; par P. A. — Paris, Lottin, 1778, 1 vol. in-12.

5. Essai sur la suppression des fosses d'aisances, et de toute espèce de voiries; sur la manière de convertir en combustibles les substances qu'on y renferme, etc.; par GÉRAUD, docteur régent de la Faculté de médecine de Paris. — Paris, hôtel Serpente, 1786, 1 vol. in-12.

6. Rapport du conseil de salubrité sur la construction des latrines publiques et sur l'assainissement des latrines et des fosses d'ai-

sances, adressé à M. Delaveau, préfet de police. — Paris, Bachelier, 1822, 1 vol. in-8°.

7. De l'emploi des chlorures d'oxide de sodium et de chaux; par A.-G. LABARRAQUE. — Paris, Huzard, 1825, 1 vol. in-8°.

8. De la prostitution dans la ville de Paris, considérée sous le rapport de l'hygiène publique, de la morale et de l'administration; par PARENT-DUCHATELET, 2° édition. — Paris, 1857, 2 vol. in-8°.

9. Londres ancien et moderne, ou recherches sur l'état physique et social de cette métropole; par A.-M. BUREAUD-RIOFREY. — Paris, Baillière, 1839, 1 vol. in-8°.

10. Études d'hygiène publique sur l'Angleterre; par Antoine OSTROWSKI, avec quelques notes de M. BOUDIN, médecin en chef de l'hôpital militaire de Versailles. — Paris, Renouard, 1847, 1 vol. in-8°.

11. Du baptême considéré dans ses rapports avec l'état civil et l'hygiène publique; par J.-N. LOIR. — Paris, Joubert, 1849, 1 vol. in-8°.

12. La vie à bon marché. — Les vins; par DELAMARRE. — Paris, 1851, 1 vol. in-12.

(M^c17)   SECTION VI.

HYGIÈNE DES CIMETIÈRES.

1. Gabrielis CLAUDERI, doct. med. ducalis-saxonici, Academici curiosi, methodus Balsamandi corpora humana, aliaque majora sine evisceratione et sectione hucusque solita. Ubi non modò de condituris veterum Ægyptiorum, Arabum, Ebræorum, ac in specie corporis Christi, ut et modernorum diversa proponuntur; sed etiam modus subjungitur, quomodo cadavera integra sine exenteratione possint condiri. Adnexa item est methodus parandi varias essentias atque spiritús chymicos extemporanee, sine igne aut destillatione. — Altenburgi, Richter, 1679, 1 vol. in-4°.

C'est une histoire des embaumements jusqu'à cette époque. Le procédé qu'employait l'auteur pour la conservation des corps était la saumure. Il a proposé plus tard l'*esprit de sel ammoniac tartarisé.*

2. Dissertation sur l'incertitude des signes de la mort, et l'abus des enterrements et embaumements précipités; par Jacques-Bénigne WINSLOW, docteur régent de la Faculté de médecine de Paris, etc. Traduite et commentée par Jacques-Jean BRUHIER, docteur médecin. — Paris, Morel, 1742, 1 vol. in-12.

3. Mémoire présenté au roi sur la nécessité d'un règlement général au sujet des enterrements et embaumements; par Jacques-Jean BRUHIER, docteur médecin, 2° édition. — Paris, Debure, 1749, 1 vol. in-12.

Ce mémoire est précédé d'une lettre écrite de la main de l'auteur et adressée au marquis de Puisieux.

4. Réflexions sur le triste sort des personnes qui, sous une apparence de mort, ont été enterrées vivantes; et sur les moyens qu'on doit mettre en usage pour prévenir une telle méprise; ou précis d'un mémoire sur les causes de la mort subite et violente,

dans lequel on prouve que ceux qui en sont les victimes, peuvent être rappelés à la vie; par JANIN, maître en chirurgie, oculiste de la ville de Lyon et du collége royal de chirurgie de Paris, etc. — Paris, Didot, 1772, 1 vol. in-8°.

Aux armes du Dauphin.

5. Autre exemplaire du même ouvrage, 1 vol. in-8°.

Aux armes d'Orléans.

6. Mémoire sur le danger des inhumations précipitées, et sur la nécessité d'un réglement, pour mettre les citoyens à l'abri du malheur d'être enterrés vivants. Dans lequel on rapporte des observations de personnes enterrées et ouvertes vivantes, tant dans les diocèses de Poitiers et de La Rochelle qu'ailleurs; et de plusieurs autres, qui ayant été reputées mortes pendant longtemps, sont revenues à elles, soit naturellement, soit par les secours qu'on leur a données; et où l'on a ajouté quelques réflexions sur la nécessité de faire exécuter l'ordonnance par laquelle Mgrs les Évêques défendent aux mères de faire coucher leurs enfants avec elles, avec leurs nourrices ou autres personnes, jusqu'à ce qu'ils aient atteint l'âge de deux ans; par PINEAU, docteur médecin. — Niort, Elie, 1776, 1 vol. in-8°.

Aux armes de France.

7. Essai sur les lieux et les dangers des sépultures; traduit de l'italien, publié avec quelques changements, et précédé d'un discours préliminaire dans lequel on trouve : 1° l'extrait des ouvrages et les réglements qui ont paru en France sur les dangers des inhumations dans les villes et dans les églises; 2° la manière de purifier les lieux infectés par les émanations des cadavres en putréfaction; 3° les procédés que l'on doit employer pour rappeler à la vie les personnes suffoquées par ces vapeurs; 4° un rapport lu dans une des séances de la Société royale de médecine, sur la nécessité d'éloigner les sépultures de l'enceinte des villes, et principalement de celle de Paris; par VICQ-D'AZYR, docteur régent de la Faculté de médecine de Paris, etc. — Paris, Didot, 1778, 1 vol. in-12.

Aux armes du roi.

8. Mémoire sur la nécessité de mettre les sépultures hors de la ville de Paris, présenté à M. de Calonne, ministre d'État, etc.; par le sieur LABRIÈRE, architecte de Mgr comte d'Artois. 1 vol. in-4°.

Ce mémoire est accompagné de deux planches, donnant le plan et l'élévation d'un temple destiné à la sépulture des rois et des grands personnages de l'État.

9. Rapport sur plusieurs questions proposées à la Société royale de médecine, par M. l'Ambassadeur de la Religion, de la part de Son Altesse-Éminentissime Monseigneur le Grand-Maître, relativement aux inconvénients que l'ouverture des caveaux destinés aux sépultures d'une des églises paroissiales de l'île de Malte

pourrait occasionner, et aux moyens de les prévenir, dans lequel, après avoir exposé les dangers des inhumations et des exhumations dans les églises, on indique les précautions à prendre dans la fouille d'un terrain suspect. Lu dans la séance de la Société royale de médecine, tenue au Louvre le 5 décembre 1780.—Malte, imprimé aux dépens de la Religion, 1781, 1 vol. in-4°.

Relié en maroquin rouge, aux armes de France.

10. La vie de l'homme respectée et défendue dans ses derniers moments, ou instruction sur les soins qu'on doit aux morts, et à ceux qui paraissent l'être; sur les funérailles et les sépultures; par THIÉRY. — Paris, Debure, 1787, 1 vol. in-8°.

Aux armes du roi.

11. Lettre adressée à MM. les membres du Conseil de salubrité, au sujet de la translation des cendres de l'Empereur Napoléon, et de l'exhumation des victimes de Juillet; par GANNAL. — Paris, Terzuolo, 1840, 1 vol. in-8°.

12. Lettre aux médecins sur la question des embaumements, par J.-N. GANNAL. — Paris, Lenormant, 1845, 1 vol. in-8°.

SECTION VII.

STATISTIQUE, TOPOGRAPHIE ET GÉOGRAPHIE MÉDICALES.

1. Essai sur la mortalité à Strasbourg (partie rétrospective); Par Charles BOERSCH (thèse). — Strasbourg, Silbermann, 1836, 1 vol. in-4°.

2. Statistique de la France. Territoire et population. Mouvement de la population et statistique des établissements d'aliénés. — Strasbourg, 1837-1857, 4 vol. grand in-4°.

3. Notice sur l'hygiène médicale de Nice, ou guide des étrangers sur le régime à suivre pendant leur séjour, soit en santé, soit en maladie; par J.-F. FAUCHER-DECORVEY, docteur médecin. — Nice, Canis, 1842, 1 vol. in-8°.

4. Topographie médicale de la province de Tlemcen; par Ch. CAMBAY. — Paris, Hauquelin, 1844, 1 vol. in-8°.

5. Topographie médicale de la ville de Versailles; par le docteur FOURNEZ (manuscrit). 1 vol. in-f°.

6. Essai d'une topographie médicale du bassin de Tlemcen; par CATTELOUP. — Paris, Noblet, 1854, 1 vol. in-8°.

7. Traité de géographie et de statistique médicales, et des maladies endémiques; comprenant la météorologie et la géologie médicales, les lois statistiques de la population et de la mortalité, la distribution géographique des maladies et la pathologie comparée des races humaines; Par J.-Ch.-M. BOUDIN, médecin en chef de l'hôpital militaire du Roule, etc., avec 9 cartes et tableaux. — Paris, Baillière, 1857, 2 vol. in-8°.

DEUXIÈME PARTIE
ÉTUDE DE L'ORGANISME MALADE

⤜⟨⟨✖⟩⟩⤛

LIVRE PREMIER
PATHOLOGIE

—◦◦—

CHAPITRE PREMIER
TRAITÉS GÉNÉRAUX.

—⟨◦⟩—

SECTION I.
AUTEURS ANCIENS.

1. Medica sacra : Sive, de morbis insignioribus, qui in Biblis memorantur, commentarius. Auctore Richardo Mead, coll. medic. Londin et Edinbury, socio. reg. societat. sodali, et medico regio. — Amstelædami, Mortier, 1749, 1 vol. in-8°.

Dans cet ouvrage, Mead s'étend avec une certaine liberté sur les maladies les plus remarquables dont il est fait mention dans les livres saints.

2. Hieronymi Mercurialis, foroliviensis, sui seculi medicorum facile principis, In omnes Hippocratis aphorismos, prælectiones Patavinæ, in quibus innumeri penè ipsius Hippocratis obscuriores loci, ac sententiæ elucidantur, problemataque permulta abstrusiora facili methodo enodantur. Nunc primum a Maximiliano auctoris filio publici juris factæ : atque in postrema hac editione operâ Pancracii Marcellini, Lugdunensis d. m. notis marginalibus ditatæ.— Lugduni, Pillehotte, 1621, 1 vol. in-4°.

3. Les sept livres d'aphorismes du grand Hippocrate, en latin et en français ; enrichis de très beaux et très doctes discours en forme de paraphrases, et d'explications très judicieuses prises des anciens et nouveaux auteurs, œuvre agréable et nécessaire non-seulement aux médecins et chirurgiens, mais aussi à toute sorte de personnes qui aiment leur santé; par Mᵉ Michel Lelong, docteur médecin à Provins. — Paris, N. et J. de La Coste, 1645, 1 vol. in-4°.

Ce volume appartenait à Tribalet, chirurgien des Invalides.

4. Novæ methodi pro explanandis Hippocrate et Aristotele, specimen clarissimis scholæ Parisiensis medicis, D.-D. Marinus Cureus de la Chambre, regi à sanctioribus consiliis et medicus ordinarius.—Parisiis, Rocolet, 1655, 1 vol. in-4°.

A la fin du volume on trouve la physique d'Aristote, traduite en français.
Sur la page du titre, on voit écrit de la main de l'auteur :
Moreau, M.-D. Paris. Auctoris dono.
Ce livre appartenait aux Récollets de Saint-Germain-en-Laye.

5. Dissertatio περι τειογ, de Divino, quod Hippocrates in morbis considerandum in prognosticorum suorum vestibulo præcepit. Authore Melchiore Sebizio, m. d. ac professore, comite Palatino Cæsareo, et reipub. Argentoratensis Archiatro.—Argentorati, Mulbii, 1693, 1 vol. in-4°.

6. Thomæ Roderici a Veiga, Eborensis, doctoris medici et gravissimi philosophi.—Opera omnia in Galeni libros edita, et commentariis in partes novem distincta, expressa, quibus nodi difficultatum in medicina frequentes, solvuntur, classicorumque medicorum controversiæ, veritatis lima expenduntur. Præ superioribus editionibus elimata, et exacta quo potuit fieri correctione, typis exarata. — Lugduni, Landry, 1584, 1 vol. in-f°.

7. Cœlii AURELIANI Siccensis, medici vetusti, et intractanda morborum curationum diligentissimi, secta methodici, de acutis morbis. Lib. III, de Diuturnis. Lib. v, ad fidem exemplaris manuscripti castigati, et annotationibus illustrati. — Lugduni, Roville, 1567, 1 vol. in-8°.

8. Cœlii AURELIANI, Siccensis Afri, acutorum morborum, libri III. Chronicorum, libri v. Edidit, Recensuit præfatus est Albertus V. HALLER, indicem emendavit ac multum auxit P. R. VICAT. m. d. — Lausannæ, Grasset, 1774, 2 vol. in-8°.

9. P. ALPINI, De medicina Ægyptiorum, libri quatuor. Et Jacobi BONTII, in Indiis Archiatri, De medicina Indorum, editio ultima. — Parisiis, Pelé, 1646, 1 vol. in-4°.

(M^d²)   SECTION II.

AUTEURS DU MOYEN-AGE.

1. Liber Theoricæ nec non practicæ ALSAHARAVII in prisco arabum medicorum conventu facile principis ; qui vulgo acararius dicitur ; Jam summà diligentia et cura depromptus in lucem. — Augustæ Vindelicorum, Grimm, 1519, 1 vol. in-4°.

Cette édition est la première. Elle a été donnée par Paul Ricius, juif allemand et médecin de l'empereur Maximilien Ier.

2. Liber canonis totius medicine, ab AVICENNA arabum doctissimo excussus, a GERARDO, cremonensi ab arabica lingua in latinam reductus. — Lugduni, Jacobi, 1522, 1 vol. in-4°.

Cet ouvrage a été revu et corrigé par Antoine RUSTICUS. Il est orné d'une table des termes arabes traduits en latin et de notes, par Symphorien CAMPER ; et d'une vie d'Avicenne, par François CALPHURNIUS.

3. AVICENNÆ, liber canonis, de medicinis cordialibus, et cantica, cum castigationibus Andreæ ALPAGI BELLUNENSIS, philosophi ac medici clarissimi, una cum ejusdem nominum arabicorum interpretatione. — Venetiis, apud Juntas, 1544, 1 vol. in-f°.

(M^4⁸)   SECTION III.

AUTEURS MODERNES.

1. Methodi vitandorum errorum omnium, qui in arte medica contingunt, libri quindecim ; quorum principia sunt ab auctoritate medicorum et philosophorum principum desumpta, eaque omnia experimentis, et rationibus analyticis comprobata. SANCTORIO Sanctorio Justino Politano, medico et philosopho, auctore. — Venetiis, Bariletto, 1553, 1 vol. in-f°.

Dans cet ouvrage, l'auteur fait preuve d'une grande sagacité pour découvrir les maladies obscures, et tout en combattant la pratique de plusieurs médecins, il se montre l'ennemi des empiriques et des charlatans.

2. Controversarium medicarum et philosophicarum, Franscisci VALLESII Covarruviani, libri x. Accessit libellus de locis manifestè

pugnantibus apud Galenum, eodem Vallesio autore. Editio quarta. — Hanoviæ, Cl. Marnius, 1606, 1 vol. in-f°.

3. Praxis medicinæ theorica et empirica familiarissima, Gualteri BRUELE : in qua pulcherrima dilucidissima que ratione morborum internorum cognitio, eorundemque curatio traditur. — Lugduni-Batavorum, Maire, 1578, 1 vol. in-8°.

4. Controversarium medicarum et philosophicarum, libri decem. Autore Francisco VALLESIO Covarruviano, doctore et professore complutensi. — Francforti ad Mænum, And. Wechel, 1582, 1 vol. in-f°.

Ce volume appartenait aux Récollets de Saint-Germain-en-Laye.

5. Victoris TRINCAVELLII Veneti philosophi ac medici clarissimi, et in celeberrima Patavina Academia olim primarii professoris. Omnia opera, partim ex diversis editionibus in unum collecta, partim nunc primùm in lucem emissa, ac in duos tomos digesta, summa cum diligentia nunc correcta et impressa. — Lugduni, Guitte, 1586, 2 vol. in-f°.

La vie de l'auteur, qui est en tête de cette édition, a été écrite par Laurent Maruccini.

Cet exemplaire appartenait aux Capucins de Saint-Germain-en-Laye.

6. VIDI-VIDII Florentini, opera-varia ; omnibus medicinæ studiosis utilissima, præsertim chirurgis pernecessaria. Universa, ac singula hac postrema omnium editione, partim quæ ab Hippocrate, Galeno, Oribasio. — Lugduni, Veyrat, 1599, 1 vol. in-f°.

Cet ouvrage renferme la traduction latine des chirurgiens grecs, et est accompagnée d'un grand nombre de planches représentant les instruments, les appareils et les machines dont se servaient les anciens dans leur chirurgie.

7. D. Hieron. MERCURIALIS Foroliviensis, medici celeberrimi ac præstantissimi, et professoris quondam in nobilissimis Academiis Bononiensi ac Pataviensi, primarii, medicina practica, seu de cognoscendis, discernendis, et curandis omnibus humani corporis affectibus, earumque causis indagandis, libri v. In Patavino gymnasio, olim ab ipso publice prœlecti, et thesauri instar a quibusdam hactenus recondili, plurimorumque votis et desiderio summè expetiti : nunc autem post obitum autoris, publici boni causa, in lucem editi, studio et opera, Petri DE SPINA, Aquisgranensis, D. et serenissimi Electoris Palatini Friderici IV, medici ordinarii. — Francofurti ad Mænum, J. Schonuvetteri, 1602, 1 vol. in-f°.

Au bas du titre se trouve : Laigneau, medicus-regis.

8. Joannis FERNELII, Universa medicina, ab ipso quidem authore ante obitum diligenter recognita, et justis accessionibus locupletata. Postea autem studio et diligentia Guliel. PLANTII cenomani postremùm elimata, etin librum therapeutices septimum doctissimis scholiis illustrata. Editio septima. Cui accessit ejusdem FERNELII consiliorum liber, cum quibusdam clarorum medicorum Parisiensium responsis. — Lugduni, J. Veyrat, 1602, 1 vol. in-f°.

Ce livre appartenait à la maison de la mission de Versailles.

9. Felicis PLATERI, archiatri et profess. basil. Praxeos, seu.

14

de cognoscendis, prædicendis, præcavendis, curandisque, affectibus homini incommodantibus, tractatus secundus. De doloribus, libro uno, qui tertius totius est operis, agens : singula illorum symptomata, in generibus : morbos eorumque causas, in causis : et curam in curatione proponens. Omnia methodo novâ, sed facili et perspicuâ, hactenus que diu desideratâ, descripta : nec solùm veterum neotericorumque, sed et propriis observationibus, ac remediis innumeris referta. — Basileæ, Waldkirch, 1603, 1 vol. in-8°.

10. Jacobi FONTANI, Sanmaxitani, primarii medici et in academia aquensi Borbonia, professoris regii, opera. In quibus universæ artis medicæ secundum Hippocratis et Galeni doctrinam, partes quatuor, methodicè explicantur. Præponuntur libri duo de demonstratione medica, ad artem medicinæ comparandam penitus necessarii. — Coloniæ Allobrogum, Chouet, 1612, 1 vol. in-4°.

11. Francisci PORTI, Crespiensis Valesii, medicique Parisiensis, medica Decas, ejusdem authoris in singula librorum capita commentariis illustrata. Opus scitu facillimium, ob metrum, et ad praxin utilissimum.—Lutetiæ Parisiorum, Ab. Saugrain, 1613, 1 vol. in-4°.

Dans cet ouvrage Du Port a mis en vers les causes, les signes et la cure des maladies, et a rendu le tout intelligible par des commentaires.

Cet exemplaire appartenait au médecin Jacques Dufour de la Crespelière.

12. D. Hieron. MERCURIALIS Foroliviensis, medici celleberrimi ac præstantissimi, et professoris quondam in nobilissimis academiis, Bononiensi ac Pataviensi, primarii, medicina-practica, seu de cognoscendis, discernendis et curandis omnibus humani corporis affectibus, earumque causis indagandis, libri V. In patavio gymnasio, olim ab ipso publicè prælecti, et post obitum authoris publici boni causa, in lucem editi, studio et opera, Petri DE SPINA, aquisgranensis d. et serenissimi Electoris Palatini Friderici IV, medici ordinarii. — Lugduni, Pillehotte, 1617, 1 vol. in-4°.

13. Ars bene medendi; per Joannem RIOLANUM, Parisiensem medicum. — Parisiis, Perier, 1618, 1 vol. in-8°.

14. D. Gabrielis FONTANI, Jacobi filii, artium et medicinæ doctoris, medicorum massiliensum collegio aggregati, de veritate Hippocraticæ medicinæ firmissinis rationum et experimentorum momentis stabilita, et demonstrata; seu medicina antihermetica, in qua dogmata medica physiologica, pathologica, et therapeutica, contra Paracelsi, et hermeticorum placita clarissimè promulgantur : non rejectis penitus chymicorum inventis, ad Hippocraticam artem conferentibus. — Lugduni, Borde, Arnaud et Rigaud, 1657, 1 vol. in-4°.

15. Joannis FERNELII neotericorum principis, et Franciæ archiatri, universa medicina. A doctissimo et experientissimo medico diligenter recognita, et ab innumeris mendis et erroribus, quibus priores scatebant editiones repurgata, collatis invicem vetustissimis et optimis exemplaribus, editio emendatissima, addita sunt ejusdem FERNELII consilia; et Guliel. PLANTII scholia in pharmacopœam seu librum therapeutices septimum. — Genevæ, Chouet, 1627, 1 vol. in-8°.

16. Danielis SENNERTI, d. et medicinæ in Academia Wittebergensi professoris publici, medicina practica. — Parisiis, apud societatem, 1632, 2 vol. in-4°.

Dans cet ouvrage l'auteur paraît avoir une grande aversion pour la saignée.

Cet exemplaire appartenait à M. l'abbé de la Bonardière.

17. De chymicorum cum Aristotelicis et Galenicis consensu ac dissensu liber. Cui accessit appendix de constitutione chimiæ : auctore Daniele SENNERTO, d. et medic. in acad. Witteb. prof. p. ac seren. Elect. sax. med. Editio tertia auctior. — Parisiis, apud societatem, 1633, 1 vol. in-4°.

C'est pour réunir les deux théories chimique et galénique, qui divisaient alors les médecins, que Sennert a écrit ce traité.

18. Antonii MERINDOLI consiliari medici, et in aquensi academia primarii professoris regii, ars medica, in duas partes secta, in qua non solum ea explicantur, quæ ad medicinam discendam sunt necessaria : sed multa etiam quæ theologos et philosophos recreare valeant, continentur. — Accessit sub finem exercitationum medicinalium Decas unica. — Aquis-Sextiis, Roize, 1633, 1 vol. in-f°.

19. D. Hieronymi FABRICII ab Aquapendente, medici celeberrimi, atque in Florentissima academia Patavina professoris primarii, medicina-practica : — Nec non Œmilii CAMPILONGI in eadem academia professoris clarissimi, tractatus de vermibus; de uteri affectibus ; de que morbis cutaneis, præstantissimi. Utrumque opus nunc primum produit in lucem singulari studio atque opera Petri BOURDELOTII. — Parisiis, Cottard, 1634, 1 vol. in-4°.

Thomas Bartholin assure que la *medicina practica* dont Bourdelot était l'éditeur, et qui fut tiré de sa Bibliothèque, est un ouvrage supposé, et que Fabrice d'Aquapendente n'en fut jamais l'auteur.

20. Thomæ CAMPANELLÆ, stylens. ord. prœdic. medicinalium, juxta propria principia, libri septem. Opus non solum medicis, sed omnibus naturæ et privatæ valetudinis studiosis utilissimum. — Lugduni, Pillehotte, 1635, 1 vol. in-4°.

Campanella n'était pas médecin. C'est un ouvrage rempli d'imagination, et dans lequel l'auteur ne fait que rappeler plus ou moins bien la méthode de guérir des anciens, unie à une grande confiance dans l'astrologie.

21. Joannis GALLEGO DE LA SERNA, Malachensis, catholicorum Philippi III et IV, Hispaniarum regum archiatri; nec non Annæ Austriacæ christianissimæ Gallorum reginæ primarii quondam medici, recte ac dogmatice medendi vera methodus. Opus novum, multorum, insigniumque experimentorum, præceptorum et certissimorum rationibus illustratum, in sex tractatus distributum. — Parisiis, Berthier, 1639, 1 vol. in-f°.

Ce volume vient des Récollets de Saint-Germain-en-Laye.

22. Jo. Hieronymi PULVERINI, philosophi, et medici Neapolitani, in patrio gymnasio artis medicæ professoris primarii, de singulis humani corporis juxta hodiernum usum, curandis morbis medica praxis, accurata, brevi, dilucida, et absoluta methodo explicata, ac tradita. Cui novissime accessit ejusdem auctoris methodica, et plena ratio juxta eundem hodiernum usum de curandis febribus per Mathiam MAGLIOCCAM, philosophum, et medicum, ac unum ex XII, almi collegii Neap. publicæ utilitati impertita,

diligentissime correcta, et expurgata ac quam pluribus additionibus donata à Jo. Berardino CORBISERIO, a. et m. d. et in reg. acad. Neapolitana chirurgiæ professore. — Neapoli, Cavallum, 1643, 1 vol. in-f°.

23. Danielis SENNERTI, d. medici, et apud Wittebergenses publici medicinæ profess. Paralipomena quibus præmittitur methodus discendi medicinam. Tractatus posthumus ab hæredibus nunc primùm publicatus. Accesserunt vita authoris, et indicia virorum clariss. — Lugduni, Huguetan, 1643, 1 vol. in-8°.

24. Zacuti LUSITANI, medici et philosophi præstantissimi, de medicorum principum historia, opus absolvitissimum : in quo medicinales omnes historiæ de morbis internis, quæ passim apud principes medicos occurrunt, concinno ordine disponuntur, paraphrasi, et commentariis illustrantur : nec non quæstionibus, dubiis, et observationibus exquisitissimis exornantur. — Accessit, praxis medica admiranda, in qua exempla rara, mirabilia, monstrosa, circa abditas morborum causas, signa, eventus, atque curationes proponuntur. Editio postrema.— Lugduni, Huguetan, 1644, 2 vol. in-f°.

Cet exemplaire est orné d'un portrait de Zacuto. — Il appartenait au docteur Pitton.

25. Idea universæ medicinæ practicæ libris duodecim absoluta, auctore Johan. JONSTON. — Amstelodami, 1644, 1 vol. in-12.
Le titre manque.

26. Guilbelmi FABRICII HILDANI, illustrissimi marchionis Badensis et Hochbergensis, etc. Nec non inclytæ Reipublicæ Bernensis medico-chirurgi ordinarii. Opera quæ extant omnia. — Francofurti ad Mænum, J. Beyeri, 1646, 1 vol. in-f°.

Voici la liste des ouvrages contenus dans ce recueil : 1° Observationum et curationum chirurgicarum centuriæ sex ; 2° de conservanda valetudine, item de thermis Vallesianis; 3° epistola de thermis fabariensibus sive piperinis in Rhetia, de earum origine ; 4° de dysenteria ; 5° de lithotomia vesicæ ; 6° de gangræna et sphacelo ; 7° de ichore et meliceria Celsi ; 8° epistola de nova, rara, eta dmiranda herniæ uterinæ historia ; 9° de combustionibus quæ oleo, aquâ fervida, ferro candente, pulvere tormentario, fulmine, et quavis alia materia ignita fiunt ; 10° de vulnere quodam gravissimo, ictu sclopeti inflicto, observatio et curatio singularis ; 11° tractatus de sclopetaria curatione recens à J. H. LAVATERO latinus factus ; 12° epistolarum ad amicos, eorundemque ad anthorem centuriauna ; 13° cista militaris, hoc est, designatio præcipuorum medicamentorum, instrumentorumque, quibus medicum et chirurgum castrensem instructum esse convenit.

Cet ouvrage renferme beaucoup de planches.

27. Bartholomæi PERDULCIS, d.-m. p. universa medicina, ex medicorum principum sententiis, consiliis collecta, a Renato CHARTERIO, regis christianiss. ac reginæ magnæ Britanniæ consil. medico, professore regio, facultatisque medic. Paris. doct. emendata, digesta, ac in lucem primùm edita. Adjecta est Bartholomæi Perdulcis vita,

cum indicibus necessariis, et tractatu ejusdem authoris de morbis animi. — Lugduni, Rigand, 1650, 1 vol. in-4°.

28. Le même ouvrage, édition de 1651, 1 vol. in-4°.

29. Francisci FEYNEI, consiliarii, medici, nec non regii apud Monspelienses medicinæ professoris, ut peritissimi, ita celeberrimi, medicina practica; in quatuor libros digesta. Opusvere aureum, summorum medendi artificum puram putam doctrinam præferens, ac selectissimis probatissimisque remediorum formulis abundè instructum, ad felicem facilem que internorum omnium corporis humani affectuum diagnosin, prognosin, et curationem. Nunc primum è bibliotheca clar. viri, Renati MORÆI, archiatri, regiique medicinæ apud Parisienses interpretis, studiosorum usibus benignè concessum. — Lugduni, Huguetan, 1650, 1 vol. in-4°.

30. Lazari RIVERII, consiliarii, et medici regii, atque in Monspeliensi universitate medicinæ professoris, et doctorum Monspeliensium Decani, praxis medica. Editio septima, integrà morborum theoria, et quam plurimis remediis selectissimis locupletata. — Lugduni, Huguetan, 1653, 1 vol. in-f°.

Ce volume appartenait à la bibliothèque de la maison de la Mission de Versailles.

Il est orné d'un beau portrait de River.

31. Gasparis BRAVO DE SOBREMONTE RAMIREZ, sanctæ inquisitionis familiaris, et medici primarii, in celeberrima Vallisoletana academia olim artium, cathedræ chirurgicæ, methodicæ, vespertinæ, et primariæ Hippocratis moderatoris : nunc primariæ avicennæ possessoris : resolutiones medicæ, in quatuor partes tributæ: quarum 1° Physiologiæ universæ ; 2° Pathologiæ ; 3° Febrium theoriæ ac accurationis ; 4° et ultima, sanguinis missionis, purgationis, ac de sudore controversias proponit, excutit, ac dirimit.— Lugduni, Borde, 1654, 1 vol. in-f°.

32. Joh. JONSTONI, med. doctoris, Idea universæ medicinæ practicæ, libris XII, absoluta, editio novissima. — Lugduni, Delagarde, 1655, 1 vol. in-8°.

33. Lazari RIVERII, consiliarii et medici regii, nec non in Monspeliensi universitate medicinæ professoris, ac doctorum Monspeliensum Decani, institutiones medicæ, in quinque libros distinctæ, quibus totidem medicinæ partes, physiologia, pathologia, semeiotice, hygieine, et therapeutice dilucidè explicantur. — Lugduni, Cellier, 1656, 1 vol. in-8°.

Ce traité a eu beaucoup de réputation dans son temps.

Cet exemplaire appartenait à la maison de la Mission de Saint-Cyr.

34. Joann. FERNELII, Ambiani, universa medicina, primùm quidem studio et diligentia Guiljelmi PLANTII, cennomanni, elimata, nunc autem notis, observationibus, et remediis secretis, Joann. et Othonis HECRNII, Ultraject. et aliorum præstantissimorum medicorum scholiis illustrata cui accedunt casus et observationes rariores, quas Cl. D. D. Otho HEURNIUS, in academia Leydensi primarius medicinæ practicæ, anatomiæ et chirurgiæ professor in diario practico annotavit. Quantum præterea huic editioni accesserit, typographorum epistola ad lectorem fusius docebit. — Trajecti ad Rhenam, Ackersdiick, 1656, 1 vol. in-4°.

35. Medicinæ practicæ compendium, Joh. Andreæ SCHMITZII,

m. d. et in acad. Gelrica professoris.—Genevæ, Chouet, 1659, 1 vol. in-12.

36. Universa medicina, Pauli DE SORBAIT, Belgæ, philos. et medic. doctoris, sacræ Imperatoricis Eleonoræ medici, nec non praxios medicinæ professoris primarii, etc. Tam theorica quam practica, nempè, isagoge institutionum medicarum et anatomicarum, methodus medendi, cum controversiis, annexa Sylva medica. Deinde sequuntur, curationes omnium morborum, virorum, mulierum et puerorum, a capite ad calcem, nec non cura morbi venerei, et tractatus de febribus peste et venenis. Cum resolutis per objectiones difficultatibus, item, chirurgia cum examine chirurgico, methodus consultandi cum annexis observationibus aliquot peculiaribus, cuivis philiatro utilissimis, denique modus Viennæ doctores creandi, triplici discursu exornatus. — Noribergæ, Endteros, 1672, 1 vol. in-f°.

37. Ottonis TACHENII, tractatus de morborum principe, in quo plerorumque gravium ac sonticorum, præter naturam affectuum, dilucida enodatio, et hermetica, id est, vera et solida eorundem curatio proponitur ; opus tanto Achille dignum, omnibusque nœvis liberum. — Osnabrugi, Schwander, 1679, 1 vol. in-12.

38. Marci-Aurelii SEVERINI Crathigenæ Tharsiensis, in regia Schola Neapolitana anatomes et chirurgiæ professoris singularis, De efficaci medicina, libri III. Qua herculea quasi manu, ferri ignisque viribus armata, cuncta, sive externa sive interna, tetriora et contumaciora mala colliduntur, proteruntur, extinguuntur ; adjuvantibus æque pragmatias experimento, methodi fulcimento, auctoritatis complemento. Opus ante hac in arte desideratum, nunc rursum in lucem datum.— Francofurti in Mænum, Dufour, 1682, 1 vol. in-f°.

  Dans cet ouvrage l'auteur traite fort au long de l'emploi du feu, dont il fait presque un remède universel.

39. Johannis DOLŒI, m.-d. consiliari ac Archiatri Hasso-Cassellani, S. R. J. curiosorum collegæ, encyclopædia, medicinæ theorico-praticæ, quâ tam veterum, quam recentiorum, Paracelsistarum, nempe Helmontianorum , Willisianorum , Sylvianorum , Cartesianorum, de causis et curationibus morborum sententiæ exhibentur, additâ simul authoris de his opinione ; una cum medicamentis Galeno chymicis, ut plurimum ab ipso authore experientiâ comprobatis, editio nova.—Amstelodami, Hoogenhuysen, 1686, 1 vol. in-4°.

40. Le même ouvrage.— Editio novissima. — Venetiis, Hertz, 1690, 1 vol. in-4°.

41. Lucæ TOZZI, medicina pratica, quæ hactenùs adversùs morbos adinventa sunt, luculenter et brevissimè explicans. — Coloniæ Agripinæ, Demen, 1688, 1 vol. in-8°.

42. Jo.-Nicol. PECHLINI, serenissimi Cimbriæ Ducis consiliarii et archiatri, observationum physico-medicarum, libri tres, quibus accessit Ephemeris Vulneris thoracici, et in eam commentarius. — Hamburgi, Schultzian, 1691, 1 vol. in-4°.

  Cet ouvrage est accompagné de plusieurs planches ; on y trouve d'excellentes remarques, mais l'auteur y paraît avoir quelquefois une trop grande crédulité.

43. Pratique générale de médecine de tout le corps humain, de

Michel ETTMULLER. Traduction nouvelle. — Lyon, Amaulry, 1691, 3 vol. in-8°.

  Cet exemplaire appartenait à la Maison de la Mission de Saint-Cyr.

44. Theodori DE MAYERNE, Consiliarii et medici primarii Regis et Reginæ Magnæ-Britanniæ, Praxis medica ; ad exemplar Londinense, 1690 ; impressum novissimè recusa. Cui præter ejusdem authoris libellum planè singularem De cura gravidarum ; accessit Tractatus de arthritide, ab ipso anthore antea Gallice conscriptus. — Genevæ, Detournes, 1691, 1 vol. in-12.

45. Praxeos MAYERNIANÆ, ex adversariis, consiliis ac epistolis ejus summâ curâ ac diligentiâ concinnatum syntagma alterum, quatuor tractatus continens : 1° De febribus ; 2° De morbis externis ; 3° De Arthritide ; 4° De Lue venerea. Juxta exemplar Londinense, 1695, recusum. — Augustæ Vindelicorum, Kroniger, 1697, 1 vol. in-8° Avec un portrait de l'auteur.

46. Lazari RIVERII, consiliarii, medici ac professoris regii, nec non Regiorum in Universitate Monspeliensi medicinæ professorum Decani, Opera medica universa ; quibus continentur : 1° Institutionum medicarum, libri quinque ; 2° Praxeos medicæ, libri septem decim ; 3° Observationum medicarum, centuriæ quatuor. Quibus accedunt observationes variæ ab aliis communicatæ : itemque observationes infrequentium morborum, ac denique ipsissima Arcana-Riverii plenè revelata. Omnia non tantùm ab ipsomet authore ultimò revisa, emaculata, locupletata ; sed etiam à Joanne Daniele HORSTIO adornata, nec non à Joh. Jacobo DOÈBELIO recensita : nunc vero singula peculiaribus suis indicibus illustrata. — Lugduni, Anisson, 1698, 1 vol. in-f°.

47. Institutiones medicinæ, ad usum scolarum accommodatæ.— 1 vol. in-12, manuscrit, vers, 1700.

48. Thesaurus medicinæ praticæ. Ex præstantissimorum medicorum observationibus, consultationibus, cnnsiliis et epistolis, summâ diligentiâ collectus , ordine alphabetico dispositus, et in octodecim libros divisus. Autore Thoma BURNET, Scotto-Britanno, med. doct. et medico Regis ord. Editio novissima. Pluribus ipsius authoris additamentis, aliis omnibus hactenus vulgatis, longè auctior. — Lugduni, Baritel, 1702, 1 vol. in-4°

49. Johan.-Bernhardi GLADBACHII, med. doct. comitis Palat. Cæs. et Reipublicæ Francofurt. Physici ordin. Praxeos medicæ idea novissima, in qua secundum solidiora veræ physicæ et sanioris medicinæ fundamenta Omnium morborum origo ex quatuor cardinalibus concatenatâ serie deducitur, eorumque succincta ac perspicua medendi methodus explanatur, editio secunda.—Herbornæ, André, 1711, in-8°.

50. Riverius reformatus, renovatus et auctus, sive Praxis medica methodo Riverianæ non absimilis, juxta recentiorum, tum medicorum, tum philosophorum principia à Francisco CALMETTE, Monspeliensis academiæ medico conscripta, et publicè olim prælecta. Quæ in novissima hac editione à suo auctore recognita et ampliata. — Lugduni, Certe, 1712, 2 vol. in-8°.

51. Thomæ SYDENHAM, m. d. ac practici Londinensis celeberrimi, opera medica, editio novissima. — Genevæ, Detournes, 1716, 1 vol. in-4.

52. Institutiones medicæ in usus annuæ exercitationis domesticos, digestæ ab Hermanno BOERHAAVE, editio quarta. — Parisiis, Cavelier, 1722, 1 vol. in-12.

53. Institutions de médecine d'Hermann BOERHAAVE, traduites du latin en français, par DE LA METTRIE, docteur-médecin. —Paris, Huart, 1740, 2 vol. in-12.

54. Institutions du médecine d'Hermann BOERHAAVE; seconde édition, avec un commentaire; par DE LA METTRIE, docteur médecin. — Paris, Huart, 1743, 8 vol. in-12.

55. Institutions de médecine de Hermann BOERHAAVE; avec un commentaire par DE LA METTRIE. — Paris, Huart, 1743, 5 vol. in-12.

56. Hermanni BOERHAAVE, phil. et med. d., etc.—Prælectiones academicæ, in proprias institutiones rei medicæ edidit, et notas addidit Albertus HALLER, editio secunda. — Gottingæ, Vandenbœck, 1740-44, 7 vol. in-8°.

57. Hermanni BOERHAAVE, viri summi, suique præceptoris, methodus studii medici, emaculata et accessionibus locupletata ab Alberto ab HALLER. — Amstelædami, Wetstein, 1751, 2 vol. in-4°.

> Boerhaave publia cet ouvrage en 1726, en 1 vol. in-8°, sous le titre : Methodus discendi medicinam. Il avait détaillé cette matière à ses auditeurs pendant l'hiver de 1710. Haller, qui a donné l'édition indiquée ici, a considérablement augmenté cet ouvrage. Tout en conservant le texte de Boerhaave, on peut dire qu'il en a fait un ouvrage tout nouveau, par la quantité de notes qu'il y a ajouté, puisque d'un petit in-8° il en a fait deux volumes in-4°.

58. La pratique de médecine, avec la théorie de Lazare RIVIÈRE, conseiller et médecin du Roy, professeur et doyen des médecins en l'Université de Montpellier; traduite en français par F. DEBOZE, docteur médecin et maître chirurgien juré à Lyon. Nouvelle édition. — Lyon, Certe, 1723, 2 vol. in-8°.

59. Nouvelles découvertes concernant la santé et les maladies les plus fréquentes, leurs causes et leurs remèdes, avec des observations sur les maladies, et des éclaircissements sur les grands médicaments, sur la volatilisation du sel fixe, et sur le dissolvant universel naturel ; par DE SAULX, docteur médecin et ci-devant médecin de la Charité de Versailles. — Paris, Delaulne, 1727, 1 vol. in-12.

60. Oratio de praxis medicæ repurgatæ certitudine publice dicta die 14 junii 1729, auctore Johanne DE GORTER. — Lugduni-Batavorum, Vander, 1731, 1 vol. in-4°

61. La médecine théologique, ou la médecine créée, telle qu'elle se fait voir ici, sortie des mains de Dieu, créateur de la nature, et régie par ses lois. Ouvrage où s'explique l'hygiène par les principes du mécanisme ; puis, par de semblables notions tirées des sciences les plus propres à perfectionner la médecine, l'on y développe les idées des vraies causes des maladies, de l'ordre auquel elles appartiennent, et de leurs vrais remèdes. On y a joint à la fin les thèses de médecine de l'auteur de ce traité ; par HECQUET. — Paris, Cavelier, 1733, 2 vol. in-12.

62. Conspectus medicinæ theoretico-practicæ, tabulis CXXXVIII, omnes primarios morbos methodo Sthaliana tractandos, exhibens : tertia vice editus, correctus et auctus, cum indice satis locuplete et præfatione Excell. STAHLII, consiliarii et Archiatri Regii, auctore D. Joanne JUNCKERO, prof. publ. ord. et med. practico orphanotrophei Halensis. — Halæ, Imp. Orphanotrophei, 1734, 1 vol. in-4°.

63. Methodus discendi artem medicam, in duas partes divisa : quarum prima agit de studio præliminari : ubi tractantur breviter et clare omnia, quæ medico scitu necessaria sunt, antequam studium medicum aggrediatur. Secunda agit de omnibus et singulis partibus medicinæ; et ubique autores optimi, ad hæc studia necessarii, citantur una cum optimis ipsorum operum editionibus. — Londini, sumpt. societatis, 1734, 1 vol. in-12.

64. Institutiones medicæ secundum principia mechanico-organica reformatæ in quibus ostensis nœvis resectisque supervacuis atque inutilibus aliorum speculationibus, ea tantum traduntur, quæ usui vere medico inserviunt, perpetuumque inter theoriam et praxin nexum commonstrant. In usum Philiatrorum ita concinnatæ, ut cursus annui loco inservire commode possint. Una cum introductione brevi atque succincta in historiam litterariam auctorum, qui hanc elementarem artis medicæ partem ad hæc usque nostra tempora scriptis suis illustrare cordi habuere. Auctore Andrea Ottomaro GOELICKE, m. d. inque Regina Viadrina P. P. ord. nec non physico Provinciali. — Francofurti cis Viadrum, Conrad, 1735, 1 vol. in-4°.

Avec un portrait de l'auteur.

65. Medicinæ compendium, in usum exercitationis domesticæ digestum a Johanne DE GORTER, A. L. M. medicinæ doctore et professore ordinario. Lugduni-Batavorum, Tander, 1735, 1 vol. in-4°.

> La première partie traite des maladies en général, la seconde des maladies en particulier. On rencontre dans ces deux parties des observations intéressantes.

66. Fundamenta medicinæ theorico-practica, secundum celeberrimi D. D. STAHLII, potissimum, aliorumque celebriorum medicorum placita conscripta, et propria experientia confirmata, in forma tabularum universam theoriam medicam, praxin generalem et specialem omnium morborum internorum, cum signis, differentiis, prognosi, remediis, polychrestis, selectis et specificis, methodo medendi planissima, formulis necessariis et cautelis practicis continentium, exhibita à Georgio-Philippo NENTER, med. d. et pract. Argent. — Venetiis, Colet, 1735, 1 vol. in-f°.

67. Conspectus pathologiæ, ad dogmata Stahliana præcipue adornatæ et semeiologiæ potissimum Hippocratico-Galenicæ in forma tabularum repræsentatus auctore D. Joanne JUNCKERO, prof. publ. ordinar. et instituti orphanotrophei practico. —Halæ Magdeburgicæ, imp. Orphanotrophei, 1736, 1 vol. in-4°.

68. Georgii-Ernesti STAHLII, theoria medica-vera, physiologiam et pathologiam, tanquam doctrinæ medicæ partes vere contemplativas, e naturæ et artis veris fundamentis intaminata ratione et inconcussa experientia sistens. Editio altera correctior, cum præ-

fatione D. Joan. JUNKERI, M. P. P. O. — Halæ, Orphanotrophei, 1737, 1 vol. in-4°.

Avec un portrait de Stahl.

69. Observationum physico-medicarum Sylloge comprehendens quam plurima medicinam tam theoricam quam practicam clinicam ac forensem nec minus philosophiam naturalem utramque insigniter illustrantia et confirmantia medici veterani longaque felicis praxeos serie probati phænomena experimenta collectanea atque monita ad modum ductumque illustris Friderici HOFFMANNI, quondam Halensis conscripta et in unum volumen congesta atque insuper indice alphabetico instructa. — Francofurti et Lipsiæ, 1736, 1 vol. in-4°.

70. Archibaldi PITCARNII, medici celeberrimi, Scoto-Britanni, Opera omnia medica, quibus continentur : 1° Elementa medicinæ physico-mathematica; 2° Oratio, qua ostenditur medicinam ab omni philosophorum secta esse liberam; 3° Theoria morborum oculi; 4° Dissert. de circulatione sanguinis per vasa minima; 5° Dissert. de causis diversæ molis, qua fluit sanguis per pulmonem, natis et non natis; 6° Dissert. de motu, quo cibi in ventriculo rediguntur ad formam sanguini reficiendo idoneam; 7° Solutio problematis de inventoribus; 8° Dissert. de circulat. sanguinis in animalib. genitis et non genitis; 9° Dissert. de curatione febrium, quæ per evacuationes instituitur; 10° Dissert. brevis de opera, quam præstant corpora acida vel alcalica, in curatione morborum; 11° Observationes quædam de fluxu menstruo; 12° De ingressu morbi, qui venerea lues vulgo appellatur; 13° De variolis; 14° De divisione morborum; 15° De affectione scorbutica; 16° Dissert. de legibus historiæ naturalis; 17° Epistola ad Archib. Pitcarn; 18° Pœmata selecta. Editio novissima. — Lugduni-Batavorum, Langerak, 1737, 1 vol. in-4°.

Pitcairn était grand partisan des principes mécaniques dans la médecine, aussi s'épuise-t-il en calculs et en propositions géométriques. Pour en donner un exemple, il dit que les forces de l'estomac montent à l'équivalent du poids de 12,951 livres.

71. Europæ medicina a sapientibus illustrata et a comite Francisco RONCALLI-PAROLINO, observationibus adaucta. — Brixiæ, Vendramen, 1743, 1 vol. in-f°.

Cet ouvrage renferme des observations médicales de tous les pays de l'Europe, et constate ainsi l'état de la médecine à cette époque. L'auteur avait écrit aux médecins les plus célèbres pour s'informer des particularités et de l'état de la pratique médicale dans leur pays; un grand nombre lui ont répondu. Il en donne la liste au commencement de l'ouvrage.

Cet ouvrage est accompagné d'un très beau portrait de Roncalli, gravé par F. Zucchi.

72. Les éléments de la médecine pratique, tirés des écrits d'Hippocrate et de quelques autres médecins anciens et modernes, où l'on traite des maladies les plus ordinaires à chaque âge, dans les différentes saisons de l'année, selon les différentes constitutions de l'air, sous divers climats, et en particulier sous celui de Béziers. Avec des remarques de théorie et de pratique pour servir de prodrôme à une histoire générale des maladies ; par BOUILLET, corres-

pondant de l'Académie Royale des Sciences, docteur médecin, professeur royal de mathématiques, secrétaire de l'Académie des Sciences et Belles-Lettres de Béziers, et médecin des hôpitaux de la même ville. — Béziers, Barbut, 1744, 2 vol. in-4°.

On remarque dans ce recueil : 1° un extrait de l'ouvrage de James sur la rage ; 2° un mémoire sur les champignons vénéneux ; 3° des remarques intéressantes sur le climat de Béziers, et sur les maladies qui ont régné pendant un assez grand nombre d'années; 4° un mémoire sur l'asthme, contre lequel il vante l'emploi du savon; 5° des dissertations sur la goutte, la peste, qu'il dit n'être pas contagieuse, sur les fièvres aiguës, etc.

73. Laurentii HEISTERI, Compendium medicinæ practicæ, cui præmissa est de medicinæ mechanicæ præstantia dissertatio. — Amstelœdami, sumptibus societatis, 1748, 1 vol. in-8°.

74. Monita et præcepta medica. Auctore Richardo MEAD. — Londini, Brindley, 1751, 1 vol. in-8°.

75. Institutiones medicæ ex novo medicinæ conspectu ; par DE LACAZE. — Lutetiæ Parisiorum, Guérin, 1755, 1 vol. in-12.

76. Le même ouvrage, 1 vol. in-12.

77. Alberti HALLERI, præsidis S. Reg. Sc. Gotting. Opuscula Pathologica, partim recusa partim inedita; quibus sectiones cadaverum morbosorum potissimum continentur. Accedunt experimenta de respiratione, quarta parte aucta. — Venetiis, Baglioni, 1755, 1 vol. in-8°.

Avec une médaille représentant Haller, et plusieurs planches d'anatomie pathologique.

78. Maladies traduites du latin de BAGLIVI, auxquelles on a ajouté des remarques et des observations fondées sur la théorie la plus claire et la plus reçue, et sur la plus saine pratique; par G. D'AIGNAN, docteur médecin. — Paris, Delaguette, 1757, 1 vol. in-12.

79. Jo.-Baptistæ MORGAGNI, De sedibus, et causis morborum per anatomen indagatis, libri quinque. Dissectiones, et animadversiones, nunc primum editas complectuntur propemodum innumeras, medicis, chirurgis, anatomicis profuturas. — Venetiis, Remondini, 1761, 2 tomes en 1 vol. in-f°.

Cet ouvrage, l'un des plus recommandables et des plus utiles qui aient paru dans le XVIIIe siècle, est orné d'un très beau portrait de Morgagni, gravé par J. Renard.

80. Antonii DE HAEN, consiliarii et archiatri S. C. R. A. Majestatis, nec non medicinæ practicæ in universitate Vindobonensi professoris primarii, ratio medendi in nosocomio practico. — Parisiis, Didot, 1761-1774, 9 vol. in-12.

81. Avis au peuple sur sa santé; par TISSOT, docteur et professeur en médecine, etc. 3e édition. — Paris, Didot, 1767, 2 vol. in-12.

Aux armes du Roi.

82. Synopsis universæ praxeos medicæ, in Binas partes divisa; quarum prior omnium morborum conspectum exhibet ; altera verò

rem medicamentariam, perpetuis commentariis illustratam, sistit; cui subjungitur liber De cibo et Potu. Nova editio, ulterius elaborata; vel cœteris tùm Gallicis, tùm latinis, multò amplior, et accuratior. Auctore Jos. LIEUTAUD, Academiæ regiæ scientiarum, et societatis regiæ Londinensis; nec non cubilario serenissimi Delphini et stirpis regiæ medico. Imperante Dilectissimo Ludovico XV. — Parisiis, Fr. Didot, 1770, 2 vol. in-4°.

> Ce magnifique exemplaire est orné d'une belle gravure, par Ingouf d'après Lesueur, représentant Alexandre prenant un breuvage de la main du médecin Philippe. Il est relié en maroquin rouge, aux armes de France, et doré sur tranches.

83. Traité de médecine théorique et pratique, extrait des ouvrages de BORDEU, avec des remarques critiques; par MINVIELLE, docteur-médecin de la Faculté de Montpellier, etc. — Paris, Ruault, 1774, 1 vol. in-12.

84. Secunda pars institutionum medicarum, Jatrica. Ad resum alumnorum saluberrimæ facultatis in Alma Academiæ. — Tolosana, Guillemette, 1775, 1 vol. in-12.

85. Jacobi WERNISCHEK, A. A. L. L. phil. et med. doctoris, eminentissimi ac celsissimi S. R. E. tit sanctor. Quatuor coronat. Præsbyteri cardinalis S. R. J. principis, et archi-episcopi Viennen., etc. Archiatri, systema medendi naturale. — Vindobonæ, Trattnern, 1777, 2 vol. in-8°.

86. Institutions de médecine pratique, traduites sur la quatrième et dernière édition de l'ouvrage anglais de CULLEN, professeur de médecine pratique dans l'Université d'Edimbourg, des Sociétés royales de Londres, d'Edimbourg, etc., premier médecin du roi pour l'Ecosse; par PINEL, docteur médecin. — Paris, Dublain, 1785, 2 vol. in-8°.

87. Le médecin des hommes, depuis la puberté jusqu'à l'extrême vieillesse; par GOULIN et JOURDAIN. — Paris, Servières, 1785, 1 vol. in-12.

88. Josephi QUARIN, sacræ cæs. reg. apost. majest. consil. aulic. et archiat. in nosocom. General. Vindobon. directoris supremi, animadversiones practicæ in diversos morbos. — Viennæ, Grœffer, 1786, 1 vol. in-8°.

89. Institutionum medicinæ practicæ quas auditoribus suis prælegebat Jo.-Bapt. BURSERIUS, de Kanilfeld. Editio nova. — Lipsiæ, Fritsch, 1787, 3 vol. in-8°.

90. Introduction méthodique à la théorie et à la pratique de la médecine; par David MACBRIDE, docteur médecin. Ouvrage traduit de l'anglais sur la dernière édition, et augmenté de beaucoup de notes; par PETIT-RADEL, docteur-régent de la Faculté de médecine de Paris, et ancien chirurgien-major du Roi aux Indes-Orientales. — Paris, Duplain, 1787, 2 vol. in-8°.

CHAPITRE DEUXIÈME

NOSOGRAPHIE

1. Nouvelles classes de maladies, qui, dans un ordre semblable à celui des botanistes, comprennent les genres et les espèces de toutes les maladies, avec leurs signes et leurs indications; par S. L., d. m. m. — Avignon, d'Avanville, 1725, 1 vol. in-12.

2. Pathologia methodica, seu de cognoscendis morbis. Auctore Fr. DE SAUVAGES. Regis consil. ac medico, in Almâ Monspeliensium medicorum Academia prof. regio, etc. — Amstelodami, Detournes, 1752, 1 vol. in-12.

3. Tableau des maladies, où l'on découvre leurs signes et leurs événements, traduit du latin de LOMMIUS, avec des remarques. Ouvrage qui renferme les observations les plus importantes pour acquérir une parfaite connaissance de tous les maux du corps humain, en prévenir les suites, en pénétrer les causes, et s'assurer de leurs remèdes. — Paris, Debure, 1769, 1 vol. in-12.

4. Précis de la médecine pratique, contenant l'histoire des maladies, dans un ordre tiré de leur siége ; avec des observations et remarques critiques sur les points les plus intéressants; par LIEUTAUD, médecin de Mgr le duc de Bourgogne et des enfants de France ; de l'Académie royale des Sciences, de la Société royale de Londres, et ancien professeur d'anatomie. — Paris, Vincent, 1759, 1 vol. in-8°.

Relié en maroquin rouge, aux armes du Roi.

5. Histoire naturelle de l'homme, considéré dans l'état de maladie, ou la médecine rappelée à sa première simplicité ; par CLERC, ancien médecin des armées du Roi en Allemagne, et de l'hetman des Cosaques, membre de l'Académie impériale des Sciences de Saint-Pétersbourg, etc. — Paris, Lacombe, 1767, 2 vol. in-8°.

Aux armes du Roi.

6. Nosologia methodica, sistens morborum classes, genera et species, juxta Sydenhami mentem et botanicorum ordinem. Auctore Francisco BOISSIER DE SAUVAGES, regis consiliario ac medico, in Monspeliensi universitate medicinæ, olimque botanices, professore regio Academiæ scientiarum Monspeliensis, etc. — Amstelodami, Detournes, 1763, 5 vol. in-8°.

7. Nosologie méthodique, dans laquelle les maladies sont rangées par classe, suivant le système de Sydenham, et l'ordre des botanistes. Traduite du latin de François BOISSIER DE SAUVAGES, docteur-médecin et professeur royal en l'Université de Montpellier, etc. Ouvrage augmenté de quelques notes en forme de commentaire, par NICOLAS, chirurgien gradué.—Paris, Hérissant, 1770, 3 vol. in-8°.

CHAPITRE TROISIÈME

(M^{ds})

CHANGEMENTS DES MALADIES

---

1. Réflexions et observations sur les principaux changements qui se manifestent dans le cours des maladies, et sur l'ictère et l'hématémése des nouveaux-nés ; par Voisin (thèse). — Paris, Didot, 1816, 1 vol in-4°.

CHAPITRE QUATRIÈME

ÉTIOLOGIE OU CAUSES DES MALADIES

SECTION I.

MALADIES HÉRÉDITAIRES.

SECTION II.

DE L'AIR ET DE SON INFLUENCE.

1. Observations sur les fosses d'aisance, et moyens de prévenir les inconvénients de leur vidange; par LABORIE, CADET le jeune, et PARMENTIER, membres du collége de pharmacie, etc. Imprimé par ordre et aux frais du Gouvernement. — Paris, Pierres, 1778, 1 vol. in-8°.

Aux armes de Flahaut.

Ce moyen consiste dans l'établissement d'un ventilateur à air chaud, et dans l'emploi de la chaux en poudre mêlée aux matières.

2. L'antiméphytique, ou moyen de détruire les exhalaisons pernicieuses et mortelles des fosses d'aisance, l'odeur infecte des égouts, celle des hôpitaux, des prisons, des vaisseaux de guerre, etc., avec l'emploi des vidanges neutralisées, et leur produit étonnant; par JANIN, seigneur de Combe-Blanche, médecin oculiste de feu S. A. S. Mgr le duc de Modène, professeur honoraire de l'Université de Modène, de la Société royale de médecine de Paris, etc. Imprimé par ordre et aux frais du Gouvernement. — Paris, Pierres, 1782, 1 vol. in-8°.

Aux armes du Roi. — Le moyen de l'auteur consiste dans l'emploi du vinaigre ordinaire jeté dans les fosses, à la dose de 6 à 8 onces.

3. Le même ouvrage, 1 vol. in-8°.

4. Observations sur les effets des vapeurs méphytiques dans l'homme, sur les noyés, sur les enfants qui paraissent morts en naissant, et sur la rage. Avec un précis du traitement le mieux éprouvé en pareil cas. 6ᵉ édition à laquelle on a joint des observations sur les effets de plusieurs poisons dans le corps de l'homme, et sur les moyens d'en empêcher les suites funestes; par PORTAL, médecin consultant de Monsieur, lecteur et professeur de médecine au Collége royal de France, etc. — Paris, imprimerie Royale, 1787, 1 vol. in-8°.

Aux armes du Roi.

On voit encore sur cet exemplaire la note L. CAPET, placée à l'époque de la Révolution.

5. De l'influence des marais et des étangs sur la santé de l'homme; ou mémoire couronné par la ci-devant Société Royale de médecine de Paris, sur la question suivante : « Déterminer, par l'observation, quelles sont les maladies qui résultent des émanations des eaux stagnantes et des pays marécageux, soit pour ceux qui habitent dans les environs, soit pour ceux qui travaillent à leur dessèchement, et quels sont les moyens de les prévenir et d'y remédier; » par M. F.-B. RAMEL. — Marseille, Moissy, an X, 1 vol. in-8°.

6. Recherches sur l'influence de l'air dans le développement, le caractère et le traitement des maladies; par BOUFFEY, docteur médecin. — Paris, 1813, 2 vol. in-8°.

7. Recherches historiques, chimiques et médicales sur l'air marécageux; par J.-S.-E. JULIA. — Paris, Gabon, 1823, 1 vol. in-8°.

8. De l'infection palustre en Algérie; par J.-N. PÉRIER.—Paris, Dupont, 1844, 1 vol. in-8°.

SECTION III.

DU CLIMAT.

1. Des maladies occasionnées par les promptes et fréquentes variations de l'air, considéré comme atmosphère terrestre; avec l'explication mécanique de leurs principaux symptômes, et la méthode de les guérir; par Joseph RAULIN, docteur médecin de la ville de Nérac, etc. — Paris, Huart et Moreau, 1752, 1 vol. in-12.

2. Essai sur les maladies de Dunkerque; par TULLY. — Dunkerque, de Boubers, 1760, 1 vol. in-8°.

CHAPITRE CINQUIÈME

SÉMÉIOTIQUE OU SIGNES DES MALADIES

(M⁹⁹)

SECTION I.

TRAITÉS.

1. Prosperi ALPINI, ph. et m. d. in Gymnasio Patavino, med. prof. ordinarii, de Præsagienda vita et morte ægrotantium, libri septem, in quibus ars tota Hippocratica prædicendi in ægrotis varios morborum eventus, quum ex veterum medicorum dogmatis, tum ex longa accurata que observatione, nova methodo elucescit, cum præfatione Hermanni BOERHAAVE, nec non emendationibus, recensionibus, supplementis Hieron.-Dav. GAUBII, m. d. et ch. L. ac capitum et rerum duplici indice. Editio altera Veneta omnium emendatissima.—Venetiis, ex Remondiniana typographia, 1732, 1 vol. in-4°.

Ce sont les observations et les pronostics d'Hippocrate et tout ce que Galien a écrit sur le même sujet, rangés par classe. Cet ouvrage est accompagné du portrait d'Alpini.

2. Nouvelles observations sur le pouls intermittent, qui indique l'usage des purgatifs, et qui, suivant Solano et Nihell, annonce une diarrhée critique; publiées en anglais, en 1758, par Daniel COX, médecin du collège de Londres. Ouvrage traduit et augmenté de quelques remarques par DUPUY, médecin de la Faculté de Toulouse, et dans lequel on trouve de nouvelles preuves du plan proposé dans les recherches sur le pouls, par rapport aux crises, publiées à Paris, en 1756, par Théophile DE BORDEU, docteur médecin des Facultés de Paris et de Montpellier. — Paris, Vincent, 1760, 1 vol. in-12.

3. Du pronostic dans les maladies aigues; par LEROY, professeur en médecine au Ludovicée de Montpellier, membre de la Société royale de la même ville, etc.—Montpellier, Rigaud, 1776, 1 vol. in-8°.

4. Considerationes pathologico semeioticæ, de omnibus humani corporis functionibus. Quæ per partes successivas sub thesium formâ præpositæ fuerunt per Triennium studii medici in universitate Bisuntina, auctore ac præside N. F. ROUGNON, doctore medico, in eâdem universitate professore regio, scientiarum academiæ

Bisuntinensis nec non Regiæ Societatis medicæ Parisiorum socio Fasciculus alter. — Vesuntione, Couché, 1788, 1 vol. in-4°.

Ce traité est regardé comme un excellent commentaire des principales sentences d'Hippocrate.

5. Tableau élémentaire de la séméiotique ou de la connaissance des signes de la maladie; par J.-L. Victor BROUSSONET. — Montpellier, Tournel, an VI, 1 vol. in-8°.

6. Traité de diagnostic et de séméiologie; par P.-A. PIORRY. — Paris, Pourchet, 1840, 3 vol. in-8°.

(M⁴¹⁰)

SECTION II.

DICTIONNAIRES DES PRONOSTICS.

1. Recueil alphabétique de pronostics dangereux et mortels sur les différentes maladies de l'homme, précédé d'une explication des maladies, et de quelques termes de médecine, pour servir à messieurs les Recteurs et autres, ayant charge d'âmes dans l'administration des sacrements; par COL-DE-VILLARS. — Paris, Coignard, 1736, 1 vol. in-12.

Appartenait à la bibliothèque des Frères-Mineurs de Pontoise.

2. Le même ouvrage. — Paris, Delalain, 1808, 1 vol. in-16.

3. Bartholomæi CASTELLI, Lexicon medicum græco-latinum, ante à Jacobo-Pancratio-Brunone, iterato-editum, nunc denuo ab eodem et aliis plurimis novis accessionibus locupletatum et in multis correctum. Editio nova accuratissima. — Genevæ, Detournes, 1746, 1 vol. in-4°.

4. Dictionnaire des pronostics, ou l'art de prévoir les bons ou mauvais événements dans les maladies; par D. J. — Paris, Vincent, 1770, 1 vol. in-12.

5. Le même ouvrage, 1 vol. in-12.

LIVRE DEUXIÈME

PATHOLOGIE MÉDICALE

CHAPITRE PREMIER

TRAITÉS GÉNÉRAUX

---

1. Andreæ ARGOLI, d. marci serenissimo annuente senatu equitis, in Patavino lyceo mathematicas scientias profitentis, De Diebus criticis, et ægrorum decubitu. Libri duo. Ab auctore denuo recogniti, ac altera parte auctiores, pœnèque novi. — Patavii, Frambotti, 1652. 1 vol. in-4°.

Livre tout rempli d'astrologie.

2. La médecine abrégée en faveur des pauvres. Fondée sur trois pâtes purgatives, ou vomitives, données à propos, et sur plusieurs autres remèdes, faciles, et à peu de frais, concourant à la guérison ou au soulagement de leurs principales maladies internes. Avec une chirurgie abrégée également propre à guérir, ou à soulager leurs maux externes; par DUBÉ, docteur-médecin. — Paris, Couterot, 1692, 1 vol. in-12.

3. AMATI LUSITANI, doctoris medici præstantissimi curationum medicinalium centuriæ septem, varia multiplicique rerum cognitione refertæ et in hac ultima editione recognitæ et valde correctæ. Quibus præmissa est commentatio de introitu medici ad ægrotantem, deque crisi et diebus decretoriis. — Burdigalæ, Vernoy, 1620, 1 vol. in-4°.

Ces dissertations contiennent de bonnes observations sur les maladies les plus rares, et plusieurs remarques chirurgicales et physiologiques intéressantes, et elles méritent d'être consultées.

4. Epitome des préceptes de médecine et chirurgie, contenant plusieurs enseignements et remèdes nécessaires aux maladies du corps humain; par P. PIGRAY. — Lyon, Laurens, 1666, 1 vol. in-8°.

5. Sylloges memorabilium medicinæ et mirabilium naturæ arcanorum, centuriæ xx. Studio et labore Joannis Rudolphi CAMERARII, phil. et medic. doctoris, in imperiali Reitlinga medicii ordinarii. Editio altera, emendata, et quatuor centuriis postumis aucta. — Tubingæ, Cotta, 1683, 3 vol. in-8°.

6. Nicolai PISONIS, medici Lotharingi, de cognoscendis et curandis præcipuè internis humani corporis morbis, libri tres. Et ejusdem de febribus, liber unus. Accessit præfatio Hermanni BOERHAAVE; editio novissima.—Lugduni-Batavorum, Visser, 1736, 2 tomes en 1 vol. in-4°.

Avec un portrait de Lepois.

Cet ouvrage fut d'abord composé par Lepois pour être utile à ses deux fils. Mais Foës, son ami intime, l'ayant engagé à le publier, il se rendit à son désir. La 1re édition est de 1580. Celle-ci fut publiée par Boerhaave, qui estimait beaucoup cet auteur.

7. Gerardi VAN-SWIETEN, med.-doct., commentaria in Hermanni BOERHAAVE Aphorismos de cognoscendis et curandis morbis. — Parisiis, G. Cavelier, 1746, 5 vol. in-4°.

Van Swieten était l'élève de Boerhaave, et l'on retrouve dans ces commentaires l'esprit du maître.

8. Le même ouvrage, édition de Turin, in-4°.

Il n'y a que les deux premiers volumes à la Bibliothèque.

9. Hieronymi FRACASTORII, Veronensis, m.-d. v. cl. De diebus criticis libellus, additis Prospero ALPINO de præsagienda vita et morte ægrotantium. Porro Judicari in morbis est, quam morbi augescunt, aut marcescunt, aut desinunt. Hippocr. de affectionibus. — Venetiis, ex typographia Remondiniana, 1751, 1 vol. in-4°.

10. De la connaissance et du traitement des maladies, principalement des aiguës. Ouvrage fondé sur l'observation; traduit du latin de ELLER, premier médecin du roi de Prusse, etc.; par J.-Agathange LEROY, docteur médecin, etc. — Paris, Valade, 1774, 1 vol. in-12.

11. Traité des maladies les plus fréquentes, et des remèdes spécifiques pour les guérir, avec la méthode de s'en servir pour l'utilité du public et le soulagement des pauvres. Nouvelle édition;

par HELVETIUS, médecin de S. A. R. Mgr le duc d'Orléans. — Paris, Lemercier, 1707, 1 vol. in-12.

12. Même ouvrage, autre édition. — Paris, Lemercier, 1731, 2 vol. in-12.

13. Manière de connaître et de traiter les principales maladies aiguës qui attaquent le peuple; par RICHARD, baron d'Uberhern, Conseiller d'État, chevalier de l'ordre du Roi, premier médecin de ses camps et armées, etc. — Paris, imprimerie Royale, 1779, 1 vol. in-12.

14. Pratique des maladies aiguës et de toutes celles qui dépendent de la fermentation des liqueurs; par TAUVRY, docteur médecin de la Faculté de Paris; 2ᵉ édition. — Paris, d'Houry, 1707, 2 vol. in-12.

15. Aphorismi de cognoscendis et curandis morbis, in usum doctrinæ domesticæ digesti, ab Hermanno BOERHAAVE, nova editio. — Parisiis, Cavelier, 1720, 1 vol. in-12.

16. La médecine naturelle, vue dans la pathologie vivante; dans l'usage des calmants et des différentes saignées : des veines et des arthères, rouges et blanches, spontanées ou artificielles; et dans les substituées par les sangsues, les scarifications, les ventouses; par HECQUET, ancien doyen de la Faculté de médecine de Paris. — Paris, Cavelier, 1738, 2 vol. in-12.

17. Aphorismes de M. Hermann BOERHAAVE, sur la connaissance et la cure des maladies. Traduits en français par DE LA METTRIE. Nouvelle édition. — Paris, Huart, 1745, 1 vol. in-12.

18. Dissertation dans laquelle on examine si les jours critiques sont les mêmes en nos climats qu'ils étaient dans ceux ou Hippocrate les a observés, et quels égards on doit y avoir dans la pratique. — Pièce qui a remporté le prix proposé par l'Académie royale des Sciences de Dijon, pour l'année 1751 ; par J.-B. AYMEN, docteur médecin. — Paris, Prault, 1752, 1 vol. in-8°.

19. Le conservateur du sang humain, ou la saignée démontrée toujours pernicieuse et souvent mortelle; par DE MALON. — Paris, Boudet, 1766, 1 vol. in-12.

20. Précis de la médecine pratique, contenant l'histoire des maladies et la manière de les traiter, avec des observations et remarques critiques sur les points les plus intéressants; par LIEUTAUD, médecin de Mgr le Dauphin et des enfants de France ; de l'Académie royale des Sciences, et de la Société royale de Londres; 8ᵉ édition. — Paris, Vincent, 1769, 2 vol. in-8°.

21. Traité théorique et pratique des maladies inflammatoires ; par Joseph-François CARRÈRE, conseiller-médecin ordinaire du Roi, d. m. m., etc. — Paris, Vincent, 1774, 1 vol. in-12.

22. Dissertatio medica, de recto usu purgantium et venæ sec-

tionis in febribus acutis. Quam Deo duce, et auspice Dei-parâ, in augustissimo LUDOVICEO, medico Monspeliensi, pro baccalaureatûs gradu obtinendo, tueri conabitur auctor, Franciscus-Xaverius DE LASSONE, Parisinus, in supremo Galliarum senatu patronus, liberalium artium magister, et Jamdudùm medicinæ alumnus, Præsidè, Ill. D. D. BARTHEZ, universitatis medicinæ cancellario amplissimo, et judice adjuncto, cet. Die 21 Mensis januarii, anni 1777. — Monspelii, Martel, 1777, 1 vol. in-4°.

> Cette thèse est dédiée au roi Louis XVI. Cet exemplaire est celui remis au roi; la dédicace est traduite en français et écrite en entier de la main de DE LASSONE. — Il est relié en maroquin rouge aux armes du Roi.

23. Mémoire sur les vertus, l'usage et les effets de la douce-amère, ou solanum scandens, dans le traitement de plusieurs maladies, et surtout des maladies dartreuses; par CARRÈRE, professeur royal en médecine, médecin du garde meuble, etc., etc.; lu à la société royale de médecine. — Paris, Cailleau, 1780, 1 vol. in-8°.

24. Médecine domestique, ou traité complet des moyens de se conserver en santé, de guérir et de prévenir les maladies, par le régime et les remèdes simples : ouvrage utile aux personnes de tout état, et mis à la portée de tout le monde; par Guillaume BUCHAN, médecin-docteur du collège royal des médecins d'Edimbourg. Traduit de l'anglais par J. D. DUPLANIL, docteur médecin de la Faculté de Montpellier, et médecin ordinaire de S. A. R. Mgr le comte d'Artois; 2ᵉ édition. — Paris, Desprez, 1780, 5 vol. in-8°.

> Avec un portrait de Buchan.

25. Rapport de MM. Cosnier, Maloet, Darcet, Philip, Le Preux, Désessartz et Paulet, docteurs régents de la Faculté de médecine de Paris, sur les avantages reconnus de la nouvelle méthode d'administrer l'électricité dans les maladies nerveuses, particulièrement dans l'épilepsie, et dans la catalepsie ; par LEDRU, connu sous le nom de COMUS; lu à l'assemblée de cette faculté dite du primâ mensis, tenue au mois d'avril dernier. Le rapport est précédé de l'aperçu du système de l'auteur sur l'agent qu'il emploie, et des avantages qu'il en a tirés. Imprimé par ordre et aux frais du Gouvernement. — Paris, Pierres, 1783, 1 vol. in-8°.

> Relié en maroquin rouge, aux armes du Roi.
> On lit sur une note attachée à la première page, L. CAPET.
> C'est ainsi qu'étaient marqués, dans la collection réunie dans le château de Versailles, pendant la Révolution, les livres provenant de la Bibliothèque particulière du Roi.

26. La médecine rendue familière, ou instructions simples relatives à la préservation et au traitement des maladies, etc. ; par Al. THOMSON, traduit de l'anglais par PETIT-RADEL. — Paris, 1806, 2 vol. in-8°.

CHAPITRE DEUXIÈME

CLINIQUE ET OBSERVATIONS

1. Francisci VALLERIOLÆ doctoris medici, Observationum medicinalium, libri sex, nunc primùm editi, et in lucem emissi. In quibus gravissimorum morborum historiæ, eorumdem causæ, symptomata, atque eventus, tum et curationes miro ordine describuntur. — Lugduni, Gryphie, 1573, 1 vol. in-f°.

> Ce livre renferme des observations curieuses, entre autres : page 77, l'observation d'un paralytique d'Arles, guéri subitement par la peur d'être brûlé dans un incendie. Page 58, l'histoire de l'apparition à Arles, en 1553, d'une multitude de sauterelles, et des moyens qu'on employa pour les détruire. Page 92, la guérison d'une folie amoureuse, etc.

2. De re medica historia mirabili, libri sex. Marcello DONATO, serenissimi Mantuæ et Montisferrati principis a secretis et consiliario authore. — Mantuæ, Osanam, 1586, 1 vol. in-4°.

> Un des premiers recueils d'observations médicales connu.

3. Selectiorum observationum et consiliorum de prætervisis hactenus morbis affectibusque præter naturam ab aquâ, seu serosâ colluvie et diluvie ortis, liber singularis. Opus novitate et varietate doctrinæ utile juxtà atque jucundum authore Carolo PISONE, d. p. consiliario et cubiculario medico Henrici II, Ser. Ducis, Lotharingiæ, etc. Decano facultatis med. Acad. Pontanæ, et Domino de Champel, etc. — Ponte ad Monticulum, Mercator, 1618, 1 vol. in-4°.

> Cet ouvrage était très estimé de Boerhaave, qui en donna une nouvelle édition, avec une préface de sa façon, en 1768.
> On a extrait de ce traité quelques observations choisies, qui ont été imprimées chez Elzévier, en 1639, in-12, sous le titre : *Piso enucleatus.*

4. Hieronymi MERCURIALIS Foroliviensis philosophi, et medici celeberrimi, consultationes, et responsa medicinalia, quatuor tomis comprehensa ; postrema hac editione a MUNDINO Mundinio philosopho, et medico Vincentino annotationibus exornata : addita Mercurialis collegiandi (ut vocant) ratione. — Venetiis, Juntas, 1624, 1 vol. in-f°.

5. Responsionum et consultationum medicinalium, tomus unicus. Nunc accuratè recognitus, et ab omnibus erroribus ea, qua fieri potuit diligentia repurgatus ; in duas sectiones partitus in quarum prima responsiones, in altera consultationes compræhendun-

tur. Auctore Julio-Cæsare CLAUDINO philosopho, et medico Bononiense, ac in ejusdem civitatis universitate maxima cum omnium utilitate publicæ medicinæ practices professore ordinario. — Hanoviæ, Marnius, 1628, 1 vol. in-4°.

6. Carolus PISO enucleatus, sive observationes medicæ C. Pisonis certis conclusionibus physico-pathologicis comprehensæ, rationibus fi‑mis illustratæ et in epitomen redactæ, studiò ac operâ Bernhardi LANGWEDELII, philos. et medic. doctoris, atque in republica patria medici practici. — Hamburgi, Rebenlin, 1639, 1 vol. in-12.

7. Joannis SCHENCKII A GRAFENBERG, medici apud Friburgo-Brisgoios quondam florentissimi, Observationum medicarum rariorum, libri VII. In quibus nova, abdita, admirabilia, monstrosaque exempla, circa anatomen, ægritudinum causas, signa, eventus, curationes, à veteribus recentioribusque sive medicis, sive aliis quibusque fide dignis. scriptorib. monumentis consignata, partim hactenus publicatis, partim etiam ἀνέκδοτοις non paucis, per communes locos artificiosè digesta proponuntur. Opus ut indefesso labore partum, ita inexhaustæ utilitatis ac voluptatis, omnibus scientiæ naturalis ac medicinæ cultoribus feracissimum ; a Joan.-Georgio SCHENCKIO, fil. — Modò verò ab innumeris præcedentium editionum mendis, Car. SPONII, med. Lugd. operâ vindicatum.—Lugduni, J. Huguetan, 1643, 1 vol. in-f°.

> Recueil dans lequel on trouve les cas les plus rares observés en médecine et sur toutes les maladies du corps, disposées par ordre, depuis Hippocrate jusqu'au XVI° siècle.

8. Le même ouvrage. Observationum medicarum rariorum.

> Autre édition, publiée par Laurent STRAUSS, médecin. — Francofurti, Beyeri, 1665, 1 vol. in-f°.

9. Consultationes medicinales Johannis ZECCHII Bononiensis, civis Romani, in gymnasio patrio olim medicorum primarii ac per universam ecclesiasticam ditionem archiatri celeberrimi, accessit, Tractatus ejusdem de pulsibus. — Francofurti, Beyer, 1650, 1 vol. in-8°.

10. Domini-Petri FORESTI, Alcmariani, medicinæ doctoris experimentissimi, inclytæ reipubl. Delphensis medico-physici ordinarii. Observationum et curationum medicinalium ac chirurgicarum,

opera omnia quatuor tomis digesta : in quibus omnium et singularum affectionum corporis humani causæ, signa, prognoses et curationes graphicè depinguntur : quibus accesserunt ejusdem authoris
libri III. de incerto ac fallaci urinarum judicio adversus uromantas
et uroscopos. — Rothomagi, Berthelin, 1653, 2 vol. in-f°.

11.　Joannis WIERI medicarum observationum hactenus inco-
gnitarum, libri II. — Amstelodami, P. Vanden-Berge, 1660,
1 vol. in-4°.

Ce livre contient :

1° De scorbuto. 2° De quatarna. 3° De pestilentiali angina,
pleuritide et peripneumonia. 4° De hydropis curatione.
5° De curatione meatuum naturalium clausorum, et quibusdam aliis. 6° De varenis morbo Endemio Westfalorum per-
molesto. 7° De morbo gallico. 8° De pestilenti et epidemica
Tussi. 9° De sudore anglico. 10° De erysipelate. De iliaca
passione, etc.

12.　Benedicti SILVATICI, Patritii Patavini, equitis d. Marci, in
celeberrimo lyceo patrio medicinæ practicæ professoris surpra ordinarii. — Consiliorum et responsorum medicinalium , centuriæ
quatuor, quibus rari casus proponuntur, pluresque difficultates
elucidantur, additis indicibus locupletissimis, accessit ejusdem methodus consultandi. — Genevæ, Detournes, 1662, 1 vol. in-f°.

Avec un portrait de l'auteur.

13.　Nicolaï TULPII, Amstelredamensis, observationes medicæ.
Editio nova, libro quarto auctior, et sparsim multis in locis amen-
datior. — Amstelredami, Daniel Elsevier, 1672, 1 vol. in-8°.

Jolie édition, accompagnée d'un portrait de l'auteur et de
plusieurs gravures, par L. Wisscher.

14.　Trophimi SERRIER, consiliarii et medici regii Arelatensis,
observationes medicæ : pluribus præsidiis Galenicis, et chymicis
tratæ, amplâ et pernecessariâ theoriâ, novísque opinionibus illus-
ornatæ, ut index notabit.—Lugduni, Jullieron, 1673, 1 vol. in-12.

15.　Thomæ MERMANNI à Schonberg, quondam serenissimorum
Bavariæ Ducum, etc. Archiàtri primarii et viri suo tempore incom-
parabilis, consultationes ac responsiones medicæ, à viris doctis
hactenus diù multùmque desideratissimæ ; nunc tandem opera et
studio Francisci-Ignatii THIERMAIRII, electoralis medici, ex variis
manuscriptis hinc indè sparsis, magnâ diligentiâ, conquisitæ ; partim ex Germanico et Italico idiomate in latinum versæ, partim in
multis locis, annotationibus et remediis succedaneis, auctæ ; omnes
denique in eum, quem vides, ordinem et libros octo distinctæ.
Opus omnibus praxin medicam exercentibus longè utilissimum. —
Ingolstadii, Z.-P. Zinck, 1675, 1 vol. in-f°.

16.　Richardi MORTON, m.-d. et reg. collegii. med. Lond. soc.
atque censoris. Opera medica. Quibus additi fuere tractatus sequen-
tes : 1° Gualt. HARRIS, De morbis acutis infantum; 2°GUL. COLE,
Novæ hypotheseos, ad explicanda febrium intermittentium sympto-
mat. et typos excogitatæ hypotyposis, etc. Dans ce traité Cole se dé-
clare partisan du quinquina; 3° Ejusd. de secretione animali; 4° Mart.
LISTER, De morbis chronicis; 5° Ejusd. De variolis; 6° Thomæ
SYDENHAM, Processus integri in morbis fere omnibus curandis,

cum Tract. De phthisi nunquam antehac edito. —Genevæ, Cramer
et Perachon, 1696, 1 vol. in-4°.

Les ouvrages de Morton contenus dans cette collection, sont :
1° Phthisiologia, sive tractatus de Phthisi. — 2° Pyretologia,
sive tractatus de morbis acutis universalibus. — 3° Tractatis
de febribus inflammatoriis universalibus.

Avec un portrait de Richard Morton.

17.　Raymundi FORTIS, Veronensis, consultationum, et responsionum medicinalium, centuriæ quatuor. Vivente auctore in lucem
jam editæ, cum indicibus rerum memorabilium locupletissimis. —
Patavii, Cadorinis, 1700, 1 vol. in-f°.

18.　Dissertation sur la mort subite, avec l'histoire d'une fille
cataleptique ; par DIONIS, premier chirurgien de feue Mᵐᵉ la
Dauphine, à présent de Mᵐᵉ la duchesse de Bourgogne, et juré à
Paris. — Paris, d'Houry, 1710, 1 vol. in-12.

19.　Jodoci LOMMII, medici olim Bruxellensis celeberrimi, observationum medicinalium, libri tres, quibus omnium morborum
signa, et quæ de his haberi possunt præsagia, accuratissimè pertractantur, opusculum aureum, hactenus desideratum, hinc postli-
minio ab interitu vindicatum, et emaculatius quam ante lucidatum;
ex musæo Bernh. ROTTENDORFF, Reipubl. Monast. Archiatri, etc.
Nunc denuò editum cum præfatione Georgii Wolffgangi WEDELII,
editio II. — Jenæ, Bielckii, 1719, 1 vol. in-8°.

Dans cet ouvrage, Van-Lom fait avec bonheur et en peu de
mots, l'histoire fidèle d'un grand nombre de maladies. Son
style est plein d'énergie et rappelle celui des anciens, aussi
l'avait-on surnommé le Celse moderne.

20.　Les observations de médecine de Lazare RIVIÈRE, conseiller
et médecin du roi, et doyen des médecins en l'université de Montpellier; qui contiennent quatre centuries de guérisons très remarquables, auxquelles on a joint des observations qui lui avaient été
communiquées. Nouvelle édition. — Lyon, Certe, 1724, 1 vol.
in-8°.

21.　D. Georg.-Ern. STAHLII, sac. reg. maj. Boruss. consil. et
archiatri primarii. Observationes medico-practicæ. Quarum classis I
sistit febres, præmittitur recensio chronologica scriptorum STAHLII
et ad ejus mentem disserentium, edidit D. Joh. Christoph. GOETZIUS,
coll. med. Norimburgæ. — Norimbergæ, Monath, 1726, 1 vol.
in-4°.

22.　M. Ludovici-Joannis Le THIEULLIER, in universitate Parisiensi facultatis saluberrimæ doct. Regentis, etc. Observationes
medico-practicæ. — Parisiis, Osmont 1732, 1 vol. in-12.

23.　Friderici HOFFMANNI, consiliarii et archiat. reg. com. palat. profess. medic. primar. societ. imper. Carol. Russ. Britan. et
Porussicæ sodalis, consultationum et responsorum medicinalium
centuria. — Amstelædami, sumptibus societatis, 1734, 3 vol. in-8°.

Avec trois portraits d'Hoffmann, par W. Jongman.

24.　Consultations de médecine ; par M. Louis-Jean Le THIEUL-
LIER, docteur-régent de la Faculté de médecine de Paris, conseiller
du roi, médecin ordinaire de S. M. en son grand conseil. — Paris,
Osmont, 1739-42, 2 vol. in-12.

25. Même ouvrage, 1740, 1 vol in-12.

26. Essais et observations de médecine de la Société d'Edimbourg, ouvrage traduit de l'anglais, et augmenté par le traducteur d'observations concernant l'histoire naturelle et les maladies des yeux; par P. DEMOURS, médecin de Paris. — Paris, Guerin, 1740, 7 vol. in-12.

27. Historiæ morborum observationibus auctæ et clarissimorum virorum consultationibus atque epistolis illustratæ, auctore Francisco RONCALLI-PAROLINO, Academiæ Bononiensis socio, et nobilis Brixiani medicorum collegii priore. — Brixiæ. Bossini, 1741, 1 vol. in-f°.

Les lettres qui terminent l'ouvrage ont été adressées à Roncalli, par *Philippe Garbel*, abbé de Pontivy. — *Antoine Leprotto*, médecin de Clément XII. — *Paul Valcarenge*. — *Charles-François Cogrossio*, professeur à l'Université de Padoue. — *André Pasta*, médecin de Pergame. — *Jean-Baptiste Morgagni*, professeur d'anatomie à l'Université de Padoue. — *Philippe de Violant*, médecin du roi de Pologne. — *Jean-Baptiste Mazini*. — *Jean-Marie Finon*, médecin. — *Gaspard Cuccho*.

28. Observations de médecine pratique; par DE LA METTRIE. — Paris, Huart, 1743, 1 vol in-12.

29. Dissertations et consultations médicinales de messieurs CHIRAC, Conseiller d'État, premier médecin du roi, et SILVA, médecin consultant du roi, et premier médecin de S. A. R. Mgr le Duc. — Paris, Durand, 1744, 2 vol. in-12.

30. Consultationes medicæ, sive silloge epistolarum, cum responsis Hermanni BOERHAAVE. — Parisiis, Huart, 1744, 2 vol. in-12.

31. Consultations choisies de plusieurs médecins célèbres de l'Université de Montpellier, sur des maladies aiguës et chroniques. — Paris, Durand, 1748-1755, 10 vol. in-12.

32. Observations sur la guérison de plusieurs maladies notables aiguës et chroniques; auxquelles on a joint l'histoire de quelques maladies arrivées à Nancy et dans les environs, avec la méthode employée pour les guérir; par F.-N. MARQUET, ancien médecin de la Cour de Lorraine, etc. — Paris, Briasson, 1750, 1 vol. in-12.

33. Consultations et observations médicinales de M. Antoine DEIDIER, conseiller et médecin du roi, chevalier de l'ordre de Saint-Michel, etc. — Paris, Hérissant, 1754, 3 vol. in-12.

34. Antonii STORCK, medici Viennensis et in nosocomio Paz-

mariano, physici ordinarii, annus medicus, quo sistuntur observationes circa morbos acutos et chronicos, adjiciunturque eorum curationes, et quædam anatomicæ cadaverum sectiones. — Vindobonæ, Trattner, 1759, 1 vol. in-8°.

35. Nosocomii civici Pazmariani annus medicus tertius, sive observationum circa morbos acutos et chronicos, ab Henrico-Josepho COLLIN, medico Viennensi et ejusdem nosocomii physico-factarum. Pars prima. — Vindobonæ, Trattner, 1764, 1 vol. in-8°.

Collin a publié plusieurs années de ce recueil; la Bibliothèque n'a que ce volume.

36. Même ouvrage. Editio novissima. — Amstelodami, Detournes. 1779, 3 vol. in-12.

37. Théorie nouvelle sur les maladies cancéreuses, nerveuses, et autres affections du même genre, avec des observations pratiques sur les effets de leur remède approprié; par J.-M. GAMET. — Paris, Ruault, 1772, deux parties en 1 vol. in-8°.

38. Le médecin ministre de la nature, ou recherches et observations sur le pepasme, ou coction pathologique; par Joseph-François CARRÈRE, docteur médecin, censeur-royal, etc. — Amsterdam et Paris, Ruault, 1776, 1 vol. in-12.

39. Observations de médecine pratique. Quelles sont les maladies qui résultent de la dégénération de la lymphe, par l'influence des six choses dites en médecine : non-naturelles? par P.-B. DESHAYES, docteur médecin, médecin de la maison du roi. — Paris, Guillot, 1781, 1 vol. in-12.

Aux armes du roi.

40. Observations de physique et de médecine, faites en différents lieux de l'Espagne; on y a joint des considérations sur la lèpre, la petite vérole et la maladie vénérienne; par THIÉRY, docteur médecin. — Paris, Garnéry, 1791, 2 vol. in-8°.

Aux armes royales.

41. Clinique médicale, ou choix d'observations recueillies à l'hôpital de la Charité; par G. ANDRAL. 4° édition. — Paris, Crochard, 1839, 5 vol. in-8°.

42. Guide auprès des malades, ou précis des connaissances nécessaires aux personnes qui se dévouent à leur soulagement; par le docteur C. SAUCEROTTE. — Lunéville, George, 1843, 1 vol. in-12.

CHAPITRE TROISIÈME

TRAITÉS PARTICULIERS

SECTION I.
MALADIES GÉNÉRALES.

(M°2)   § 1ᵉʳ.
Maladies chroniques.

1. Recherches sur les maladies chroniques, particulièrement sur les hydropisies, et sur les moyens de les guérir; par BACHER, docteur régent de la Faculté de médecine de Paris. — Paris, Thiboust, 1776, 1 vol in-8°.

Aux armes du Roi.

(M°4)   § 2.
Maladies épidémiques.

1. Jul. PALMARII, Constantini, medici Parisiensis, de morbis contagiosis, libri septem. — Parisiis, Duval, 1578, 1 vol. in-4°.

2. J. Antonii SARACENI, Lugdunæi, de Peste, commentarius. Editio altera, cui recens accessit selectorum tam externorum quam internorum remediorum particularis descriptio, quæ quidem ad pestem arcendam curandàm ve plurimùm valeret ratione compertum et variis experimentis comprobatum est. — Lugdunensi, Tournes, 1589, 1 vol. in-8°.

3. Traité de la peste; par DE VALLERIOLE, docteur médecin. — Aix, Roize, 1629, 1 vol. in-12.

4. Isbrandi DE DIEMERBROECK, med. doct. et profess. Tractatus de peste, in quatuor libros distinctus; truculentissimi morbi historiam ratione et experientiâ confirmatam exhibens, ab auctore emendatus, plurimisque in locis adauctus. — Amstelædami, Blaeu, 1665, 1 vol. in-4°.

Dans ce livre Diemerbroeck décrit la peste de Nimègue de 1636 et 1637, à laquelle il assista.

Cet exemplaire appartenait à Garidel, ainsi que la plupart des livres de médecine de la Bibliothèque de Versailles. Garidel était un célèbre médecin-botaniste d'Aix en Provence, et oncle de Lieutaud; on trouve sur les pages blanches qui commencent et terminent cet exemplaire une description de la peste de Marseille et de la Provence, de 1720, faite par Garidel et écrite toute entière de sa main.

5. Traité de la peste, contenant sa définition, ses espèces et différences, ses causes, ses signes, ses accidents, sa cure, et les moyens de s'en garantir. Ensemble la différence qui est entre le pourpre, la petite vérole et la peste ; celle qu'il y a entre le flux de sang ou dyssenterie, et les flux de ventre ; avec quelques discours sur leurs causes, signes, accidents, et les remèdes convenables pour la cure et guérison d'icelles maladies ; par Fr.-Isaac QUATROUX, Religieux Minime. — Paris, Couterot, 1671, 1 vol. in-8°.

6. Description de la peste de Florence, en 1348. — Voir : Le Décaméron de Jean BOCCACE. — Introduction. — Londres, 1777, 1 vol. in-12.

7. Relation historique de la peste de Marseille, en 1720. — Cologne, Marteau, 1721, 1 vol. in-12.

8. Commentarium nosologicum morbos epidemicos et aeris variationes in urse Eboracenci locisque vicinis, ab anno 1715 usque ad finem anni 1725. Grassantes complectens. Auctore Cliftono WINTERINGHAM. — Paris, Cavelier, 1741, 1 vol. in-12.

9. Traité des causes, des accidents, et de la cure de la peste, avec un recueil d'observations, et un détail circonstancié des précautions qu'on a prises pour subvenir aux besoins des peuples affligés de cette maladie, ou pour la prévenir dans les lieux qui en sont menacés; par CHICOYNEAU et SÉNAC. Fait et imprimé par ordre du roi. — Paris, Mariette, 1744, 1 vol. in-4°.

CHICOYNEAU avait assisté à la peste de Marseille, en 1720; aussi tout ce qui regarde cette peste est tiré de la propre relation qu'il en fit. Sénac a fait le reste.

Cet ouvrage est accompagné d'un très beau portrait de Chicoyneau.

10. Relation de la peste dont la ville de Toulon fut affligée en 1721, avec des observations instructives pour la postérité ; par D'ANTRECHAUS, chevalier de l'ordre de Saint-Michel, premier consul de Toulon, pendant ladite année. — Paris, Estienne, 1756, 1 vol. in-12.

11. Observations sur les maladies épidémiques; ouvrage rédigé d'après le tableau des Épidémiques d'Hippocrate, et dans lequel on indique la meilleure méthode d'observer ce genre de maladies. On y a présenté à côté de chaque observation, dans des colonnes sé-

16

parées, l'administration des remèdes, leur effet, les signes de coction, les jugements de la maladie, les pouls critiques, etc. Publié par ordre du Gouvernement, et aux frais du roi: par LÉPECQ DE LA CLÔTURE, docteur régent en la Faculté de médecine de Caen, etc. — Paris, Vincent, 1776, 1 vol. in-4°.

L'auteur s'occupe dans cet ouvrage des épidémies qui ont régné en Normandie pendant l'année 1770.

12. Collection d'observations sur les maladies et constitutions épidémiques; ouvrage qui expose une suite de quinze années d'observations, et dans lequel les épidémies, les constitutions régnantes et intercurrentes sont liées, selon le vœu d'Hippocrate, avec les causes météorologiques, locales et relatives aux différents climats, ainsi qu'avec l'histoire naturelle et médicale de la Normandie. On y a joint un appendice sur l'ordre des constitutions épidémiques. Publié par ordre du Gouvernement; dédié au roi; par LÉPECQ DE LA CLÔTURE, docteur régent et professeur royal de chirurgie en la Faculté de médecine de Caen, etc. — Rouen, imprimerie privilégiée, 1778, 2 vol. in-4°.

Cet ouvrage traite des différentes constitutions épidémiques qui ont régné en Normandie depuis l'année 1763 jusqu'en 1777.

13. Observations théoriques et pratiques sur la maladie épidémique de Montfort-l'Amaury; par DE MONTPLANQUA, docteur médecin, etc. — Paris, Didot, 1780, 1 vol. in-12.

14. De la cause matérielle de la peste et des épizooties. Mémoire imprimé en 1776, à Berlin, et lu à la Société royale de Paris. Voir : OEuvres de BOSC D'ANTIC. — Paris, 1780, tome 2, page 192, in-12.

15. Précis d'observations, sur la nature, les causes, les symptômes et le traitement des maladies épidémiques qui règnent tous les ans à Rochefort, et qu'on observe de temps en temps dans la plupart des provinces de France. Avec des conseils sur les moyens de s'en préserver ; par RETZ, docteur médecin, médecin ordinaire du roi, etc. — Paris, Méquignon, 1784, 1 vol. in-12.

Aux armes du roi.

16. Recueil d'observations ou mémoire sur l'épidémie qui a régné en 1784 et 1785 dans la subdélégation de la Châtaigneraye, en Bas-Poitou ; suivi d'un supplément sur les maladies régnantes pendant l'année 1786 ; accompagné de notices sur les mêmes maladies dans les différents départements dé la généralité de Poitiers; extraites de la correspondance de M. PALLU, conseiller du roi, doyen, docteur régent de la Faculté de médecine en l'Université de Poitiers, etc. Ouvrage qui a remporté un des premiers prix de la Société royale de médecine de Paris, le 29 août 1786. Publié par ordre du Gouvernement et aux frais du roi ; par J.-G. GALLOT, docteur médecin de l'Université de Montpellier, médecin de S. A. R. Mgr le duc d'Orléans, etc. — Poitiers, Barbier, 1787, 1 vol. in-4°.

17. Pièces historiques sur la peste de 1720, 1721 et 1722, trouvées dans les archives de l'Hôtel-de-Ville, dans celles de la Préfecture, au bureau de l'Administration sanitaire, et dans le cabinet des manuscrits de la bibliothèque de Marseille, publiées en 1820, à l'occasion de l'année séculaire de la peste. — Marseille, Carnaud, 1820, 2 vol. in-8°.

18. Mémoire sur le choléra-morbus ; par le baron LARREY. — Paris, Baillière, 1831, 1 vol. in-8°.

19. Dissertation sur le choléra-morbus épidémique ; par A.-J.-Ch. CAMBAY. — Paris, Didot, 1833, in-4°.

20. Rapport sur la marche et les effets du choléra-morbus dans Paris et les communes rurales du département de la Seine, par la commission nommée avec l'approbation de M. le Ministre du Commerce et des Travaux publics, par MM. les Préfets de la Seine et de Police, année 1832. — Paris, imprimerie Royale, 1834, 1 vol. in-4°.

21. Lettre sur le choléra-morbus, relative aux conditions topographiques et hygiéniques du canton de Passais et de Domfront, adressée à son frère ; par Théod. GARNIER-LÉTEURIE. — Versailles, 1849, 1 vol. in-8°.

22. Lettre du docteur GAUDICHON à ses clients, sur le choléra-morbus, revue, annotée et publiée en 1849, par le docteur THIBAULT. — Versailles, 1849, 1 vol. in-8°.

23. Sur le choléra de 1849, à l'hôpital militaire de Versailles ; par C.-A. CLAIRIN (thèse). — Paris, Rignoux, 1849, 1 vol. in-4°.

24. Le choléra au pénitencier de Tours (juillet 1849); par P. HUOT. — Tours, Surcy, 1 vol. in-8°.

25. De quelques épidémies de rougeole à Versailles, depuis la fondation de cette ville jusqu'en 1789 ; par J.-A. LEROI. — Versailles, Montalant-Bougleux, 1850, 1 vol. in-8°.

26. Risoluzione del problema sul cholera-morbus, memoria chimico-patologica del professore Gaëtano TARDANI. — Roma, Monaldi, 1855, 1 vol. in-8°.

27. Epidémie typhoïde de 1853; par Emile RÉMILLY (thèse). — Paris, Rignoux, 1855, 1 vol. in-4°.

28. Étiologie du choléra, son analogie avec la maladie de la vigne, de la pomme de terre et autres végétaux ; son traitement; des moyens de prévenir et de faire disparaître ce fléau; par L. ORANGE. — Alger, Dubos, 1856, 1 vol. in-8°.

29. Mémoire sur une épidémie de fièvres typhoïdes observées à Moulins-la-Marche, pendant les années 1855 et 1856; par le docteur RAGAINE. — Paris, Germer-Baillière, 1858, 1 vol. in-8°.

30. Précis historique de la peste de Marseille, et considérations sur l'origine, les symptômes et le traitement de cette épidémie, d'après les mémoires et les relations du temps ; suivis de lettres inédites écrites en 1721 et 1722, par un habitant de cette ville ; par le docteur LEMAZURIER. — Versailles, Montalant, 1860, 1 vol. in-8°.

(Mᵉˢ)   § 3.

Des fièvres en général.

1. Traité des fièvres continues, dans lequel on a rassemblé et examiné les principales connaissances que les anciens ont acquises sur les fièvres par l'observation et par la pratique, particulièrement sur les présages, la coction, les crises, et la cure de ces maladies; par QUESNAY, écuyer, membre de l'Académie des sciences, de la

Société royale de Londres, etc., médecin consultant du roi, et premier médecin ordinaire de S. M. en survivance. — Paris, d'Houry, 1753, 2 vol. in-12.

Aux armes du Dauphin.

2. Traité pratique de la cure des fièvres, traduit de l'anglais de Théophile LOBB, docteur médecin, membre de la Société royale de Londres. — Paris, Prault, 1757, 2 vol. in-12.

8. Essai sur les différentes espèces de fièvres, en tant qu'elles dépendent des différentes constitutions du sang ; avec des dissertations sur les fièvres lentes, nerveuses, putrides, pestilentielles et pourprées, sur la petite vérole, sur les pleurésies et les péripneumonies; par Jean HUXHAM, docteur médecin et membre de la Société royale de Londres.

On y a joint deux autres essais, l'un sur la manière de nourrir et d'élever les enfants, depuis leur naissance jusqu'à l'âge de trois ans; l'autre sur leurs différentes maladies. Le tout traduit de l'anglais, par EIDOUS et LAVERY.—Paris,d'Houry, . 1752, 1 vol. in-12.

4. Système des fièvres et des crises, selon la doctrine d'Hippocrate, des fébrifuges, des vapeurs, de la goutte, de la peste, etc. Singularités importantes sur la petite vérole. De l'éducation des enfants. De l'abus de la bouillie ; par Noël FALCONNET, écuyer, élève de l'Académie de Paris, reçu dans celle de Montpellier, doyen du collége des médecins de Lyon, médecin consultant de S. M. — Paris, Coustelier, 1723, 1 vol. in-12.

Ce volume vient de la bibliothèque de Mme Victoire de France, dont les armes sont sur la première page. Sur la troisième page on lit : A M. Rodot, conseiller du roi, intendant de la marine, prié de lire la lettre au roi, le commencement de la préface, et le traité de l'éducation des princes et de la bouillie. Ce qui paraît avoir été écrit par l'auteur.

Il y a en effet dans cet ouvrage des choses curieuses sur l'éducation des princes, et sur l'usage qu'on avait de leur donner de la bouillie, en particulier à Louis XV.

5. Traité de la véritable connaissance des fièvres continues, intermittentes, pourprées, pestilentielles, et de la peste. Avec les moyens faciles pour les guérir. Et quelques observations nécessaires sur l'usage de la saignée, des purgatifs, des vomitifs, diurétiques et sudorifiques, avec un traité des flux de ventre. Ouvrage très utile au public, pour les armées et pour les hôpitaux : par le sieur DESSE, irlandais, docteur médecin et médecin de l'hôpital royal de Luxembourg. — Paris, Pepie, 1691, 1 vol. in-12.

Donné par l'auteur à la maison de la mission de Saint-Cyr.

6. De febribus, Libri IV. Autore Daniele SENNERTO, uratisl. siles. D. et medicinæ in Academia Wittebergensi, profess. ac sereniss. Elect. saxon. medico. Editio tertia auctior, cui accessit fasciculus medicamentorum contra pestem. — Parisiis, apud societatem, 1633, 1 vol. in-4°.

7. Traité des fièvres de l'île de Saint-Domingue, avec un mémoire sur les avantages qu'il y aurait à changer la nourriture des gens de mer. Nouvelle édition ; par POISSONNIER-DESPERRIÈRES, écuyer, chevalier de l'ordre de Saint-Michel, ancien médecin du

roi, médecin de la grande chancellerie et la généralité de Paris, inspecteur-général adjoint des hôpitaux de la marine et des colonies, etc. — Paris, imprimerie Royale, 1780, 1 vol. in-8°.

8. Mémoires sur les fièvres et sur la contagion, lus à la Société de médecine et de philosophie d'Edimbourg ; par Jacques LIND, médecin de l'hôpital du roi à Haslar près de Portsmouth, membre du collége des médecins d'Edimbourg, etc. Ouvrage traduit de l'anglais, et augmenté de plusieurs notes, par Henri FOUQUET, docteur médecin, etc. — Montpellier, Picot, 1780, 1 vol. in-8°.

9. Pyrétologie médicale, ou exposé méthodique du plus grand nombre des fièvres continues, rémittentes et intermittentes; par Ph. PETIT-RADEL, docteur-régent, etc. — Paris, Desray, 1812, 1 vol. in-8°.

10. Le même ouvrage, écrit en latin. — Paris, Allut, 1808, 1 vol. in-8°.

11. Epitome institutionum medicinæ et librorum de febribus, Danielis SENNERTI, D., etc. Editio tertia. — Francofurti et Lipsiæ, Wust, 1686, 1 vol. in-12.

Avec un portrait de Sennert.

12. Jacobi PRIMEROSII, d. m. De febribus, libri quatuor. In quibus plurimi veterum, et recentiorum errores declarantur et refelluntur. Plurima nova et paradoxa continentur. — Roterodami, Leers, 1658, 1 vol. in-4°.

Primerose fut l'un des médecins d'Angleterre qui nièrent la découverte de Harvey sur la circulation.

13. Tractatus de febribus in genere et specie, ex veterum ac recentiorum scriptis perpensus : seu febris heauton timorumenos, auctore Francisco PIENS, d. m. et c., editio novissima notis, observationibus, opusculis integris et remediis quibusdam selectioribus, a Joh.-Jacobo MANGETO, m. d. adjectis multò auctior. — Coloniæ Allobrogum, de Tournes, 1689, 1 vol. in-4°.

14. De la nature et des causes de la fièvre : du légitime usage de la saignée et des purgatifs. Avec des expériences sur le quinquina, et des réflexions sur les effets de ce remède; par MINOT, docteur médecin. 2ᵉ édition. — Paris, d'Houry, 1691, 1 vol. in-8°.

15. Tractatus de febribus, Antonii FIZES, regis consiliarii, et in alma facultate Monspeliensi medicinæ professoris regii. Editio secunda. — Amstelodami, sumptibus societatis, 1749, 1 vol. in-12.

16. Mémoires sur les fièvres aiguës. Voir dans : Mélanges de physique et de médecine; par Le Roi. — Paris, Cavelier, 1771, 1 vol. in-8°, page 151.

A.

DES FIÈVRES INTERMITTENTES.

17. De recondita febrium intermittentium, tum remittentium natura, et de earum curatione, variis experimentis et observationibus illustrata (SENAC). Editio secunda. — Genevæ, de Tournes, 1769, 1 vol. in-8°.

18. Du traitement des fièvres intermittentes, considéré en général ; par G.-J. DOIN (thèse). — Paris, Didot, 1818, 1 vol. in-4°.

19. Traité des fièvres intermittentes, rémittentes, et continues, des pays chauds et des contrées marécageuses ; suivi de recherches sur l'emploi thérapeutique des préparations arsénicales ; par J.-C.-M. Boudin, médecin en chef de l'hôpital militaire de Marseille, etc. — Paris, Germer-Baillière, 1842, 1 vol. in-8°.

20. De la fièvre intermittente ; par C.-E.-E. Catrice (thèse). — Paris, Rignoux, 1849, 1 vol. in-4°.

21. De la cachexie paludéenne en Algérie ; par Cattelouf. — Paris, Noblet, 1852, 1 vol. in-8°.

B.

DES FIÈVRES TYPHOIDES, MALIGNES, ETC.

22. Traité des fièvres malignes, des fièvres pestilentielles et autres, avec des consultations sur plusieurs sortes de maladies. — Paris, Vincent, 1742, 2 vol. in-12.

·23. Observations sur différents moyens propres à combattre les fièvres putrides et malignes, et à préserver de leur contagion ; par Banau, docteur médecin et ancien médecin des hôpitaux. 3ᵐᵉ édition. — Paris, 1784, 1 vol. in-8°.

24. Roedereri et Wagleri, Tractatus de morbo-mucoso, denuo recusus, annexaque præfatione de Trichuridibus, novo vermium genere ; editus ab Henrico-Auguste Wrisberg, professore medico et anatomico Gœttingensi, cum tabulis æneis, editio nova. — Parisiis, Papinot, 1816, 1 vol. in-32.

25. Parallèle entre la fièvre meningo-gastrique et la fièvre adeno-meningée ; suivi d'une observation sur un cas de lésion organique du cœur ; par Battaille (thèse).—Paris, Didot, 1819, 1 vol. in-4°.

26. De la fièvre typhoïde ; par M. J. Signard (thèse). — Paris, Didot, 1834, 1 vol. in-4°.

27. Quels sont les rapports qui existent entre le typhus et les affections typhoïdes ? par Daniel de Saint-Anthoine (thèse). — Paris, Guirandet, 1835. 1 vol. in-4°.

28. De la fièvre typhoïde, de sa nature et de son traitement ; par A.-J. Gaussail, docteur médecin. — Paris, Germer-Baillière, 1839, 1 vol. in-8°.

29. Recherches anatomiques, pathologiques et thérapeutiques, sur la maladie connue sous les noms de fièvre typhoïde, putride, adynamique, ataxique, bilieuse, muqueuse. gastro-entérite, entérite folliculeuse, dothinentérie, etc., comparée avec les maladies aiguës les plus ordinaires ; par P.-C.-O. Louis. — Paris, Baillière, 1841, 2 vol. in-8°.

30. Considérations sur quelques points de l'histoire de la fièvre typhoïde, et principalement sur les évacuations gastro-intestinales ; par Gustave-Etienne Thibierge (thèse). — Paris, Rignoux, 1853, 1 vol. in-4°.

(Mᵉ⁶)   § 4.

De la Dipthérite.

1. Recherches sur quelques manifestations de la dipthérite ; par H.-A. Paris (thèse). — Paris, Rignoux, 1860, 1 vol. in-4°.

2. Du croup des paupières, ou dipthérie de la conjonctive ; par le docteur Al. Magne. — Paris, Malteste, 1858, 1 vol. in-8°.

SECTION II.

MALADIES LOCALES.

(Mᵉ⁷)   § 1ᵉʳ.

Maladies des voies respiratoires.

1. Nosographiæ Anhelantium. Auctor Job.-Rodolphus Lavaterus. — Tigurinus, Basileæ, F. Ludii, 1715, 1 vol. in-4°.

2. Traité de quelques maladies de la poitrine, avec leur diagnostic, prognostic et pansement, fondés sur les observations et sur les préceptes des plus habiles médecins dont on rapporte les aphorismes ; par G.-F. Crendal, médecin de l'hôpital royal de Valenciennes. — Paris, Clousier, 1739, 1 vol. in-12.

A.

DU CROUP.

3. Quelques recherches sur la dipthérite et sur le croup, faites à l'occasion d'une épidémie observée à l'hôpital des enfants, en 1858 (thèse) ; par Ch.-F.-M. Peter.—Paris, Rignoux, 1859, 1 vol. in-4°.

B.

COQUELUCHE.

4. Essai sur la coqueluche ; par N.-V. Mailler (thèse). — Strasbourg, Levrault, 1818, 1 vol. in-4°.

C.

ASTHME.

5. Traité de l'asthme, contenant la description, les causes et le traitement de cette maladie ; par Jean Floyer, docteur médecin, traduit de l'anglais. — Paris, Didot, 1761, 1 vol. in-12.

D.

AFFECTIONS CATARRHALES.

E.

PNEUMONIE.

6. Dissertation sur la péripneumonie, d'après les règles de l'analyse ; par P. Blondy (thèse). — Paris, Didot, 1810, 1 vol. in-4°.

7. De la pneumonie double chez l'adulte ; par J.-B. Broussin (thèse). — Paris, Rignoux, 1851, 1 vol. in-4°.

8. De la pneumonie d'Afrique ; par Cattelouf.—Paris, Noblet, 1853, 1 vol. in-8°.

F.

PLEURÉSIE.

9. Mémoire sur les modifications du bruit respiratoire dans la pleurésie, la marche de l'inflammation de la plèvre, et sa terminai-

son par syncope mortelle ; par G. THIBIERGE. — Paris, Rignoux, 1852, 1 vol. in-8°.

G.

HYDROPISIE DE POITRINE.

10. Dissertation sur l'hydropisie de poitrine, dans laquelle on s'attachera à prouver qu'il est toujours bon de pratiquer la ponction dans cette maladie, et qu'elle est susceptible, dans certains cas, de guérison radicale ; par BERGEROU, médecin royal et doyen de la Faculté de Pau. — Paris, Guérin, 1736, 1 vol. in-12.

H.

PHTHISIE PULMONAIRE.

11. .Tabidorum theatrum, sive phthisios, atrophiæ et hecticæ xenodochium; item vestibulum Tabidorum. Authore Christ. BENNET, med. doct. collegii Londinensis socio. — Lugduni-Batavorum, Van Kerckhem, 1733, 1 vol. in-8°.

12. Phthisie pulmonaire. — De l'influence de la huitième paire de nerfs sur la production de cette maladie ; par le docteur P. CHÉNEAU. — Paris, Méquignon-Marvis, 1843, 1 vol. in-8°.

(Mᵉˢ)   § 2.

Maladies des voies circulatoires.

1. Recherches sur le pouls, par rapport aux crises ; par Théophile DE BORDEU, docteur médecin de Paris et de Montpellier. — Contenant les décisions de plusieurs savants médecins sur la doctrine du pouls ; avec des réflexions et quelques dissertations qui n'ont point encore vu le jour : on y a joint une dissertation nouvelle sur les sueurs critiques et leurs pouls. — Paris, Didot, 1779, 4 vol. in-12.

A.

MALADIES DU COEUR.

2. Traité clinique des maladies du cœur, précédé de nouvelles recherches sur l'anatomie et la physiologie de cet organe ; par J. BOUILLAUD. — Paris, Baillière, 1841, 2 vol. in-8°.

B.

MALADIES DES ARTÈRES.

C.

MALADIES DES VEINES.

3. D. Michaelis ALBERTI, Reg. maj. boruss. consiliar. aulic. in academ. Hallensi medicinæ et philoso. natur. profess. publ. ordin. Tractatus de hœmorrhoidibus, in quo schediasmata quædam celeberrimi Dni. Consil. et archiatri Stahlii, veram hœmorrhoidum doctrinam exponentia, fundamenti loco præmittuntur, et totum negotium hœmorrhoidale diagnostice, prognostice, pathologice et practice, per specialissima themata e ruderibus antiquitatis et experientia posteritatis in usum tam medicorum, quam subjectorum hœmorrhoidariorum cum præfatione epistolica celeb. STAHLII ad

authorem directa et indice verbali ac reali commendatur. — Halæ, impr. Orphanotrophei, 1722, 1 vol. in-4°.

D.

MALADIES DU SANG, SCORBUT.

4. De morbo scorbuto liber, cum observationibus quibusdam, brevique et succincta cujusque curationis indicatione. Authore Severino EUGALENO, Doccumano. Editio ultima. — Hagæ-Comitis, Vlacq, 1658, 1 vol. in-8°.

5. De scorbuto tractatus duo, authore Balthazaro BRUNERO, doct. med. celeberrimo. — Hagæ-Comitis, Vlacq, 1658, 1 vol. in-8°.

6. De scorbuto propositiones, de quibus disputatum est publicè ROSTOCHII, sub viro clarissimo Henrico BRUCÆO, philosophiæ et medicinæ doctore et professore. — Hagæ-Comitis, Vlacq, 1658, 1 vol. in-8°.

7. Idea febris petechialis, sive tractatus de morbo puncticulari. Speciatim de eo, quo annis abhinc circiter tredecim colonia ejusque vicinia afflictæ fuere, in quo præter exactam hujus epidemiæ descriptionem et curam, alexipharmacorumque operandi rationem, non solum abstrusissima cujuscunque epidemiæ, quantum vis contagiosæ et pestilentis, ipsiusque contagii phænomena : sed etiam prima causa et essentialis ratio fermentationis, effervescentiæ, et caloris naturalis; necessitas et usus respirationis; sanguinisque intima compages; multaque alia singularia tam ad medendos quam cognoscendos omnis generis morbos scitu summè necessaria, per prima et simplicissima naturæ principia, clarè et distincte explicantur. Authore Laur. DONCKERS, Sylva-Ducensi, med. doct. pract. colon. olim in schola illustri paterna ejusdem facultatis ac philosophiæ naturalis professore nec non chirurgiæ et anatomiæ prælectore. — Lugd.-Batavor., Vander-Aa, 1686, 1 vol. in-12.

8. Traité du scorbut, divisé en trois parties, contenant des recherches sur la nature, les causes et la curation de cette maladie. Avec un tableau chronologique et critique de tout ce qui a paru sur ce sujet. Traduit de l'anglais de LIND, docteur médecin, membre du collège royal de médecine d'Edimbourg; auquel on a joint la traduction du traité du scorbut de BOERHAAVE, commenté par VAN-SWIETEN. — Paris, Ganeau, 1756, 2 vol. in-12.

9. Caroli STRACK, medic. doct. et in universit. Moguntinâ instit. medic. prof. publ. eminentiss. ac celsiss. principis electoris Mogunt. Judic. aul. consil. electoralis utilium scient. acad. Erford. socii. Observationes medicinales de morbo cum petechiis, et qua ratione eidem medendum sit. — Carolsruhæ, ex off. aulic, Macklotiana, 1766, 1 vol. in-8°.

10. Réflexions et observations sur le scorbut.
Voir dans : Mélanges de physique et de médecine ; par LE ROI. — Paris, Cavelier, 1771, 1 vol. in-8°. Page 285.

(Mᵉˢ)   § 3.

Maladies du système lymphatique.

1. Traité des scrofules, vulgairement appelées écrouelles ou

humeurs froides ; par Pierre LALOUETTE, docteur régent de la Faculté de médecine de Paris, etc.— Paris, Ganguery, 1780, 2 vol. in-12.

Aux armes du Roi.

2. Recherches, observations et expériences sur le développement naturel et artificiel des maladies tuberculeuses; suivies d'un nouvel examen des doctrines pathologiques sur la phthisie tuberculeuse, les concrétions hydatideuses, les tumeurs scrofuleuses, squirrheuses, cancéreuses, etc. ; publiées depuis Hippocrate et Galien, Sauvages et Sydenham, Boerhaave et Haller, jusqu'à MM. Abercrombie, Abernety. Adam, Bayle, Broussais, Dupuy, Hey, Hunter, Jenner, Laennec et Wardrop, inclusivement. Ouvrage traduit de l'anglais, de John BARON, médecin de l'hôpital général de Gloucester ; par Mᵐᵉ BOIVIN. — Paris, Desray, 1825. — Avec des planches, et une addition à l'ouvrage, par le traducteur, 1 vol. in-8°.

3. Recherches et observations sur les causes des maladies scrofuleuses; par J.-G.-A. LUGOL. — Paris, Fortin, 1844, 1 vol. in-8°.

(Mᵉ¹⁰)   § 4.

Maladies des voies digestives.

A.

BOUCHE.

B.

OESOPHAGE.

C.

ESTOMAC.

1. Traité sur les gastralgies et les entéralgies, ou maladies nerveuses de l'estomac et des intestins ; par J.-P-J. BARRAL. — Paris, 1829, 1 vol. in-8°.

D.

INTESTINS.

2. Dissertation sur la nature des cours de ventre, et sur les remèdes qu'on y peut apporter; par G. RAVELLY, docteur médecin. — Paris, d'Houry, 1677, 1 vol. in-12.

3. Jo.-Hartm. DEGNERI, civit. neomag. archiatr. et acad. Cæs. nat. cur. coll. historia medica de dysenteria bilioso-contagiosa, quæ 1736, neomagi et in vicinis ei pagis epidemice grassata fuit, in qua simul corticis simarubæ et radicis salab effectus exploratur. Accedit relatio historica cum responso Facultatis medicæ Halensis : De morte per mercurium sublim. in emplastro applicatum, inducta. — Trajecti ad Rhenum, Neaulme, 1738, 1 vol. in-8°.

4. Essai sur la dyssenterie; par J.-M. HERMANN (thèse). — Montpellier, Martel, 1842, 1 vol. in-4°.

5. Traité de la dyssenterie des pays chauds et spécialement de l'Algérie, comprenant toutes les maladies du foie qui la compliquent ; par le docteur Ch. CAMBAY. — Paris, Germer-Baillière, 1847, 1 vol. in-8°.

6. Recherches sur la dyssenterie du nord de l'Afrique; par CATTELOUP. — Paris, Dumaine, 1851, 1 vol. in-8°.

7. T. TRONCHIN, in academia Genevensi, med. prof. collegii medici Amstelodamensis olim inspectoris, acad. reg. Scient. Berolin, etc. De colica pictonum. — Genevæ, Cramer, 1757, 1 vol. in-8°.

On trouve relié avec cet ouvrage un examen critique du livre de Tronchin.

8. Examen d'un livre qui a pour titre : T. TRONCHIN, in academià Genevensi , med. prof. collegii medici Amstelodamensis olim inspectoris, acad. reg. Scient. Berolin, etc. De colica pictonum; par un médecin de Paris (BOUVART). — Genève, 1758, 1 vol. in-8°.

9. Observations et réflexions sur la colique de Poitou ou des peintres; où l'on examine et l'on tâche d'éclairer l'histoire, la théorie et le traitement de cette maladie ; par COMBALUSIER, docteur régent et ancien professeur de pharmacie en l'université de Paris, etc. — Paris, Debure, 1761, 1 vol. in-12.

Aux armes du Dauphin.

10. De la génération des vers dans le corps de l'homme. De la nature et des espèces de cette maladie, de ses effets, de ses signes, de ses pronostics ; des moyens de s'en préserver, des remèdes pour la guérir, etc ; par Nicolas ANDRY, docteur médecin de la Faculté de Paris ; avec trois lettres écrites à l'auteur, sur le sujet des vers; les deux premières d'Amsterdam, par Nicolas HARTSOEKER, et l'autre de Rome, par Georges BAGLIVI. — Paris, d'Houry, 1700, 1 vol. in-12.

Appartenait à la maison de la Mission de Versailles.

A la fin de cet ouvrage on trouve une thèse soutenue à la Faculté de médecine de Paris, sous la présidence de FAGON, contre l'usage du tabac. — Cette thèse fut soutenue par BOUDIN, depuis médecin du Dauphin, fils de Louis XIV; on peut voir, dans les Mémoires de Saint-Simon, la plaisante histoire racontée à l'occasion de cette thèse.

11. Le même ouvrage, 3ᵉ édition. — Paris, veuve Alix, 1741, 2 vol. in-12. Orné de figures.

12. Danielis CLERICI, m. d. historia naturalis et medica latorum lumbricorum, intra hominem et alia animalia, nascentium, ex variis auctoribus et propriis observationibus. Accessit, horum occasione, de ceteris quoque hominum vermibus, tum de omnium origine, tandemque de remediis quibus pelli possint, disquisitio, cum variis figuris. — Genevæ, Detournes, 1715, 1 vol. in-4°.

Ce volume est terminé par treize planches représentant les diverses espèces de vers qui se développent dans l'homme et les animaux. La dernière planche représente les divers acares de la gale de l'homme et des animaux.

13. Mémoire sur les indigestions qui commencent à être plus fréquentes, pour la plupart des hommes, à l'âge de quarante ou quarante-cinq ans. Lu à la Société royale de médecine, le 26 octobre 1784; par DAUBENTON. — Paris, Pierres, 1785, 1 vol. in-8°.

(M^{er}¹) (Mᵍʳⁱ)　　　　　§ 5.

Maladies des annexes des voies digestives.

1. Tentamen medicum, de variis calculorum biliarium specie-bus, diversosque ab ipsis pendentium morborum genere. Auctore Joannes-Petrus SABATIER. — Monspelii, Martel, 1758, 1 vol. in-8°. Thèse soutenue devant la Faculté de Montpellier.

2. Considérations générales sur l'inflammation aiguë du foie, suivies des sentences et observations d'Hippocrate sur la dyssente-rie ; par Jean MORA (thèse). — Paris, Didot, 1806, 1 vol. in-4°.

3. Considérations sur la péritonite, par propagation ; par Jules GUYOT (thèse). — Paris, Rignoux, 1856, 1 vol. in-4°.

(Mᵉⁱ²)　　　　　§ 6.

Maladies des voies génito-urinaires.

A.

MALADIES DES REINS.

1. Libellus Theophrasti Paracelsi utriusque medicinæ docto-ris, De urinarum ac pulsuum indiciis : tum de physionomia quan-tum medico opus est. Accessit de morborum physionomia fragmen-tum. — Argentinæ, Sam. Emmelii, 1618, 1 vol. in-12.

2. Recueil de quelques expériences sur les pierres que l'on trouve dans les reins et dans la vessie, avec des recherches sur la nature de ces concrétions irrégulières.

Voir dans : La Statistique des végétaux et celle des animaux ; expériences lues à la Société royale de Londres, par le doc-teur HALES. — Paris, imprimerie de Monsieur, 1780, 1 vol. in-8°. Page 201, 2° partie.

3. Traité des maladies des reins et des altérations de la sé-crétion urinaire, étudiées en elles-mêmes et dans leurs rapports avec les maladies des uretères, de la vessie, de la prostate, de l'urè-thre, etc. Avec un atlas in-folio ; par P. RAYER, médecin de l'hô-pital de la Charité, etc. — Paris, Baillière, 1839, 3 vol. in-8°.

4. Atlas du même ouvrage (composé de 60 planches). 1 vol. in-f°.

5. Rein cancéreux chez un enfant de vingt-deux mois, obser-vation ; par Emile PITON. — Versailles, Montalant-Bougleux, 1 vol. in-8°.

B.

MALADIES DE LA VESSIE.

6. Lithologia historico-medica, hoc est calculi humani conside-ratio physico-medico-curiosa, qua non solum ipsius generatio, loci natales, ac viæ diversa pariter et copia, color et figura, substantia et superficies sed etiam in corpore humano effectus morbosi et symptomata ; item ejusdem excretio et ex urethra excisio lithotomia et nephrotomia perro calculi ipsius analysis chymica et usus medi-cus pariter ac usus lithontripticorum et antinephriticorum, nec non varia de calculis brutorum in specie lapidis Bezoar ; raris atque se-

lectis observationibus, à D. Martino SCHURIGIO, phys. Dresdensi. — Dresdæ et Lipsiæ, Uekel, 1744, 1 vol. in-4°.

7. Henrici-Josephi REGÆ. Doct. med. et prof. publ. in celeber-rima Lovaniensium universitate. Tractatus duo de urinis. Prior quæstio quod libetica. An ullâ scientiæ medicæ investigatione aut experimento quispiam possit ex sola urinarum inspectione morbo-rum naturam ad medelam dignoscere? — Alter de urinis ut signo, in quo ordinarius et naturalis hominis sani urinæ aspectus, ejus-demque ab eo mutatæ constitutio morbi tempore proponitur, in causas inquiritur, et quid singulæ variationes indicent, tam ex vete-rum, potissimum Hippocratis, quàm recentiorum observatione exponitur. — Francofurti et Lipsiæ, Fleischer, 1761, 1 vol. in-12.

8. Mémoire sur un nouveau traitement du catarrhe chronique de la vessie ; par DEVERGIE aîné. — Paris, Germer-Baillière, 1836, 1 vol. in-8°.

C.

MALADIES DES ORGANES GÉNITAUX CHEZ L'HOMME.

9. Mémoire sur quelques maladies des parties génitales de l'homme, et de leurs dépendances ; par GAMA. — Paris, Mme Huzard, 1 vol. in-8°.

D.

MALADIES DES ORGANES GÉNITAUX CHEZ LA FEMME.

10. Nouveau traité sur les hémorrhagies de l'utérus, d'Edouard RIGBY et de Stewart DUNCAN, traduit de l'anglais par Mme BOIVIN, précédé d'une notice historique sur le traitement des hémorrhagies utérines ; et suivi d'une lettre de M. CHAUSSIER, sur la structure de l'utérus. — Paris, Méquignon, 1818, 1 vol. in-8°.

11. Mémoire sur les hémorrhagies internes de l'utérus, qui a obtenu le prix d'émulation au concours ouvert, en 1818, par la So-ciété de médecine de Paris ; par Mme veuve BOIVIN, suivi des apho-rismes d'Andrew BLAKE, sur les hémorrhagies utérines. — Paris, Gabon, 1819, 1 vol. in-8°.

12. Le même ouvrage. — Paris, Gabon, 1819, 1 vol. in-8°.

13. Dissertation sur les affections cancéreuses de l'utérus ; par Jules-Prosper AUDIFRAY-ERAMBERT (thèse). — Paris, Didot, 1830, 1 vol. in-4°.

14. Traité pratique des maladies de l'utérus et de ses annexes, fondé sur un grand nombre d'observations cliniques, accompagné d'un atlas ; par Mme veuve BOIVIN et par DUGÈS. — Paris, 1833, 2 vol. in-8°.

15. Atlas du même ouvrage (composé de 41 planches). — Paris, 1833, 1 vol. in-f°.

(Mᵉⁱ³)　　　　　§ 7.

Maladies du système nerveux.

1. Joannis WIERI. De iræ morbo, ejusdem, curatione, philoso-phica, medica et theologica, liber. — Amstelodami, P. Vanden-Berge, 1660, 1 vol. in-4°.

2. Hermani BOERHAAVE, philosoph. et med. doct., etc. Prælectiones academicæ de morbis nervorum, quas ex auditorum manuscriptis collectas edi curavit, Jacobus Van Eems, medicus Leydensis. — Lugduni-Batavorum, Vander Eyk, 1761, 2 vol. in-12.

3. Les vapeurs et maladies nerveuses, hypocondriaques, ou histériques, reconnues et traitées dans les deux sexes ; traduction de l'anglais de Whytt. On y a joint : 1° une exposition anatomique des nerfs, avec figures ; par Alexandre Monro; 2° l'extrait des principaux ouvrages sur la nature et les causes des maladies nerveuses ; 3° des conseils sur le régime et la conduite qu'on doit observer pour se préserver, tant de l'attaque que des retours de ces maladies. Ouvrages revus et publiés par Lebegue de Presle, docteur-régent de la Faculté de médecine de Paris. — Paris, Vincent, 1767, 2 vol. in-12.

4. Réflexions sur les affections vaporeuses, ou examen du traité des vapeurs des deux sexes ; troisième édition, publiée en 1767 ; par M. Pomme (par Rostaing). — Paris, Vincent, 1768, 1 vol. in-12.

5. Traité des affections vaporeuses des deux sexes; où l'on a tâché de joindre à une théorie solide une pratique sûre, fondée sur des observations ; par Pomme, docteur médecin de l'Université de Montpellier, médecin consultant du Roi, 3e édition. — Lyon, Duplain, 1768. 1 vol. in-8e.

Relié en maroquin rouge, aux armes de France.

6. Le même ouvrage, 4e édition; de même aux armes de France, 2 vol. in-8°.

7. Traité des affections vaporeuses des deux sexes, ou maladies nerveuses, vulgairement appelées maux de nerfs ; par Pomme, docteur médecin de l'Université de Montpellier, médecin consultant du Roi. Nouvelle édition, augmentée et publiée par ordre du Gouvernement. — Paris, imprimerie Royale, 1782, 1 vol. in-4°.

Bel exemplaire relié en maroquin vert, et aux armes du Roi.

8. Nouveau traité des vapeurs, ou traité des maladies des nerfs, dans lequel on développe les vrais principes des vapeurs ; par Pressavin, gradué de l'Université de Paris, membre du Collège des chirurgiens de Lyon, etc.—Lyon, Reguilliat, 1770, 1 vol. in-12.

9. Traité des nerfs et de leurs maladies ; par Tissot, docteur médecin, etc. — Paris, Didot, 1778, 5 vol. in-12.

Le cinquième volume contient le traité sur l'épilepsie.

10. Sur la pathogénie de quelques affections de l'axe cérébro-spinal, etc.; choix d'observations prises dans l'hôpital de Bordeaux; par Rey (L.-M.) docteur médecin, etc.—Paris, Didot, 1834, 1 vol. in-4°. Avec planches.

A.

EPILEPSIE.

11. Traité de l'épilepsie, maladie vulgairement appelée au pays de Provence, la goutette aux petits enfants; avec plusieurs belles et curieuses questions touchant les causes, cure et pronostics d'icelle, composé par Johan Taxil, docteur médecin, natif des Saintes-Maries, médecin en Arles. — Lyon, Renaud, 1603, 1 vol. in-8°.

Avec un portrait de l'auteur.

12. Dissertationis medicæ, De Epilepsia, pars prior, exhibens ejus pathologiam. — Et pars altera, Prognosin et therapiam. Author Johannes Beckh, Thuno-Bernensis. — Basileæ Thurnisianis, 1714-1715, 1 vol. in-4°.

13. Traité de l'épilepsie, faisant le tome troisième du traité des nerfs et de leurs maladies ; par Tissot, docteur médecin, etc. — Paris, Didot, 1770, 1 vol. in-12.

B.

TÉTANOS.

14. Projet d'instruction sur une maladie convulsive, fréquente dans les colonies de l'Amérique, connue sous le nom de Tétanos. Demandé par le ministre de la marine à la Société royale de médecine. — Paris, imprimerie Royale, 1786, 1 vol. in-8°.

Ce rapport a été fait par une commission composée de : Poissonnier, Geoffroy, Desperrières, Andry, Carrère et Thouret.

C.

CATALEPSIE.

15. Traité du vertige, avec la description d'une catalepsie hystérique, et une lettre à M. Astruc, dans laquelle on répond à la critique qu'il a faite d'une dissertation de l'auteur sur les maladies vénériennes ; par De La Mettrie, docteur médecin. — Paris, Prault, 1737, 1 vol. in-12.

D.

VÉSANIES.

16. D. Johannis-Caspari Westphali, Academici curiosi, Pathologia-Dæmoniaca, id est observationes et meditationes physico-magico-medicæ circa dæmonomanias, similesque morbos convulsivos à fascino ortos, dæmonibus olim græcorum Ethnicorum ac Judæorum aëreis, hodiè vero obsessioni aliisque Diaboli infernalis tentationibus et operationibus superstitiosè adscriptos, hactenus anno ephemeridum academ. Leopoldino-Imperialis, naturæ curiosorum IX et X. Decuriæ III. Nec non mensibus novor. Literarior. Hamburgens., anni 1706, insertæ ; nunc verò philiatrorum desiderio et adhortationibus revisæ, et variis annotatis illustriores redditæ. Quibus accedunt Judicium physiologico-magico-medicum de viva Jumentorum contagio infectorum contumulatione, et observationes atque experimenta chymico-physica de prodigiis sanguinis, falsà hactenus proclamatis.—Lipsiæ, Lanckisi, 1707, 1 vol. in-4°.

17. De melancholia et morbis melancholicis. Auctore A.-C. Lorry. — Lutetiæ-Parisiorum, Cavelier, 1765, 2 vol. in-8°.

18. Leopoldi Avenbrugger, medicinæ doctoris, quondam in nosocomio Cæsareo Regio nationum hispanico, et militari medici primarii. Experimentum nascens de remedio specifico sub signo specifico in mania virorum. — Viennæ, Kurzbok, 1776, 1 vol. in-8°.

Avec un portrait de Van-Swieten.

19. Essai théorique et pratique de pneumatologie humaine, ou recherches sur la nature, les causes et le traitement des flatuosités et de diverses vésanies, telles que l'extase, le somnambulisme, la

magi-manie, et autres, qui ont pour phénomène principal l'insensibilité, et qui ne peuvent s'expliquer par les simples connaissances de l'organisme; par F.-E. Fodéré. — Strasbourg, février 1829, 1 vol. in-8°.

18. Considérations médicales et administratives sur les aliénés. Mémoire à l'appui du projet d'un asile d'aliénés commun à cinq départements : Aisne, Aube, Ardennes, Marne et Seine-et-Marne; par G. Dagonet. — Châlons-sur-Marne, Boniez-Lambert, 1838, 1 vol. in-8°.

19. Des maladies mentales, considérées sous les rapports médical, hygiénique, et médico-légal; par E. Esquirol. Avec atlas. — Paris, Baillière, 1838, 3 vol. in-8°.

20. Influence des événements et des commotions politiques sur le développement de la folie; par le docteur Belhomme. — Paris, Germer-Baillière, 1849.

E.
HYDROPHOBIE.

21. Entretiens sur la rage et ses remèdes, où par occasion on propose un nouveau système de sanguification, et de quelques autres matières très importantes à l'art de guérir; par Hunauld, conseiller-médecin ordinaire du roi, docteur régent de la Faculté de médecine de l'Université et de l'Académie royale de la ville d'Angers. — Châteaugonthier, Gentil, 1714, 1 vol. in-12.

22. Recherches sur la rage; par Andry. Lues à la Société royale de médecine, le 13 décembre 1777. Nouvelle édition. — Paris, Pierres, 1779, 1 vol. in-8°.

C'est encore aujourd'hui un excellent traité sur cette matière.

23. Observations sur la nature et sur le traitement de la rage, suivies d'un précis historique et critique des divers remèdes qui ont été employés contre cette maladie; par Portal, médecin consultant de Monsieur, etc. — Yverdon, 1779, 1 vol. in-12.

Aux armes du roi.

24. Recherches sur la rage; par Andry. Lues à la Société royale de médecine; nouvelle édition, augmentée dans quelques endroits, et suivie du traitement fait à Senlis à quinze personnes mordues par un chien enragé. — Paris, Didot, 1780, 1 vol. in-12.

25. Dissertation sur la rage, qui a remporté le premier prix de la Société royale de médecine de Paris, le 11 mars 1783; par Leroux, chirurgien-major de l'hôpital-général de Dijon, associé de l'Académie royale des sciences, arts et belles-lettres de la même ville, et correspondant de la Société royale de médecine de Paris. — Paris, Pierres, 1783, 1 vol. in-4°.

Le moyen préconisé par Leroux pour empêcher le développement de la rage après la morsure, est la cautérisation avec le beurre d'antimoine en déliquescence.

F.
MALADIES DE L'ENCÉPHALE.

26. Tétrade des plus grièves maladies de tout le cerveau, composée des veilles, observations et pratique des plus savants et

experts médecins, tant dogmatiques que hermétiques; par Joseph Duchesne, sieur de la Violette, conseiller et médecin ordinaire du roi. — Paris, Morel, 1625, 1 vol. in-8°.

27. Joh-Jacobi Wepferi, diversor, S. R. I. Elector. et principum, dum viveret, archiatri, Reipubl. Scaphusianæ, physici ordinarii, Academiæ naturæ curiosorum adjuncti d. Machaonis III. Observationes medico-practicæ, de affectibus capitis internis et externis. Nunc demum publici Juris redditæ, editio altera. Studio et opera nepotum Bernhardini Wepferi, sereniss. Princip. aur. archiatri, et Georgii-Mich. Wepferi, m. d. — Tiguri, Heidegger, 1745, 1 vol. in-4°.

Avec un portrait de J.-J. Wepfer.

28. Traité de l'apoplexie, paralysie, et autres affections soporeuses développées par l'expérience, auquel on a joint deux discours latins sur le premier aphorisme d'Hippocrate, et sur le vingt-troisième de la seconde section du même auteur; par Marquet, doyen des médecins de Nancy. — Paris, Costard, 1770, 1 vol. in-12.

29. Traité de l'apoplexie et de ses différentes espèces, avec une nouvelle méthode curative, dont l'utilité est prouvée par l'expérience; on y traite également de la paralysie et de ses différentes espèces particulières; ouvrage à la portée de tout le monde, dans le goût de l'avis au peuple sur sa santé, du célèbre Tissot; par G.-B. Ponsart, docteur médecin consultant de S. A. C. le Prince-Evêque de Liège. — Liège, Demany, 1775, 1 vol. in-8°.

30. Dissertation sur l'hémiplégie; par Isidore Legay (thèse). — Paris, Didot, 1816, 1 vol. in-4°.

31. Essai sur l'apoplexie; par J.-G. Vitry (thèse). — Paris, Didot, 1823, 1 vol. in-4°.

G.
MALADIES DE LA MOELLE ÉPINIÈRE.

H.
ONANISME.

32. L'Onanisme. Dissertation sur les maladies produites par la masturbation; par Tissot, docteur médecin, etc. Quatrième édition. — Lausanne, Chapuis, 1771, 1 vol. in-12.

(M^{44}) § 8.

Maladies de l'appareil locomoteur.

A.
MALADIES DES OS.

1. Josephi Pandolphini à Monte-Martiano, medici ac philosophi, tractatus de ventositatis spinæ sævissimo morbo; de quo nihil ferè Græci, et paucissima Arabes, latinique conscripsere; revisus, correctus, et annotationibus, novisque cûm propriis tûm alienis observationibus, è variorum authorum monumentis erutis, illustratus et ad hodiernæ medicinæ principia accomodatus, à D. Georgio-Abrahamo Merclino. Jun. med. Noribergens. — Noribergæ. Endter, 1674, 1 vol. in-12.

On peut regarder Mercklein comme l'auteur en quelque sorte de ce livre, par le grand nombre de notes dont il l'a enrichi, toutes conformes à l'opinion qu'il avait de cette maladie.

B.

MALADIES DES ARTICULATIONS. — GOUTTE ET RHUMATISME.

2. De Arthritide tractatus, authore Daniele SENNERTO, d. medicinæ in Academia Wittebergensi, profess. et Sereniss. Elect. Saxon. medico, Cui accessit Tragopodagra, LUCIANI.—Parisiis, 1632, 1 vol. in-4°.

La *Podagra-Tragice* de Lucien, qui termine ce traité, a été mise en latin par Erasme SCHMID, professeur de grec.

3. Tractatus medicus de cura Lactis in arthritide, in quò indagatâ naturâ lactis et arthritidis tandem rationibus, et experientiis allatis diæta lactea optima arthritidem curandi methodus proponitur à Joh. Georgio GREISEL, philosophiæ et medicinæ doctore. Editio secunda. — Budissinæ, Wilisch, 1681, 1 vol. in-12.

4. Traité de la goutte, de la préservation, des remèdes qui la soulagent et qui contribuent à sa guérison. — 1688, 1 vol. in-12.

5. Dissertation sur la goutte, tant la chaude que la froide, où l'on découvre leur vraie origine jusqu'ici inconnue, et où l'on donne le moyen assuré de s'en garantir; par Michel MAUDUIT. Deuxième édition.— Paris, d'Houry, 1689, 1 vol. in-12.

App. aux Récollets de Versailles.

6. Traité de la goutte dans son état naturel, ou l'art de connaître les vrais principes des maladies : avec plusieurs remèdes conformes au système d'Hippocrate, de Galien, et de Vanhelmont, qui se trouve dans son vrai jour, développé du faux langage et de la fausse opinion ; par AIGNAN, médecin du Roi, etc.—Paris, Jombert, 1707, 1 vol. in-12.

7. Guilhelmi MUSGRAVE, m. d. inclyti medicorum Londinensium collegii, et Regiæ societatis socii, de Arthritide symptomatica dissertatio. Editio nova. — Genevæ, De Tournes, 1715, 1 vol. in-12.

8. Lettres sur la maladie de la goutte ; par LOUBET, ancien chirurgien-major des régiments de Senterre et de Touraine, etc. — Paris, Bauche, 1758, 1 vol. in-12.

9. Traité méthodique de la goutte et du rhumatisme, où l'on enseigne d'après l'expérience les vrais moyens de se délivrer et se préserver de ces maladies ; par PONSART, docteur médecin, etc. — Paris, Desventes-de-la-Doue, 1770, 1 vol. in-12.

10. Dissertation sur le rhumatisme articulaire; par L. JULLIARD (thèse). — Paris, Didot, 1827, 1 vol. in-4°.

11. Note sur une nouvelle théorie de la goutte, lue à l'Académie de médecine, avec une réponse à M. Forget ; par A. TURCK. — Paris, Moquet, 1835, 1 vol. in-8°.

12. Considérations sur la goutte et le rhumatisme aigus et chroniques, traités par une méthode dépurative végétale aussi sûre que facile. — Paris, Fournier, 1 vol. in-8°.

13. Mémoire sur le traitement de la goutte et des rhumatismes aigus et chroniques ; par A. ANDURAN. — Paris, Wittersheim, 1859, 1 vol. in-12.

14. Du siége, de la nature, et du traitement du rhumatisme en général ; par Jean-Jules SAULGEOT (thèse). — Paris, Rignoux, 1860, 1 vol. in-4°.

(Mᵉⁱˢ)

§ 9.

Maladies des organes des sens.

A.

MALADIES DES YEUX.

1. Traité des maladies de l'œil, et des remèdes propres pour leur guérison, enrichi de plusieurs expériences de physique; par Antoine MAITRE-JAN, chirurgien du roi, à Mery-sur-Seine. Deuxième édition. — Paris, d'Houry, 1722, 1 vol. in-12.

2. Nouveau traité des maladies des yeux, les remèdes qui y conviennent, et les opérations de chirurgie que leurs guérisons exigent. Avec de nouvelles découvertes sur la structure de l'œil, qui prouvent l'organe immédiat de la vue ; par DE SAINT-YVES, chirurgien-oculiste de Saint-Côme. — Paris, Lemercier, 1722, 1 vol. in-12.

Appartenait aux Cordeliers de Pontoise.

3. Herm. BOERHAAVE prælectiones publicæ, de morbis oculorum. Cum figuris æneis. Editio altera. Accesserunt huic editioni ejusdem autoris introductio in praxim clinicam, prælectiones de calculo, aliquot morborum historiæ, et consilia. — Parisiis, Cavelier, 1748, 1 vol. in-12.

4. Le même ouvrage. — Parisiis, Cavelier, 1748, 1 vol. in-12.

5. Rouge végétal à l'usage des dames. Lettre à M. *** sur plusieurs maladies des yeux, causées par l'usage du rouge et du blanc; par DESHAIS-GENDRON, docteur médecin de l'Université de Montpellier, conseiller-médecin du roi près de son grand conseil. — Paris, 1760, 1 vol. in-12.

Ce volume est aux armes de Mme Du Barry, et provient de sa bibliothèque.

6. Mémoires et observations anatomiques, physiologiques et physiques sur l'œil, et sur les maladies qui affectent cet organe; avec un précis des opérations et des remèdes qu'on doit pratiquer pour les guérir; par Jean JANIN, maître en chirurgie, oculiste de la ville de Lyon, du collége royal de chirurgie de Paris, etc. — Lyon, Perisse, 1772, 1 vol. in-8°.

Bel exemplaire aux armes de France.

7. Autre exemplaire. — Lyon, Perisse, 1772, 1 vol. in-8°.

8. Traité des maladies des yeux et des oreilles, considérées sous le rapport des quatre parties ou quatre âges de la vie de l'homme; avec les remèdes curatifs et les moyens propres à les préserver des accidents ; avec planches gravées en taille-douce; par l'abbé DESMONCEAUX. — Paris, Lottin, 1786, 2 vol. in-8°.

Orné d'un beau portrait de l'auteur. Ce bel exemplaire, aux armes de France, a été donné, par l'auteur, au roi. Protégé par Mesdames, tantes du roi, Desmonceaux était pensionné du roi, mais il faut croire qu'il n'en était pas beaucoup plus riche, car sur le second volume de cet exemplaire, il avait écrit de sa main, en forme de placet au roi, les lignes suivantes. « L'auteur ose supplier Sa Majesté, de vouloir bien luy doubler, sans retenue, la pension qu'il luy a plû de luy accorder sur les économats. La première grâce, luy a procuré la vie et l'habit; la seconde, le mettra a porté de faire un peu de bien sans être a charge a l'État. »

9.   Le Même ouvrage. — Paris, 1786, 2 vol. in-8°.

10.   Considérations nouvelles sur l'ophthalmologie, ou sur le traitement des maladies des yeux; par le docteur E. DELMAS-DEBIA. — Paris, Just Rouvier, 1837, 1 vol. in-8°.

11.   Considérations pratiques sur les épanchements sanguins dans l'œil et ses annexes; par le docteur CARRON DU VILLARS. — Paris, Malteste, 1838, 1 vol. in-8°.

12.   Hygiène des yeux, ou traité des moyens d'entretenir la vue, de fortifier la vue faible, et de conserver la santé en général; précédé d'un abrégé de l'exposé de la méthode résolutive, publié en 1838, pour la guérison des maladies des yeux, même de celles qui sont réputées incurables, sans opération et sans l'emploi des instrumens tranchants; par J.-A. GOULLIN. Deuxième édition. — Paris, 1843, 1 vol. in-8°.

B.

MALADIES DES OREILLES.

13.   *Otoiatreia, sive aurium medicina,* Auctor. Jos.-Christoph. TSCHUDIUS, Glaronâ-Helvetius. — Basilæ, F. Ludii, 1715, 1 vol. in-4°.

(M^eté)

§ 10.

Maladies de la Peau.

1.   Traité des maladies de la peau en général; avec un court appendice sur l'efficacité des topiques dans les maladies internes, et leur manière d'agir sur le corps humain. Traduit de l'anglais du docteur TURNER, par M***. — Paris, Barois, 1743, 2 vol. in-12.

2.   Tractatus de morbis cutaneis (LORRY). — Parisiis, Cavelier, 1777, 1 vol. in-4°.

Ce traité justement estimé, est l'un des meilleurs ouvrages de Lorry. Il a été traduit en allemand par Held. — Leipzig, 1779, en 2 vol. in-8°.

3.   Josephi-Jacobi PLENCK, chirurgiæ doctoris, nec non-chirurgiæ, anatomes atque artis Obstetriciæ professoris, regii, publici ac ordinarii in regia universitate Budensi. Doctrina de morbis cutaneis qua ht morbi in suas classes, genera et species rediguntur. Editio secunda, aucta. — Viennæ, Græffer, 1783, 1 vol. in-8°.

4.   Description des maladies de la peau, observées à l'hôpital Saint-Louis, et exposition des meilleures méthodes suivies pour leur traitement; par J.-L. ALIBERT, médecin de cet hôpital, etc. — Paris, Barrois, 1806, 1 vol. in-f°.

Avec planches coloriées.

5.   Monographie des dermatoses, ou précis théorique et pratique des maladies de la peau; par le baron ALIBERT. — Janet, 1832, 2 vol. in-8°.

6.   Des végétaux qui croissent sur l'homme et sur les animaux vivants; par Ch. ROBIN. — Paris, Baillière, 1847, 1 vol. in-8°.

A.

DARTRES.

7.   Traité des dartres; par POUPART, docteur médecin de l'Université de Montpellier, etc. — Paris, Méquignon, 1772, 1 vol. in-12.

8.   Traité des dartres, augmenté de nouvelles observations sur ces maladies et sur les différents remèdes les plus efficaces pour les combattre; par POUPART, docteur médecin. — Paris, Méquignon, 1784, 1 vol. in-12.

9.   Rapport des commissaires de la Société royale de médecine, sur le mal rouge de Cayenne, ou Eléphantiasis. Imprimé par ordre du roi. — Paris, imprimerie Royale, 1785, 1 vol. in-8°.

10.   Traité de la Spédalskhed, ou Eléphantiasis des Grecs; par D.-C. DANIELSSEN, et W. BOECK. Traduit du Norvégien; par L.-A. COSSON (de Nogaret). — Paris, Baillière, 1848, 1 vol. in-8°.

B.

GALE.

11.   Recherches sur l'acarus, ou sarcopte de la gale de l'homme; par Albin GRAS. — Paris, Béchet, 1834, 1 vol. in-8°.

12.   Considérations générales sur la gale, et l'insecte qui la produit; par C. AUBÉ (thèse). — Paris, Didot, 1834, 1 vol. in-4°.

13.   De la gale de l'homme et des animaux, produite par les acares, et de la transmission de cette maladie à l'homme par diverses espèces d'animaux vertébrés; par N. GOT (thèse). — Paris, Rignoux, 1844, 1 vol. in-4°.

C.

SCARLATINE.

14.   Considérations sur la scarlatine, suivies d'observations sur les maladies du fœtus et sur une oblitération complète du vagin; par J.-B. VOISIN (thèse). — Paris, Didot, 1806, 1 vol. in-4°.

D.

ROUGEOLE.

15.   Recherches sur la rougeole, sur le passage des aliments et des médicaments dans le torrent de la circulation; sur le choix des remèdes mercuriaux dans les maladies vénériennes; par J.-J.-G. DUBOSCQ DE LA ROBERDIÈRE, docteur médecin de la Faculté de Caen, etc. — Paris, Desventes de la Doué, 1776, 1 vol. in-12.

E.

VARIOLE.

16. Disputationes de variolis et morbillis ; publici exercitii gratia in Argentoratensium universitate propositæ, à Melchiore SEBIZIO, m. d. respondente Bartholomœo NAGELIO, Winterhuso-Franco.— Argentorati, Mulbii, 1692, 1 vol. in-4°.

17. Histoire de la petite vérole, avec les moyens d'en préserver les enfants et d'en arrêter la contagion en France. Suivie d'une traduction française du traité de la petite vérole de Rhasès, sur la dernière édition de Londres, arabe et latine ; par J.-J. PAULET, docteur médecin de la Faculté de Montpellier.—Paris, Ganeau, 1768, 2 vol. in-4°.

Aux armes du Roi.

18. Dissertatio medica de variolis, et earum insitione, quam deo duce, et auspice Dei parâ, in augustissimo Ludoviceo medico pro primâ apollinari laureâ consequendâ tueri conabitur, auctor, Antonius VINCENS mezensis, apud occitanos, liberalium artium magister, et Jamdudùm medicinæ alumnus, die 11° mensis augusti, anni 1774. — Præside R.-D. Francisco Broussonet, etc. Pro Baccalaureatus gradu consequendo. — Monspelii, Rochard, 1774, 1 vol. in-4°.

19. Traité de la petite vérole, tiré des commentaires de G. VAN-SWIETEN sur les aphorismes de Boerhaave ; avec la méthode curative de DEHAEN, premier professeur de médecine pratique à Vienne en Autriche ; par DUHAUME. — Paris, d'Houry, 1776, 1 vol. in-12.

Aux armes du Roi.

20. Le seul préservatif de la petite vérole, ou nouveaux faits et observations qui confirment qu'un particulier, un village, une ville, une province, un royaume, peuvent également se préserver de cette maladie en Europe. Troisième mémoire pour servir de suite à l'histoire de la petite vérole, dans lequel on répond à toutes les objections faites à ce sujet ; par PAULET, docteur médecin.— Paris, Ruault, 1776, 1 vol. in-12.

F.

INOCULATION ET VACCINE.

21. Réflexions sur les préjugés qui s'opposent aux progrès et à la perfection de l'inoculation ; par GATTI, médecin consultant du Roi, professeur en médecine dans l'Université de Pise. — Paris, Musier, 1764, 1 vol. in-12.

22. Même ouvrage, 1 vol. in-12.

23. L'inoculation de la petite vérole renvoyée à Londres ; par LEHOC, docteur médecin, etc.— Lahaye, 1764, 1 vol. in-12.

24. Premier et second rapports en faveur de l'inoculation, lus dans l'assemblée de la Faculté de médecine de Paris, en l'année 1764, et imprimés par son ordre ; par A. PETIT, docteur régent de la Faculté de médecine de Paris, membre des Académies Royales des Sciences de Paris, Stockholm, etc. — Paris, Dessain, 1766, 1 vol. in-8°.

25. Observations sur la meilleure manière d'inoculer la petite vérole ; par J.-J. GARDANNE, docteur régent de la Faculté de Paris, etc. — Paris, d'Houry, 1767, 1 vol in-12;

26. Nouvelles réflexions sur la pratique de l'inoculation ; par GATTI, médecin consultant du Roi, etc. — Paris, Musier, 1767, 1 vol. in-12.

27. Même ouvrage, 1 vol. in-12.

28. Réfutation de la réfutation de l'inoculation, publiée en 1759, par A. DEHAEN, conseiller aulique de L. M. I., etc. ; par HERTZOG, candidat en médecine. — Strasbourg, Christmann, 1768, 1 vol. in-12.

29. Précis historique de la nouvelle méthode d'inoculer la petite vérole, avec une exposition abrégée de cette méthode. Ouvrage destiné à montrer comment elle s'est établie en Angleterre, les grands succès dont elle y a été suivie, et qu'elle est due incontestablement à M. Sutton ; par POWER, docteur médecin, et instruit par l'auteur même de sa méthode. — Paris, Lebreton, 1769, 1 vol. in-8°.

30. Même ouvrage. 1 vol. in-12.

31. L'inoculation justifiée, ou dissertation pratique et apologétique sur cette méthode. Avec un essai sur la mue de la voie ; par TISSOT, docteur médecin.— Paris, Didot, 1773, 1 vol. in-12.

32. Rapport du comité central de vaccine sur les vaccinations pratiquées en France pendant l'année 1812. — Paris, imprimerie Royale, 1814, 1 vol. in-8°.

33. Encore un moyen de propager la vaccine (H. BONAFOUS).— Paris, Huzard, 1829, 1 vol. in-8°.

34. Traité de la vaccine et des éruptions varioleuses et varioliformes ; ouvrage rédigé sur la demande du Gouvernement ; par BOUSQUET. — Paris, Baillière, 1833, 1 vol. in-8°.

35. Rapport présenté à M. le ministre de l'Agriculture et du Commerce, par l'Académie nationale de médecine, sur les vaccinations pratiquées en France pendant l'année 1850. — Paris, imprimerie Impériale, 1852, 1 vol. in-8°.

36. Manuel du vaccinateur des villes et des campagnes ; par ADDE-MARGRAS, de Nancy. — Paris, Labé, 1855, 1 vol. in-12.

(Mᵉ17)   § 11.

Transformations organiques et produits morbides accidentels.

A.

HYDROPISIES.

1. Essai sur l'hydropisie et ses différentes espèces ; par MONRO, le fils, docteur médecin ; traduit de l'anglais sur la 2ᵉ édition et augmenté de notes et d'observations, par SAVARY, d. m. P., médecin du Roi et de la marine à Brest. — Paris, Ganeau, 1760, 1 vol. in-12.

2. Observations sur l'anasarque, les hydropisies de poitrine, du péricarde, etc., avec des réflexions sur ces maladies ; par BOUILLET

père et fils, docteurs en l'Université de médecine de Montpellier, etc. — Béziers, Barbut, 1765, 1 vol. in-12.

B.

GANGRÈNES.

3. Traité de la gangrène ; par QUESNAY, médecin consultant du Roi. — Paris, d'Houry, 1749, 1 vol. in-12.

Aux armes du Dauphin.

4. Le même ouvrage. — Paris, d'Houry, 1771, 1 vol. in-12.

5. An putredo nosocomialis cum gangrena confundi potest ? An eadem utrinque causa, signum, prophylaxis et medela ? (thesis) A.-C. BAUDELOCQUE. — Parisiis, Migneret, 1824, 1 vol. in-4°.

C.

MALADIES CANCÉREUSES.

6. Traité sur le vice cancéreux. où l'on développe les causes qui concourent à déterminer sa nature, ses effets dans les différents degrés, et la manière de le prévenir et de le combattre ; avec un traitement particulier sur les tumeurs squirrheuses et chancreuses de tous les viscères internes, mais surtout des tubercules du poumon ; par DUPRÉ DE LISLE, docteur médecin de Mgr le comte de Provence. — Paris, Couturier, 1774, 2 tomes en 1 vol. in-12.

(M°¹⁸) § 12.

Maladies incurables.

1. Brunonis SEIDELII liber, morborum incurabilium causas, mira brevitate, summa lectionis Jucunditate erudite explicans, medicis atque theologis apprimè necessarius atque utilis, ad V.-D. GUIDONEM-PATINUM, doct. medic. Parisiensem, et professorem regium. Cum præfatione ad J. POSTHIUM et J. OBSOPOEUM, medic. Doctores eximios. Accessit FABRICII DE PADUANIS Tractatus, de morbis, in quibus præsentaneis uti convenit remediis. — Lugduni-Batavorum, Hackius, 1662, 1 vol. in-12.

(M°¹⁹) § 13.

Maladies qu'il est dangereux de guérir.

1. Traité des maladies qu'il est dangereux de guérir. Ouvrage utile et nécessaire aux médecins et aux personnes sujettes à des incommodités habituelles; avec dix observations nouvelles et intéressantes ; par RAYMOND. — Avignon, Merande, 1757, 2 vol. in-12.

(M°²⁰) § 14.

Maladies virulentes ou contagieuses.

A.

MALADIES VÉNÉRIENNES.

1. Traité pratique de la vérole ; par Pierre GARNIER. — Lyon, Guillimin, 1730, 1 vol. in-12.

2. Dissertation médicinale sur les maladies vénériennes ; par DEIDIER, ancien professeur de la Faculté de Montpellier, chevalier de l'ordre de Saint-Michel, etc. 6° édition, revue, corrigée et augmentée de plusieurs observations et consultations sur ces maladies, et de quelques questions sur la chirurgie pratique et sur les tumeurs humorales, pour faciliter l'intelligence de cette matière aux étudiants. — Paris, d'Houry, 1735, 1 vol. in-12.

On trouve sur le verso de la 1ʳᵉ page : Lieutaud, prof. Reg. ex dono autoris.

3. De morbis venereis, libri novem ; in quibus disseritur tum de origine, propagatione et contagione horumce affectnum in genere : tùm de singulorum naturà, ætiologià, et therapeià, cum brevi analysi et epicrisi operum plerorumque, quæ de eodem argumento scripta sunt. Auctore Johanne ASTRUC, regi a consiliis medicis, Archiatro Augusti II, gloriosæ memoriæ, poloniarum regis, S.-R.-I. Electoris, et Ducis saxoniæ ; medico ordinario seren. Principis, Ducis Aurelianensis ; et in regio Franciæ collegio professore medico. Editio altera. — Lutetiæ-Parisiorum, Cavelier, 1740, 2 vol. in-4°.

4. Dissertation pratique en forme de lettres, sur les maux vénériens ; par GUISARD, docteur médecin de Montpellier. 2° édition. — Paris, Debure, 1743. 1 vol. in-12.

5. Traité complet de la gonorrhée virulente des hommes et des femmes, où l'on fait voir la différente manière de la traiter, l'insuffisance de la plupart des méthodes, les dangers qu'il y a de négliger cette maladie ; et les moyens de distinguer, dans les femmes, les gonorrhées d'avec les fleurs blanches. Suivi d'un mémoire sur la construction et les avantages d'un nouvel instrument pour tirer l'urine de la vessie ; par DARAN, écuyer, conseiller, chirurgien ordinaire du Roi, servant par quartier. — Paris, Delaguette, 1756, 1 vol. in-12.

Avec planches.

6. Traité des maladies vénériennes; par FABRE, maître en chirurgie, etc. Nouvelle édition. — Paris, Regnard, 1765, 2 vol. in-12.

Aux armes du Dauphin.

7. Traité des maladies vénériennes, où, après avoir expliqué l'origine, la propagation et la communication de ces maladies en général, on décrit la nature, les causes, et la curation de chacune en particulier. Traduit du latin d'ASTRUC, médecin consultant du Roi, etc.; par BOUDON et JAULT. 4° édition. — Paris, Cavelier, 1773, 4 vol. in-12.

8. Le médecin de soi-même, ou méthode simple et aisée pour guérir les maladies vénériennes, avec la recette d'un chocolat aphrodisiaque, aussi utile qu'agréable. Nouvelle édition augmentée des analyses raisonnées et instructives de tous les ouvrages qui ont paru sur le mal vénérien depuis 1740 jusqu'à présent, pour servir de suite à la Bibliographie de M. Astruc; et de la traduction française de la dissertation de M. Boehm; par LEFEBURE DE SAINT-ILDEPHONT, écuyer, docteur médecin de la ville de Versailles, professeur de maladies vénériennes et en l'art des accouchements, etc. — Paris, Lambert, 1775, 2 vol. in-8°.

Aux armes du Roi.

9. Observations sur les maladies vénériennes ; par feu Antoine-Nnnès-Ribeiro SANCHÈS, publiées par ANDRY. — Paris, Barrois, 1785, 1 vol. in-12.

Avec un portrait de Sanchès.

10. Cours de maladies syphilitiques, fait aux écoles de médecine de Paris, en 1809 et années suivantes, ou histoire des affections tant aiguës que chroniques, dérivées d'une infection vénérienne, avec leurs symptômes et leur traitement ; par PETIT-RADEL, ancien chirurgien-major, etc. — Paris, Chanson, 1812, 2 vol. in-8°.

11. Syphiliographie, ou manuel élémentaire historique, descriptif et pratique de la maladie vénérienne ; par F.-E. PLISSON. — Paris, Maurice, 1825, 1 vol. in-12.

12. Traité de la maladie vénérienne ; par J. HUNTER ; traduit de l'anglais par le docteur G. RICHELOT, avec des notes et des additions, par le docteur Ph. RICORD. 3ᵉ édition. — Paris, Baillière, 1859, 1 vol. in-8°.

13. Syphilis, poème en deux chants; par BARTHÉLEMY, avec des notes par GIRAUDEAU SAINT-GERVAIS. — Paris, Bechet, jeune, 1 vol. in-8°.

14. Examen des doctrines médicales et de la thérapeutique des maladies syphilitiques, suivi d'observations de guérisons; par le directeur GIRAUDEAU (DE SAINT-GERVAIS). — Paris, 1 vol. in-18.

CHAPITRE QUATRIÈME

INTOXICATION ET EMPOISONNEMENT

1. Johannis LINDER, m. d. Wermlandiâ sueci, de venenis in genere, et in specie exercitatio, videlicet eorum natura, et in corpus agendi modo ; atque eadem, pro morbi acuti vel chronici ex iisdem oboriëntis indole, curandi ; et in Esculentis, potulentisque indagandi ratione, juxta veterum quorumdam et recentiorum dogmata, ad solidorum et fluidorum corporis organici leges mechanices, deducta et explicata. — Lugduni-Batavorum, Dyckhuisen, 1708, 1 vol. in-12.

2. Mémoire sur les funestes effets du charbon allumé, avec le détail des cures et des observations faites à Nancy, sur le même sujet ; par HARMANT, conseiller, médecin ordinaire de feue S. M. le Roi de Pologne. — Nancy, Baltazard, 1775, 1 vol. in-8.

3. Traité des mauvais effets de la fumée de la litharge; par Samuel STOCKHUSEN, médecin des ducs de Brunswick et de Lunébourg et de la ville impériale de Goflar; traduit du latin et commenté par J.-J. GARDANE, docteur régent de la Faculté de médecine de Paris, etc. Pour servir à l'histoire des maladies des artisans. — Paris, Ruault, 1776, 1 vol. in-12.

4. Contre-poisons de l'arsenic, du sublimé corrosif, du vert-de-gris et du plomb. Suivis de trois dissertations intitulées : la première, recherches médico-chimiques sur différents moyens de dissoudre le mercure, etc. La deuxième, Exposition de différents moyens d'unir le mercure au fer, etc. La troisième, Nouvelles observations sur l'éther, etc.; par Pierre TOUSSAINT-NAVIER, docteur médecin, conseiller-médecin du Roi pour les maladies épidémiques dans la province et généralité de Champagne, etc. — Paris, Méquignon 1777, 2 vol. in-12.

Aux armes du Roi.

5. Expériences propres à faire connaître que l'alkali-volatil-fluor est le remède le plus efficace dans les asphyxies ; avec des remarques sur les effets avantageux qu'il produit dans la *morsure de la vipère*, dans la *rage*, la *brûlure*, l'*apoplexie*, etc.; par SAGE. 3° édition. — Paris, imprimerie de Monsieur, 1778, 1 vol. in-8.

Aux armes de Monsieur.

6. Instruction sur les traitements des asphyxiés par le méphitisme, des noyés, des personnes qui ont été morduespar des animaux enragés, des enfants qui paraissent morts en naissant, des personnes qui ont été empoisonnées, etc.; par A. PORTAL.— Paris, an II de la République, 1 vol. in-12.

7. Question agitée le 26 de mars de l'année 1699, aux écoles de médecine de Paris, sous la présidence de M. FAGON, conseiller du roy, premier médecin de Sa Majesté; sçavoir si le fréquent usage du tabac abrége la vie? par BOUDIN. — 1 vol. in-12.

8. De l'action du tabac sur la santé et de son influence sur le moral et l'intelligence de l'homme ; par le docteur B. BOUSSIRON. 4° édition. — Paris, Dusillion, 1845, 1 vol. in-8°.

CHAPITRE CINQUIÈME

MALADIES SPÉCIALES

(M°22)

SECTION I.

MALADIES DES ENFANTS.

1. Traité des maladies des enfants; ouvrage qui est le fruit d'une longue observation, et appuyé sur les faits les plus authentiques. Traduit du suédois, de feu Nils Rosen DE ROSENSTEIN, chevalier de l'Étoile polaire, président de l'Académie royale des Sciences de Stockholm, médecin de la famille royale; par LEFEBURE DE VILLE-BRUNE, docteur médecin. — Paris, Cavelier, 1778, 1 vol. in-8°.

On trouve dans cet ouvrage le premier traité complet paru sur le *croup*.

2. Traité des maladies des enfants, jusqu'à la puberté; par J. CAPURON. — Paris, 1813, 1 vol. in-8°.

(M°23)

SECTION II.

MALADIES DES FEMMES.

1. Gynæciorum, sive de mulierum affectibus commentarii, græcorum, latinorum, barbarorum, Jam olim et nunc recens editorum. — Basileæ, Guarinus, 1576, 4 tomes en 2 vol. in-4°.

Le tome 1er de cette collection, contient les ouvrages suivants:

1° Felicis PLATERI, de mulierum partibus generationi dicatis tabulæ iconibus illustratæ, structurum, usumque explicantes.

2° MOSCHIONIS, medici græci recentioris, de passionibus mulierum liber græcus, CONRADI GESNERI, opera emendatus, et per Gasparum UVOLPHIUM, Tigurinum in lucem editus.

3° CLEOPATRÆ, MOSCHIONIS, PRISCIANI, et incerti cujusdam muliebrium libri, superfluis ac repetitis omnibus recisis, in unàm harmoniam redacti, per Gasparum UVOLPHIUM, medicum Tigurinum.

4° TROTULÆ, sive potius Erotis medici liberti Juliæ, muliebrium liber; qui etiam adornatum pertinentia quœdam, et alia varia continet.

5° Nicolaï ROCHEI, Galli, de morbis mulierum curandis, liber, partim ex veterum græcorum, latinorum et arabum monumentis, partim experientiâ propriâ confectus; longè nunc quàm antea locis innumeris emendatior.

6° Ludovici BONACIOLI, Ferrariensis, enneas muliebris; qua multa variaque de conceptione, uteri gestatione, abortu, partu, obstetricatu, puerperio, nutricum, et infantium cura, aliàque hujusmodi copiosè et eruditè disseruntur.

7° Jacobi SYLVII, Galli, de mensibus muliebribus liber, in quo etiam obiter diversi fœminei affectus explicantur et curantur : quibus adjicitur de generatione hominis, sive de fœcunditatis, et sterilitatis causis libellus.

8° Joannis RUFFI, chirurgi Tigurini, de conceptu et generatione hominis, et iis quæ circa hæc potissimùm considerantur, libri VI.

Tome 2:

1° Hieron. MERCURIALIS, de morbis muliebribus, lib. IV. Gaspari BAUHINI, medici opera nunc primùm editi.

2° Joh.-Baptistæ MONTANI, de affectibus uterinis libellus; cum ejusdem consiliis mulieb.

3° Victoris TRINCAVELLII, consilia muliebriatria.

4° Alb. BOTTONIS, de morbis muliebribus liber novus, ab infinitis mendis repurgatus.

5° Joh. LEBON, therapia puerperarum.

6° AMBROS. PARAEI, de hominis generatione, Jacobi GUEL-LEMEAU, chirurgi Parisiensis opera latinitate donatus, liber.

7° ALBUCASIS Arabis quæ de morbis muliebribus scripsit capita, cum instrumentis chirurgicis ad id necessariis.

8° Franc. ROUSSETI, de partu Cœsareo, liber nunc primum Gaspari BAUHINI, medici Basil. operâ è Gallico conversus.

9° LITHOPAEDII senonensis (ut D. Joh. ALBOSIUS descripsit), Icon, cujus historia, tom III habetur.

Tome 3:

1° HIPPOCRATIS coi, medicorum principis, liber prior de morbis mulierum, à Mauricio CORDÆO Rhemo commentariis doctiss. explicatur.

Tome 4:

1° De morbis mulierum communibus, virginum, viduarum, sterilium, prægnantium, puerperarum, et nutricum. Autore Lud. MERCATO, medico et professore academiæ Soletanæ.

2. Raymundi-Jo. Fortis, consilia de febribus, et morbis mulierum. facile cognoscendis, atque curandis. — Patavii, Cadorinis, 1701, 1 vol. in-f°.

3. Mémoire sur la maladie qui a attaqué, en différents temps, les femmes en couche, à l'Hôtel-Dieu de Paris. — Paris, imprimerie Royale, 1733, 1 vol. in-4°.

4. Traité des maladies des femmes, où l'on a tâché de joindre à une théorie solide la pratique la plus sûre et la mieux éprouvée. Avec un catalogue chronologique des médecins qui ont écrit sur ces maladies; par J. Astruc, professeur royal de médecine et médecin consultant du Roi. — Paris, Cavelier, 1761, 6 vol. in-12.

Avec un beau portrait d'Astruc.

5. Dissertation académique sur la fièvre miliaire des femmes en couche, couronnée par le premier accessit au jugement de la Faculté de médecine, en l'Université de Paris; par Dupré de Lisle, ancien médecin de Monsieur, frère du Roi, médecin des Dames religieuses et des révérends pères Récollets de Versailles, médecin du département de la marine, et médecin de la prévôté de l'hôtel du roi. — Paris, Couturier, 1779, 1 vol. in-12.

6. Recherches sur la nature et le traitement de la fièvre puerpérale, ou inflammation d'entrailles des femmes en couche; par Delaroche, médecin consultant de Mgr le duc d'Orléans, etc. — Paris, Didot, 1783, 1 vol. in-12.

7. Traité des maladies des femmes, depuis la puberté jusqu'à l'âge critique exclusivement; par J. Capuron. — Paris, Crapelet, 1812, 1 vol. in-8°.

8. Commentaries on some of the most important diseases of children, by John Clarke, m. d. — London, Longman, 1815, 1 vol. in-8°.

Avec des notes écrites de la main de madame Boivin.

9. Observations on those diseases of females, wich are attended by discharges. Illustrated by copper-plates of the diseases, etc; by Charles-Mansfield Clarke. 2e édition. — London, Longman, 1821, 2 vol. in-8°.

On trouve dans cet ouvrage un grand nombre de notes écrites de la main de madame Boivin, la célèbre accoucheuse.

10. Dissertation sur la métrite aiguë; par A.-A. Noble (thèse). — Paris, Didot, 1835, 1 vol. in-4°.

11. De la fièvre puerpérale; par Ed. William Murphy, traduit de l'anglais par le docteur Gentil. — Paris, Germer-Baillière, 1858, 1 vol. in-8°.

(M°24) SECTION III.

MALADIES DES ARTISANS.

(M°25) SECTION IV.

MALADIES DES GENS DE GUERRE.

1. Lettres sur les principales maladies qui ont régné dans les hôpitaux de l'armée du roi, en Italie, pendant les années 1734, 1735 et 1736; par Dezon, docteur médecin, médecin ordinaire des hôpitaux et armées du roi en Italie. — Paris, Alix, 1741, 1 vol. in-12.

2. La médecine militaire, ou l'art de conserver la santé des soldats dans les camps; par L.-A. Portius, médecin. Ouvrage très utile, non-seulement aux militaires, mais encore à toutes sortes de personnes. Traduit par Eidous; avec figures. — Paris, Briasson, 1744, 1 vol. in-12.

3. La médecine d'armée, contenant les moyens aisés de préserver de maladies, sur terre et sur mer, dans toutes sortes de pays, et d'en guérir, sans beaucoup de remèdes ni de dépenses, les gens de guerre, et autres de quelque condition qu'ils soient; par de Meyserey, médecin ordinaire du Roi, ancien médecin des armées, etc. — Paris, Cavelier, 1754, 3 vol. in-12.

4. Observations sur les maladies des armées, dans les camps et dans les garnisons, avec un traité sur les substances septiques et antiseptiques, lu à la Société royale; par Pringle, docteur médecin, membre de la Société royale, etc. Ouvrage traduit de l'anglais sur la 2e édition; par Larcher. — Paris, Ganeau, 1755, 2 vol. in-12.

5. Description abrégée des maladies qui règnent le plus communément dans les armées, avec la méthode de les traiter; par Van-Swieten, premier médecin de S. M. I. la Reine de Hongrie. — Paris, Vincent, 1760, 1 vol. in-12.

6. Médecine militaire, ou traité des maladies, tant internes qu'externes, auxquelles les militaires sont exposés dans leurs différentes position de paix et de guerre. Par ordre du Gouvernement. — Paris, Cailleau, 1778, 6 vol. in-8°.

7. Essai sur l'ecthyma dans l'armée, et spécialement dans la cavalerie. Observations recueillies à l'hôpital militaire de Versailles dans le service de M. Godard, médecin en chef; par Dauvé. — Paris, Rozier, 1861, 1 vol. in-8°.

(M°26) SECTION V.

MALADIES DES GENS DE MER.

Traité sur les maladies des gens de mer. Seconde édition; par Poissonnier-Desperrières, écuyer, chevalier de Saint-Michel, ancien médecin ordinaire du Roi, médecin de la Grande Chancellerie, etc. — Paris, imprimerie Royale, 1780, 1 vol. in-8°.

Aux armes du Roi.

(M°27) SECTION VI.

MALADIES DES GENS DE LETTRES ET DES SAVANTS.

(M°28) SECTION VII.

MALADIES DES GENS DE COUR.

Des maladies des gens de cour et du beau monde français; traduit de l'allemand de Langhans, médecin de Berne. — Yverdon, 1771, 1 vol. in-8°.

(M*²⁹)   SECTION VII.

MALADIES DES PAUVRES.

1. La médecine des pauvres, où sont contenus les remèdes à toutes maladies, âges et tempéraments de chaque personne, lesquels se peuvent préparer à peu de frais par toutes personnes, en tous ieux et en toutes saisons. OEuvre très utile et profitable aux communautés et familles tant des villes que des villages, et à ceux qui voyagent et suivent les armées; et nécessaire à tous ceux qui désirent se perfectionner dans la médecine et la chirurgie; par Jean PREVOST, premier professeur en médecine en l'Université de Padoue. — Paris, Clousier, 1646, 1 vol. in-8°.

2. La médecine, la chirurgie et la pharmacie des pauvres ; par Philippe HECQUET, docteur-régent de la Faculté de Paris ; avec la vie de l'auteur, contenant un catalogue raisonné de ses ouvrages. — Paris, Alix, 1740, 3 vol. in-12.

Avec un portrait de Hecquet.

3. Manuel de médecine et de chirurgie, à l'usage du peuple ; par le docteur J.-L. MICHU. — Paris, Delaunay, 1830, 1 vol. in-12.

LIVRE TROISIÈME

PATHOLOGIE CHIRURGICALE

CHAPITRE PREMIER

PRÉLIMINAIRES ET GÉNÉRALITÉS

(M^{f1})

SECTION I.

HISTOIRE DE LA CHIRURGIE.

1. Mémoires pour servir à l'histoire de la chirurgie du XVIIIe siècle, et de supplément aux institutions chirurgicales de HEISTER, avec un discours préliminaire, contenant un tableau des principales découvertes dont la chirurgie s'est enrichie, depuis l'établissement de l'Académie jusqu'à l'année 1770 inclusivement ; par PAUL, docteur médecin, etc. — Avignon, Niel, 1773, 2 parties en 1 vol. in-4°.

(M^{f2})

SECTION II.

DICTIONNAIRES DE CHIRURGIE.

2. Johannis DOLŒI, med. doctoris, potentissimi hassiæ principis consiliarii ac archiatri ; S. R. I. curiosorum Collegæ, Encyclopædia chirurgica rationalis, in qua omnes affectus externi corpus humanum unquam invasisse observati, tàm veterum, quàm recentiorum, in specie verò Galenicorum, Paracelsi, Helmontii, Willisii, Sylvii, et Cartesianorum ex fundamentis, quo ad causas et curandi methodum solidè pertractantur, addito non modò de causis et curatione, sed nominibus etiam morborum, sede affectâ, accuratà diagnosi et prognosi, nec non diætà servandà, authoris libero ubivis judicio, unà cum selectis et experientia multiplici confirmatis ad eosdem abigendos remediis ; qua occasione etiam plures difficultates anatomicæ, chymicæ, et chirurgicæ resolvuntur, res medico-chirurgica illustratur, et omnia secundùm rectam rationem, et sanioris experimentalisque philosophiæ principia dilucidè demonstrantur. — Venetiis, Hertz, 1690, 2 vol. in-4°.

2. Jo.-Jacobi MANGETI, medicinæ doctoris et serenissimi ac potentiss. Regis Prussiæ archiatri, bibliotheca chirurgica, sive rerum ad artem machaonicam quoquò modò spectantium thesaurus absolutissimus ; quo omnes prorsus humani corporis affectiones, chi-

rurgi manum, aut aliam aliquam ejusdem operam exposcentes, ordine alphabeticò explicantur ; et per curationes, operationes, consilia, observationes, ac cadaverum anatomicas inspectiones, è variis, iisque præstantissimis autoribus, veteribus ac recentioribus petitas, abundè ; imò et curiosi tractantur. Cum, figuris æneis necessariis. — Genevæ, Detournes, 1721, 4 tomes en 2 vol. in-f°.

(M^{f3})

SECTION III.

ŒUVRES CHIRURGICALES ET TRAITÉS GÉNÉRAUX.

1. Dix livres de la chirurgie, avec le magasin des instruments nécessaires à icelle ; par Ambroise PARÉ. — Paris, 1564, 1 vol. in-8°.

2. Opera Ambrosii PAREI regis primarii et Parisiensis chirurgi, à docto viro plerisque locis recognita : et latinitate donata, Jacobi GUILLEMEAU, regii et Parisiensis chirurgi labore et diligentia. — Parisiis, J. Dupuys, 1582, 1 vol. in-f°.

3. La pratique et chirurgie de Jean DE VIGO, docteur en médecine. Divisée en deux parties : où est traitée la cure des plaies, ulcères, apostèmes, et autres maladies desquelles le corps humain est souvent affligé. Traduit de latin en français, par Nicolas GODIN, docteur médecin. — Lyon, Rigaud, 1610, 1 vol. in-12.

4. Les institutions chirurgiques de maître Jean TAGAULT. — 1 vol. in-8°, 1616.

Le titre manque.

5. Epitome præceptorum medicinæ chirurgiæ. Cum ampla singulis morbis convenientium remediorum expositione. Authore P. PIGRÆO, regis chiriatro, et scholæ Parisiensis Decano. — Parisiis, Orry, 1612, 1 vol. in-8°.

6. Joannis RIOLANI, Ambiani, medici Parisiensis, chirurgia. Editio tertia, ab authore aucta et recognita. — Parisiis, Perier, 1618, 1 vol. in-8°.

7. La grande chirurgie de maître GUY DE CHAULIAC, médecin de l'Université de Montpellier. Traduite nouvellement en français, et enrichie de plusieurs remarques, tant de théorie que de pratique, en forme de commentaire ; par maître Simon MINGELOUSAULX, médecin-juré de la ville de Bordeaux. 1re édition. — Bordeaux, Millanges, 1671, 1 vol. in-8°.

8. OEuvres chirurgicales de Hierome FABRICE, d'Aquapendente, fameux médecin, chirurgien et professeur anatomique en la célèbre Université de Padoue : divisées en deux parties, dont la première contient le pentateuque chirurgical ; l'autre toutes les opérations manuelles qui se pratiquent sur le corps humain. Dernière édition, soigneusement revue et enrichie de plusieurs figures inventées par l'auteur. — Lyon, Huguetan, 1674, 1 vol. in-8°.

9. Nouvelle chirurgie médicale et raisonnée de Michel ETTMULLER, avec une dissertation sur l'infusion des liqueurs dans les vaisseaux, du même auteur. 2e édition. — Lyon, Amaulry, 1691, 1 vol. in-12.

Appartenait à la maison de la mission de Saint-Cyr.

10. Michaelis-Bernhardi VALENTINI, archiatri et prof. P. Giesseni, praxeos medicinæ infallibilis, pars altera chirurgica, consiliis et observationibus, medico-chirurgorum, nostro seculo felicissimorum. Brunneri, Muralti, Muysii, Rauli, Ruischii, Verduc, ac responsis Facult. med. illustrata. Cum nosocomii academici continuatione, appendice de suturis et fasciis, ac myrotheca castrensi. — Francofurti-ad-Mænum, Sande, 1715, 1 vol. in-4°.

Cette édition est accompagnée d'une gravure formant titre, représentant un chirurgien du temps de Louis XIV saignant une dame placée dans un fauteuil. Derrière est un médecin tenant un verre et une potion, et de l'autre côté un apothicaire, un genou en terre et tenant une seringue entre ses mains. De l'autre côté du frontispice, se trouvent des vers latins, avec ce titre : *Tituli explanatio sculpti.*

L'auteur de ces vers commence ainsi :

Quo medicos vexat Mollerus histrio Gallos
Opprobrium titulus totus et omnis habet, etc.

Cet ouvrage est accompagné de nombreuses planches chirurgicales.

11. Le maître en chirurgie, ou l'abrégé complet de la chirurgie de GUY DE CHAULIAC, expliqué par demandes et par réponses, en la manière qu'on interroge les aspirants à Saint-Côme ; par L. VERDUC, médecin chirurgien-juré à Paris. 4e édition. — Paris, d'Houry, 1716, 1 vol. in-12.

12. Joannis MUNNICKS, doctoris et professoris medici, cheirurgia ad praxin hodiernam adornata. In qua veterum pariter, ac Neotericorum dogmata dilucidè exponuntur. — Amstelodami, Malcomes, 1721, 1 vol. in-8°.

13. Conspectus chirurgiæ tam medicæ, methodo Stahliana conscriptæ ; quam instrumentalis recentissimorum auctorum ductu collectæ, quæ singula tabulis CIII exhibentur : adjecto indice sufficiente, auctore D. Joanne JUNCKERO, m. p. p. o. et practico orphanotrophei Halensis. Editio secunda. — Halæ, imp. Orphanotrophei, 1731, 1 vol. in-4°.

14. Traité complet de chirurgie, contenant des observations et des réflexions sur toutes les maladies chirurgicales, et sur la manière de les traiter ; par Guillaume-Mauquest DE LA MOTTE, chirurgien-juré à Valognes, etc. 2e édition. — Paris, Huart, 1732, 4 vol. in-12.

15. D. Laurentii BEISTERI, sereniss. Brunsvicens. et Luneburg. Ducis consiliarii aulici et archiatri, medicinæ, chirurgiæ ac botanices in regia atque Ducali academia Julia, quæ helmstadii est, prof. public. acad. scient. Cæsareæ regiæque Londinensis, atque Berolinensis collegæ, institutiones chirurgicæ, in quibus quiquid ad rem chirurgicam pertinet, optima et novissima ratione pertractatur, atque in tabulis multis æneis præstantissima ac maxime necessaria instrumenta itemque artificia, sive encheirises præcipuæ et vincturæ chirurgicæ repræsentatur. — Amstelœdami, Janssonio-Waesbergios, 1739, 2 vol. in-4°.

Dans ce livre sont réunies toutes les connaissances chirurgicales de cette époque. Il est orné d'un portrait de l'auteur et d'un grand nombre de planches, représentant les appareils, instruments, bandages, etc., dont on se servait alors.

16. Johannis DE GORTER, A. L. M. medicinæ doct. et prof. ord. ut et Reipublicæ Hardrovicenæ archiatri, chirurgia repurgata. — Lugduni-Batavorum, Vander, 1742, 1 vol. in-4°.

17. Chirurgie complète, suivant le système des modernes ; par François PLANQUE. — Paris, d'Houry, 1744, 2 vol. in-12.

18. Jo.-Zachariæ PLATNERI, d. et prof. med. Lips. Institutiones chirurgiæ rationalis tum medicæ tum manualis in usus discentium, adjectæ sunt icones nonnullorum ferramentorum aliarumque rerum quæ ad chirurgi officinam pertinent. — Lipsiæ, Fritsch, 1745, 1 vol. in-8°.

Avec six planches de chirurgie.

19. Cours de chirurgie, dicté aux écoles de médecine de Paris ; par Elie COL DE VILLARS, docteur médecin, etc. — Paris, Rollin, 1745, 6 vol. in-12.

20. Principes de chirurgie ; par George DELAFAYE. — Paris, d'Houry, 1746, 1 vol. in-12.

21. Le même ouvrage. Nouvelle édition. — Paris, Cavelier, 1757, 1 vol. in-12.

22. Précis de chirurgie pratique, contenant l'histoire des maladies chirurgicales, et la manière la plus en usage de les traiter ; avec des observations et remarques critiques sur différents points ; par PORTAL, d. m. prof. d'anat. de Mgr le Dauphin, etc., avec figures en taille-douce. — Paris, Vincent, 1768, 2 vol. in-8°.

23. Opuscules de chirurgie ; par MORAND, de l'Académie des Sciences et de plusieurs autres, etc. — Paris, Desprez, 1768-1772, 2 parties en un volume, in-4°.

Dans ces opuscules on trouve de très grands détails sur l'opération de la taille, par le F. JACQUES.

24. OEuvres posthumes de POUTEAU, docteur en médecine, chirurgien en chef de l'Hôtel-Dieu de Lyon. — Paris, Pierres, 1783, 3 vol. in-8°.

Avec un beau portrait de Pouteau. Cette édition a été donnée par le docteur Colombier, inspecteur-général des hôpitaux de France.

25. Cours de pathologie et de thérapeutique chirurgicales. Nouvelle édition ; par HÉVIN, professeur royal de chirurgie, conseiller, premier chirurgien de feu le Dauphin et de mesdames les Dauphines, premier chirurgien de Mme Sœur du Roi, ancien inspecteur des hôpitaux militaires, etc. — Paris, Mequignon, 1785, 2 vol. in-8°.

Aux armes du Roi. — Et avec un beau portrait de l'auteur.

PATHOLOGIE ET NOSOGRAPHIE CHIRURGICALES.

1. Pathologie chirurgicale. Plan et méthode qu'il convient de suivre dans l'enseignement de cette science ; par Jules CLOQUET, professeur de la Faculté de médecine, etc. — Paris, Béchet, 1831, 1 vol. in-4°.

Avec planches.

2. Nouveaux éléments de pathologie médico-chirurgicale, ou traité théorique et pratique de médecine et de chirurgie ; par L.-Ch. ROCHE, L.-J. SANSON et A. LENOIR. 4ᵉ édition. — Paris, Baillière, 1844, 5 vol. in-8°.

INSTRUMENTS ET APPAREILS.

1. L'arsenal de chirurgie de Jean SCULTET, médecin et chirurgien de la république d'Ulmes. Ouvrage posthume, également utile et nécessaire à ceux qui professent la médecine et la chirurgie. Renouvelé, corrigé et augmenté. Divisé en deux parties. La première fait voir en quarante-six tables en taille-douce les instruments, et rapporte la manière de s'en servir ; la seconde contient cent trois observations chirurgicales, avec trois tables, ou indices, savoir : des instruments, des observations, et des choses plus remarquables. Mis en français par messire François DE BOZE, docteur en médecine et chirurgien-juré à Lyon. Avec la description d'un monstre humain exposé à Lyon, le 5 mars 1671. — Lyon, Cellier, 1674, 1 vol. in-4°.

2. Nouveau traité des instruments de chirurgie les plus utiles, et de plusieurs nouvelles machines propres pour les maladies des os. Dans lequel on examine leurs parties, leurs usages, et on fait sentir la vraie manière de s'en servir. Ouvrage très nécessaire aux chirurgiens, et très utile pour les couteliers. 2ᵉ édition augmentée de figures en taille-douce avec leurs explications ; par René-Jacques-CROISSANT DE GARENGEOT, chirurgien-juré de Paris, etc. — Paris, Huart, 1727, 2 vol. in-12.

3. Précis descriptif sur les instruments de chirurgie anciens et modernes, contenant la description de chaque instrument, le nom de ceux qui y ont apporté des modifications, ceux préférés aujourd'hui par nos meilleurs praticiens, et l'indication des qualités que l'on doit rechercher dans chaque instrument ; par HENRY. — Paris, Eymery, 1825, 1 vol. in-8°.

4. Extrait du catalogue de la maison CHARRIÈRE. Instruments de chirurgie. — Paris, Charrière, 1842, 1 vol. in-8°.

5. Prothèse oculaire. — Yeux artificiels mobiles de BOISSONNEAU. — Paris, Germer-Baillière, 1849, 1 vol. in-8°.

CHAPITRE DEUXIÈME

MÉDECINE OPÉRATOIRE

4. Collection de thèses médico-chirurgicales, sur les points les plus importants de la chirurgie théorique et pratique ; recueillies et publiées par le baron DE HALLER, et rédigées en français par M***. — Paris, Vincent, 1757, 5 vol. in-12.

Le 1er volume de cette collection contient plusieurs parties; la première s'occupe des maladies de la tête ; la deuxième de celles du cou ; la troisième de celles de la poitrine ; la quatrième de celles de l'abdomen.

Le 2e volume, la continuation des maladies de l'abdomen.

Le 3e volume, les thèses relatives aux maladies de la vessie. De plus, celles relatives aux plaies.

Le 4e volume contient celles relatives aux maladies des extrémités, et celles sur les maladies des yeux et sur les opérations qu'elles exigent.

Le 5e volume contient la continuation des maladies des yeux, et particulièrement de la cataracte; et les thèses sur des maladies de différentes parties du corps, qui n'ont pu être rapportées dans les autres sections.

5. Opuscules de chirurgie sur l'utilité et l'abus de la compression, et les propriétés de l'eau froide et chaude dans la cure des maladies chirurgicales ; par LOMBARD, chirurgien-major en chef de l'hôpital royal et militaire de Strasbourg, etc. — Strasbourg, Treuttel, 1786, 1 vol. in-8°.

6. Choix d'observations de médecine et de chirurgie ; par Th. GARNIER-LÉTEURRIE. — Paris, Rignoux, 1837, 1 vol. in-4°.

(M rs) § 1er.

Des plaies.

1. Gabrielis FALLOPPII Mutinensis, medici nostra tempestate clarissimi, libelli duo, alter de ulceribus : alter de tumoribus præter naturam; nunc denuò ab erroribus vindicati, ac in studiosorum gratiam in lucem editi. Illustri ac generoso heroi D. Joanni-Jacobo Fuggero, Kirchbergæ, Vueissenhorni, etc. Domino, Cæsareæ majestatis consiliario, dicati. Secunda editio.—Venetiis, Bertelli, 1566, 1 vol. in-4°.

2. Gasparis TALIACOTII, Bononiensis, philosophi et medici præclarissimi, theoricam ordinariam , et anatomen in gymnasio Bononiensi publicè profitentis. De curtorum chirurgia per insitionem. Libri duo, in quibus ea omnia, quæ ad hujus chirurgiæ, narium scilicet, aurium, ac labiorum per insitionem restaurandorum cum theoricen, tum practicen pertinere videbantur , clarissima methodo cumulatissimè declarantur. Additis cutis traducis instrumentorum omnium, atque deligationum iconibus, et tabulis. Cum indice quadruplici expeditissimo, capitum singulorum, authorum, controversiarum, rerum denique et verborum memorabilium. — Venetiis, 1597, Meietti, 1 vol. in-f°.

Cet ouvrage de Taliacot fit beaucoup de bruit ; sa méthode de rhinoplastie avait déjà été tentée avant lui par quelques chirurgiens, mais aucun ne l'avait enseignée dans un ouvrage spécial.

3. Melchioris SEBIZII, d. m. Libri hoc volumine contenti :

1° prodromi examinis vulnerum, pars. I, II, III ; 2° examen vuln rum : partium similarium. Partium dissimilarium, pars. I, II, III, IV. — Argentorati, Welper, 1632-1637, 1 vol. in-4°.

4. Cæsaris MAGATI Scandianensis. In almo Ferrariensi gymnasio, med. doctoris et professoris celeberrimi, de rara medicatione vulnerum, seu de vulneribus rarò tractandis, libri duo in quibus nova traditur methodus qua felicissime ac citius quam alio quovis modo sanantur vulnera : quæcunque præterea ad veram et perfectam eorum curationem attinent diligenter excutiuntur. Hæc autem duplici quæstione ; 1° utrum melius sit vulnera quotidiè solvere ac procurare, an pluribus interjectis diebus ; 2° utrum turundarum, et penicillorum usus in curatione vulnerum sit necessarius. Accessit Joannis-Baptistæ MAGATI, tractatus, quo rara vulnerum curatio contra Sennertum defenditur. Cum præfatione Friderici-Christiani CNÉGUT, m. d. illust. ac celsiss. Hanoviæ comitis consiliarii, archiatri, aulæque medici, philos. nat. ac med. prof. utriusque urbis, etc. — Lipsiæ et Amstelodami, Schmidt, 1733, 2 vol. in-4°.

Magati combat surtout dans ce traité l'usage des pansements trop fréquents, et l'introduction des bourdonnets dans les plaies.

5. Le chirurgien d'hôpital, enseignant la manière douce et facile de guérir promptement toutes sortes de plaies, et le moyen assuré d'éviter l'exfoliation des os, avec une plaque nouvellement inventée pour le pansement des trépans ; par feu BELLOSTE, chirurgien de S. A. R. Mme Douairière de Savoie, etc. 3e édition, revue et augmentée de plusieurs observations nouvelles, d'une pharmacie chirurgicale, et d'une dissertation sur la rage. — Paris, d'Houry, 1734, 1 vol. in-12.

6. Le tome II est intitulé :

Suite du chirurgien d'hôpital, contenant différents traités du mercure, des maladies des yeux, des tumeurs enkystées, des boutons du visage, des plaies de poitrine, des plaies tortueuses, des injections, du mot d'escharre, de la chute de l'intestin dans le scrotum, du sarcocèle et miserere.—Paris, d'Houry, 1733, 1 vol. in-12.

7. Pratique de chirurgie, ou histoire des plaies en général et en particulier, contenant une méthode simple, courte et aisée, pour se conduire sûrement dans les cas les plus difficiles. 3e édition ; par GUISARD, d. m. de Montpellier, avec un recueil de thèses du même auteur. — Paris, Cavelier, 1747, 2 vol. in-12.

8. Traité des plaies d'armes à feu ; par DESPORT, maitre en chirurgie de Paris, etc. — Paris, d'Houry, 1749, 1 vol. in-12.

Aux armes du Roi.

9. Essai sur les plaies de poitrine ; par L. PÉNARD (thèse). — Paris, Didot, 1822, 1 vol. in-4°.

10. Essai sur les plaies des articulations ; par J. FOURNIER (thèse). — Paris, Didot, 1823, 1 vol. in-4°.

(M rs) § 2.

Des tumeurs.

1. Viri longè clarissimi Marci-Aurelii SEVERINI, philosophi et medici per totam Europam excellentissimi, Tractatus absolutissi-

mus de abscessibus. Tertia editio.—Francofurti, Beyerianorum, cura hæredum, 1668, 1 vol. in-4°.

Cet ouvrage a eu une grande réputation et contient des observations bonnes encore à consulter. Il est accompagné de planches.

2. Traité des tumeurs contre nature ; par DEIDIER, professeur de la Faculté de Montpellier, etc. 6ᵉ édition, où l'on trouve une dissertation préliminaire sur la chirurgie pratique, plusieurs consultations et observations sur différentes maladies, suivies d'un discours académique sur la contagion de la peste ; augmentée d'une dissertation sur l'origine du soufre commun, du sel ammoniac naturel, de l'alun de roche, et de la manne de Calabre.—Paris, d'Houry, 1738, 1 vol. in-12.

3. Observation de chirurgie au sujet d'une masse skirreuse qui occupait la principale partie de la fesse gauche, le sphincter de l'anus, le boyau rectum, et le périnée, compliquée de huit fistules, dont trois perçaient l'intestin, etc ; par MANNE, chirurgien de S. E. Mgr le vice-légat, chirurgien-major des hôpitaux d'Avignon, etc.—Avignon, Giroud, 1746, 1 vol. in-8°.

4. Tractatus de tumoribus humoralibus in Universitate medicinæ Monspeliensis explicandus ab auctore Francisco IMBERT, Regis consiliario ac medico, in almâ Monspeliensium medicorum academiâ professore regio, è societate regiâ scientiarum Monspeliensi.— Monspelii, Martel, 1753, 1 vol. in-8°.

5. Dissertation sur les tumeurs fongueuses de la dure-mère ; par L. THIBAULT (thèse). — Paris, Didot, 1816, 1 vol. in-4°.

6. Quelques considérations sur les tumeurs hémorroïdales ; par A.-F. PERNOT (thèse). — Montpellier, Martel, 1837, 1 vol. in-4°.

7. Étude sur le diagnostic des tumeurs intra-abdominales ; par L. PÉNARD (thèse). — Paris, Rignoux, 1848, 1 vol. in-4°.

(Mᶠ⁺⁰)   § 3.

Lésions de la tête.

1. Traité des lésions de la tête, par contre-coup, et des conséquences pratiques ; par DUPRÉ-DE-LISLE, docteur médecin. — Paris, Costard, 1770, 1 vol. in-12.

Appartenait aux Récollets de Versailles. Don de l'auteur.

2. Observations et réflexions médico-chirurgicales, sur les principaux effets des percussions de la tête ; par J.-J. LEMAIRE. — Paris, Fain, an XI, 1 vol. in-8°.

3. Traité des plaies de tête et de l'encéphalite, principalement de celle qui leur est consécutive ; ouvrage dans lequel sont discutées plusieurs questions relatives aux fonctions du système nerveux en général ; par J.-P. GAMA. — Paris, Sédillot, 1830, 1 vol. in-8°.

4. Observation apologétique de chirurgie, au sujet d'une maladie des os du crâne, avec carie, etc. ; par MANNE, chirurgien de S. E. Mgr le vice-légat, chirurgien-major des hôpitaux d'Avignon, etc.— Avignon, Giraud, 1747, 1 vol. in-8°.

Avec planche.

5. Remarques et observations sur les fractures du crâne, sur la

fracture indirecte du corps de la première vertèbre lombaire, et sur la flexion permanente, par refoulement de l'os radius chez l'adulte ; par F.-S.-J. PINGRENON. — Paris, Al. Aubry, 1860, 1 vol. in-8°.

(Mᶠ¹¹)   § 4.

Lésions de la poitrine.

(Mᶠ¹²)   § 5.

Lésions des organes de la circulation.

1. Dissertation chirurgicale sur les différentes espèces d'anévrismes que discutera publiquement, sous la présidence de J.-B.-Ph. MARIGUES, membre du corps de chirurgie de Versailles, etc., Jean TEXIER, pour obtenir le grade de maître en chirurgie. — Paris, Lambert, 1787, 1 vol. in-8°.

(Mᶠ¹³)   § 6.

Lésions des organes du bas-ventre.

1. Considérations sur les hernies abdominales, sur les bandages herniaires rénixigrades, et sur de nouveaux moyens de s'opposer à l'onanisme ; par JALADE-LAFOND. — Paris, Delaunay, 1822, 2 vol. in-8°.

2. Relation de la maladie de BROUSSAIS, suivie de quelques réflexions pratiques sur les obstructions du rectum ; par J.-Z. AMUSSAT. — Paris, Malteste, 1839, 1 vol. in-8°.

(Mᶠ¹⁴)   § 7.

Lésions des voies urinaires.

1. Traité de la lithotomie, ou de l'extraction de la pierre hors de la vessie, avec les figures ; par FRANC-TOLET, de Paris. 3ᵉ édition. — Paris, 1708, 1 vol. in-12.

2. Observations chirurgicales sur les maladies de l'urètre, traitées suivant une nouvelle méthode ; par DARAN, chirurgien ordinaire du roi, etc. 4ᵉ édition. — Paris, veuve Delaguette, 1758, 1 vol. in-12.

3. Deuxième lettre à l'Académie de médecine, sur la dissolution des calculs urinaires et leur traitement chimique ; par LEROY-D'ETIOLLES. — Paris, Baillière, 1841, 1 vol. in-8°.

(Mᶠ¹⁵)   § 8.

Lésions des organes de la génération.

1. Opération de sarcocèle, faite le 27 fructidor an V, au citoyen Charles Delacroix, ex-ministre des relations extérieures, ministre plénipotentiaire de la République française près celle Batave ; par le citoyen A.-B. IMBERT-DELONNES, officier de santé. Publié par ordre du Gouvernement. — Paris, imprimerie de la République, an VI, 1 vol. in-8°.

2. Exposé sur quelques maladies qui affectent le testicule et ses enveloppes, avec des observations pratiques ; par J. TEXIER (thèse). — Paris, Didot, 1804, 1 vol. in-4°.

3. Dissertation sur l'hydrocèle par épanchement ; par J.-P. Doumayrou (thèse). — Paris, Didot, 1816, 1 vol. in-4°.

(M^{rre}6)   § 9.

Lésions des organes des sens.

A.
VUE.

1. Yeux artificiels mobiles. Indications générales, ou guide pratique de l'œil artificiel perfectionné; suivi de conseils aux personnes qui font usage de la prothèse oculaire, ou se trouvent dans la nécessité d'y recourir ; par Boissoneau. — Paris, Germer-Baillière, 1849, 1 vol. in-8°.

B.
NEZ.

2. Observation de chirurgie au sujet d'un polype extraordinaire qui occupait la narine gauche, la fente nasale, qui descendait dans la gorge par une grosse masse, etc. ; par Manne, chirurgien de S. E. Mgr le vice-légat, chirurgien-major des hôpitaux d'Avignon, etc. — Avignon, Giroud, 1747, 1 vol. in-8°.

Avec planches.

C.
OREILLE.

D.
BOUCHE.

3. Traité des maladies et des opérations réellement chirurgicales de la bouche et des parties qui y correspondent ; suivi de notes, d'observations et de consultations intéressantes, tant anciennes que modernes; par Jourdain, dentiste, reçu au collége de chirurgie. — Paris, Valleyre, 1778, 2 vol. in-8°.

Aux armes du duc d'Orléans. Avec des planches des maladies de la bouche et d'instruments.

4. Le chirurgien dentiste, ou traité des dents, où l'on enseigne les moyens de les entretenir propres et saines, de les embellir, d'en réparer la perte, et de remédier à leurs maladies, à celles des gencives, et aux accidents qui peuvent survenir aux autres parties voisines des dents; avec des observations et des réflexions sur plusieurs cas singuliers. Ouvrage enrichi de 42 planches en taille-douce; par Pierre Fauchard, chirurgien-dentiste à Paris. — 2e édition. — Paris, Mariette, 1746, 2 vol. in-12.

Avec le portrait de l'auteur.

Cet exemplaire est aux armes du Dauphin, et il est écrit sur la première page :
Présenté à Monsieur le Dauphin, par l'auteur.

5. Expériences et démonstrations faites à l'hôpital de la Salpêtrière et à Saint-Côme, en présence de l'Académie royale de chirurgie. Pour servir de suite et de preuves à l'essai sur les maladies des dents, etc. ; et une pharmacie odontalgique, ou traité des médicaments, simples et composés, propres aux maladies des dents et des différentes parties de la bouche, à l'usage des dentistes; par Bunon, chirurgien-dentiste à Paris. — Paris, Briasson, 1746, 1 vol. in-12.

6. Nouveaux éléments d'odontologie, contenant l'anatomie de la bouche ou la description de toutes les parties qui la composent, et de leur usage ; et la pratique abrégée du dentiste, avec plusieurs observations; par Lecluse, chirurgien-dentiste de S. M. le roi de Pologne, chirurgien-dentiste, pensionnaire de la ville de Nancy, reçu à Saint-Côme. — Paris, Delaguette, 1754, 1 vol. in-12.

7. Recherches et observations sur toutes les parties de l'art du dentiste; par Bourdet, dentiste, reçu au collége de chirurgie. — Paris, Hérissant, 1757, 2 vol. in-12.

Avec planches.

8. Traités des dépôts dans le sinus maxillaire, des fractures et des caries de l'une et l'autre mâchoire ; suivis de réflexions et d'observations sur toutes les opérations de l'art du dentiste; par Jourdain, dentiste, reçu au collége de chirurgie. — Paris, d'Houry, 1760, 1 vol. in-12.

Avec planches.

Aux armes du comte de la Marche.

9. Dissertation sur les dépôts du sinus maxillaire; par Bourdet, dentiste du Roi, etc. — Paris, Hérissant, 1764, 1 vol. in-12.

10. Soins faciles pour la propreté de la bouche, pour la conservation des dents, et pour faire éviter aux enfants les accidents de la dentition. Ouvrage où l'on donne aussi les moyens de reconnaître le charlatanisme d'un grand nombre d'opérations qui se pratiquent sur les dents, surtout à leur renouvellement et à leur arrangement dans la jeunesse; par Bourdet, écuyer, dentiste du Roi et de la famille royale, chirurgien ordinaire, opérateur lithotomiste de S. M. et chirurgien de Mgr le comte de Provence. — Paris, Hérissant, 1771, 1 vol. in-16.

11. William Rogers (dentiste). Appréciation de ses ouvrages et de ses doctrines. — Lagny, Giroux et Vialat, 1845, 1 vol. in-12.

12. Réhabilitation de la chirurgie dentaire. — Prothèse, science et prophylaxie qui en dérivent ; par le docteur Carlos Kote. — Paris, Aubresson, 1859, 1 vol. in-12.

(M^{rre}7)   § 10.

Lésions des os.

1. Observation de chirurgie au sujet d'une plaie à la tête, avec fracas, et une pièce d'os implantée dans le cerveau pendant un mois, sans aucun symptôme ; accompagnée d'une dissertation au sujet des plaies de tête avec fracture, et de plusieurs autres observations dans ce genre; suivie des lettres des savants qui ont été consultés à ce sujet par l'auteur; par Louis-François Manne, chevalier de Saint-Jean-de-Latran, chirurgien de LL. Exc. Mgr le vice-légat et Mgr l'archevêque, du grand hôpital, de celui des incurables du Pont-Saint-Benezet, et juré d'Avignon. — Avignon, Girard, 1729, 1 vol. in-12.

2. Traité des maladies des os ; dans lequel on a représenté les appareils et les machines qui conviennent à leur guérison ; par Jean-Louis Petit, de l'Académie royale des Sciences, chirurgien de Saint-Côme, etc. 3e édition. Paris, Cavelier, 1735, 2 vol. in-12.

19

3. De novorum ossium, in integris aut maximis, ob morbos, deperditionibus, regeneratione experimenta; ubi, maximâ materiæ affinitate, breviter de fracturis, et de vi quam natura impendit in ossibus elongandis, dum crescunt. Auctore Michaele TROJA, m.-d. Neapoli, et chirurgo è latere in regali S. Jacobi Nosocomio. — — Lutetiæ-Parisiorum, Didot, 1775, 1 vol in-12.

4. Académie des Sciences. Concours pour le grand prix de chirurgie, relatif aux difformités du système osseux. — Paris, Didot, 1837, 1 vol. in-4°.

5. Traité des fractures et des luxations; par J.-F. MALGAIGNE. — Paris, Baillière, 1847, 2 vol. in-8°.

6. Atlas du même ouvrage. 1 vol. in-f°.

(M[18])   § 11.

Lésions des pieds.

1. Toilette des pieds, ou traité de la guérison des cors, verrues, et autres maladies de la peau, et dissertation abrégée sur le traitement et la guérison des cancers; par ROUSSELOT, chirurgien de Mgr le Dauphin, etc. — Paris, Dufour, 1769, 1 vol. in-12.

2. L'art de soigner les pieds, contenant un traité sur les cors, verrues, durillons, oignons, engelures, les accidents des ongles et leur difformité; par LAFOREST, chirurgien pédicure de S. M. et de la famille royale. — Versailles, Blaizot, 1781, 1 vol. in-12.

Aux armes du roi.

(M[19])   § 12.

Suite des opérations.

1. Traité de la suppuration; par QUESNAY, premier médecin ordinaire du roi, en survivance, etc. — Paris, d'Houry, 1770, 1 vol. in-12.

2. Essai sur la fièvre traumatique; par J.-B. BOUCHER (thèse). — Paris, Didot, 1817, 1 vol. in-4°.

(M[20])   § 13.

Chirurgie militaire.

1. Mémoires de chirurgie militaire, et campagnes de D.-J. LARREY. — Paris, Smith, 1812, 4 vol. in-8°.

CHAPITRE TROISIÈME

OBSTÉTRIQUE

(M^r21)

SECTION I.

HISTOIRE.

1. La pratique des accouchements. Première partie, contenant l'histoire critique de la doctrine et de la pratique des principaux accoucheurs qui ont paru depuis Hippocrate jusqu'à nos jours ; pour servir d'introduction à l'étude et à la pratique des accouchements ; par Alphonse LEROY, docteur régent de la Faculté de médecine de Paris, professeur de l'art des accouchements et des maladies des femmes. — Paris, Leclerc, 1776, 1 vol. in-8°.

2. Recherches historiques et pratiques sur la section de la symphise du pubis, pratiquée, pour suppléer à l'opération césarienne, le 2 octobre 1777, sur la femme Souchot ; par Alphonse LEROY, docteur régent de la Faculté de médecine de Paris, professeur des maladies des femmes et des accouchements. — Paris, Leclerc, 1778, 1 vol. in-8°.

Relié en maroquin rouge aux armes du Roi.

(M^r22)

SECTION II.

TRAITÉS GÉNÉRAUX ET MANUELS.

1. De la grossesse et accouchement des femmes, du gouvernement d'icelles et moyen de survenir aux accidents qui leur arrivent ; ensemble de la nourriture des enfants ; par feu Jacques GUILLEMEAU, chirurgien ordinaire du roi, revu et augmenté de figures en taille-douce, et de plusieurs maladies secrètes, avec un traité de l'impuissance, par Charles GUILLEMEAU, chirurgien ordinaire du roi. — Paris, Pacard, 1621, 1 vol. in-8°.

2. Traité général des accouchements, qui instruit de tout ce qu'il faut faire pour être habile accoucheur ; par DIONIS, premier chirurgien de feues Mesdames les Dauphines, et maître chirurgien-juré de Paris. — Liège, Broncard, 1721, 1 vol. in-8°.

Ouvrage rempli de faits intéressants et qui montre très bien où en était l'art obstétrical à cette époque.

3. Observations importantes sur le manuel des accouchements. Première partie où l'on trouve tout ce qui est nécessaire pour les opérations qui les concernent, et l'on fait voir de quelle manière, dans le cas d'une nécessité puissante, on peut, sans avoir recours aux instruments, remettre dans une situation convenable, ou tirer par les pieds, d'une matrice oblique ou directe, les enfants mal situés, vivants ou morts, sans les endommager, ni la mère. Traduites du latin de Henry DE DEVENTER, docteur médecin, et augmentées de réflexions sur les points les plus intéressants ; par Jacques-Jean BRUIER DE D'ABLAINCOURT, docteur médecin. — Paris, Cavelier, 1739, 1 vol. in-4°.

Cet ouvrage est terminé par l'annonce que fait l'auteur de ses instruments pour redresser la taille.

La partie importante du travail de Deventer, dans cet ouvrage, est d'avoir prouvé que l'obliquité de la matrice est une des premières causes des accouchements difficiles, et d'avoir indiqué la manœuvre nécessaire dans ce cas.

Cet ouvrage est accompagné de nombreuses planches.

4. Observation sur l'art des accouchements ; nouvelle découverte, par laquelle on peut prévenir tous les funestes accidents qui arrivent aux femmes en couche. Le tout fondé sur les principes de la mécanique, conforme à la structure des parties et confirmé par l'expérience ; par BICHET, ancien chirurgien-major des hospices du roi en Allemagne et en Espagne, depuis chirurgien de Messeigneurs les Princes et Enfants de France, et du Roi dans sa plus tendre jeunesse, sous les ordres de feue Madame la duchesse de Ventadour. — Paris, Delormel, 1758, 1 vol. in-12.

5. Abrégé de l'art des accouchements, dans lequel on donne les préceptes nécessaires pour le mettre heureusement en pratique. On y a joint plusieurs observations intéressantes sur des cas singuliers. Ouvrage très utile aux jeunes sages-femmes, et généralement à tous les élèves en cet art, qui désirent de s'y rendre habiles ; par Mme LE BOURSIER DU COUDRAY, ancienne maîtresse sage-femme de Paris. — Paris, Delaguette, 1759, 1 vol. in-12.

6. Abrégé de l'art des accouchements, dans lequel on donne les préceptes nécessaires pour le mettre heureusement en pratique. On y a joint plusieurs observations intéressantes sur des cas singuliers. Nouvelle édition enrichie de figures en taille-douce enluminées ; par Mme LE BOURSIER DU COUDRAY, ancienne maîtresse sage-femme de Paris. — Saintes, Toussaint, 1769, 1 vol. in-8°.

Avec un portrait de madame Le Boursier.

7. L'art d'accoucher réduit à ses principes, où l'on expose les pratiques les plus sûres et les plus usitées dans les différentes espèces d'accouchements; avec l'histoire sommaire de l'art d'accoucher, et une lettre sur la conduite qu'Adam et Ève dûrent tenir à la naissance de leurs premiers enfants; par J. ASTRUC, professeur royal de médecine et médecin consultant du roi. — Paris, Cavelier, 1766, 1 vol. in-12.

8. Traité de la théorie et pratique des accouchements. Traduit de l'anglais de SMELLIE, docteur médecin, par DE PREVILLE, médecin; auquel on a joint le secret de ROONHUISEN, dans l'art d'accoucher; traduit du hollandais. — Paris, Didot, 1771, 4 vol. in-8°.

Avec un vol. de planches.

9. George-Wilhelm STEIN, der Urzenen, etc. Theoretische unleitung zur GEBURTSHULFE. — Cassel, Cramer, 1783, 2 tomes en 1 vol. in-8°.

Avec un grand nombre de planches.

10. L'art d'accoucher, par G.-G. STEIN, professeur à l'Université de Marpourg, traduit de l'allemand sur la 5e édition; par P.-F. BRIOT, docteur chirurgien, etc., avec vingt-quatre planches. Suivi d'une dissertation sur la fièvre puerpérale, par J.-Ch. GASC. — Paris, Croullebois, 1804, 2 vol. in-8°.

11. Cours théorique et pratique d'accouchements, dans lequel on expose les principes de cette branche de l'art, les soins que la femme exige pendant et après le travail, ainsi que les éléments de l'éducation physique et morale de l'enfant; par J. CAPURON, docteur médecin, etc. — Paris, Croullebois, 1811, 1 vol. in-8°.

12. Quelques propositions relatives à l'art des accouchements; par A. POTTIER (thèse). — Paris, Didot, 1824, 1 vol. in-4°.

13. Practical observations in midwifery; with a selection of cases. By John RAMSBOTHAM, m. d., etc. — London, Highley, 1832, 2 vol. in-8°.

Cet exemplaire est accompagné d'un grand nombre de notes manuscrites de madame Boivin.

14. Mémorial de l'art des accouchements, ou principes fondés sur la pratique de l'hospice de la maternité de Paris, et sur celle des plus célèbres praticiens nationaux et étrangers; suivis : 1° Des aphorismes de MAURICEAU; 2° d'une série de 143 gravures représentant le mécanisme de toutes les espèces d'accouchements; la composition de l'œuf humain, etc. Ouvrage placé, par décision ministérielle, au rang des livres classiques à l'usage des élèves de l'école d'accouchement de Paris; par madame BOIVIN, ex-maîtresse sage-femme, etc. 4e édition. — Paris, Baillière, 1836, 2 vol. in-8°.

(M¹²³)   SECTION III.

MÉLANGES.

1. Nic. Nancelii Trachyeni, noviodunensis, apud Turones medici, de legitimo partus tempore, 7, 8, 9, 10, 11, mensium, pro-

blema seu liber unus. Ubi et de anni Gregoriani, per Aloisium et Antonium LILIOS, fratres, correctione ac restitutione, per longam digressionem, multa disceptantur. — Parisiis, J. Richerium, 1586, 1 vol. in-8°.

2. Observations sur la stérilité, perte de fruit, fécondité, accouchements et maladies des femmes et des enfants nouveaux-nés, amplement traitées et heureusement pratiquées par Louise BOURGEOIS, dite BOURSIER, sage-femme de la reine. — Paris, Mondière, 1626, 1 vol. in-8°.

Cet ouvrage curieux est divisé en trois livres contenant des observations diverses. Ensuite, le récit de la naissance des divers enfants de la reine Marie de Médicis, dont elle était l'accoucheuse — Et la narration de l'accouchement, de la mort, et de l'ouverture du corps de *Madame*.

Avec un portrait de l'auteur.

3. Francisci MAURICEAU, artium magistri, et antiqui præpositi magistrorum chirurgorum Parisiensium societati, de mulierum prœgnantium, parturientium, et puerperarum morbis, tractatus, tradens veram optimamque methodum adjuvandi mulieres in partu naturali, et medendi cuilibet partui contra naturam, morbisque infantium recens natorum; cum accurata descriptione omnium mulieris partium generationi inservientium; adjunctis multis figuris æri egregiè insculptis. — Parisiis, apud auctorem, 1681, 1 vol. in-4°.

Avec un portrait de Mauriceau.

4. Aristotlès, compleat and expérienc'd Midwife. In two parts. 1° A guide for Child-bearing WOMEN, in the time of their conception, bearing and Suckling their Children; with the best means of helping them, both in natural and unnatural labours : Together with suitable remedies for the various indispositions of new-born infants; 2° Proper and safe remedies for the curing all those distempers that are incident to the female sex; and more especially those that are any obstruction to their BEARING OF CHILDREN. — Made English. By. W. S., m. d. — London, Booksellers, 1749, 1 vol. in-12.

Avec gravures.

5. Nouvelles recherches sur l'origine, la nature et le traitement de la môle vésiculaire, ou grossesse hydatique; par Mme veuve BOIVIN, maîtresse sage-femme, etc. Avec figures. — Paris, Méquignon, 1827, 1 vol. in-8°.

6. Observations et réflexions sur les cas d'absorption du placenta; par Mme veuve BOIVIN, docteur médecin, etc. — Paris, Mme Huzard, 1829, 1 vol. in-8°.

7. De la rétention du placenta après l'accouchement; par V. MARCHAND (thèse). — Paris, Rignoux, 1852, 1 vol. in-4°.

(M¹²⁴)   SECTION IV.

DE LA GROSSESSE.

1. De l'heureux accouchement des femmes grosses, où il est traité du gouvernement de la femme enceinte durant les neuf mois de la grossesse; du moyen de remédier aux maladies qui lui peu-

vent survenir durant le temps d'icelle, et du secours en son travail, tant naturel que contre nature ; ensemble de son traitement étant nouvellement accouchée, et des accidents qui lui surviennent durant ses couches ; avec les remèdes à iceux. Le tout fait et divisé en trois livres ; par Jacques GUILLEMEAU, chirurgien ordinaire du roi, et juré à Paris. — Paris, Buon, 1609, 1 vol. in-8°.

Avec planches.

2. Traité des maladies des femmes grosses, et de celles qui sont accouchées ; enseignant la bonne et véritable méthode pour bien aider les femmes, en leurs accouchements naturels, et les moyens de remédier à tous ceux qui sont contre nature, et aux indispositions des enfants nouveau-nés ; avec une description très exacte de toutes les parties de la femme qui servent à la génération ; le tout accompagné de plusieurs figures convenables au sujet ; par François MAURICEAU, maître ès-arts, ancien prévôt des maîtres chirurgiens jurés de la Ville de Paris. — Paris, Compagnie des libraires, 1721, 2 vol. in-4°.

3. Connaissances nécessaires sur la grossesse, sur les maladies laiteuses et sur la cessation du flux menstruel, vulgairement appelée temps critique ; ouvrage utile au sexe et aux gens de l'art ; par Cl.-And. GOUBELLY, docteur régent de la Faculté de médecine de Paris, professeur d'accouchement, etc. — Paris, Quillau, 1785, 2 vol. in-12.

(M¹²⁵)   SECTION V.

DES FAUSSES-COUCHES.

1. Recherches sur une des causes les plus fréquentes et la moins connue de l'avortement ; suivies d'un mémoire sur l'intro-pelvimètre, ou mensurateur interne du bassin ; couronné par la Société Royale de médecine de Bordeaux ; par Mᵐᵉ veuve BOIVIN, docteur médecin, etc. — Paris, Baillière, 1828, 1 vol. in-8°.

(M¹²⁵)   SECTION VI.

DES ACCOUCHEMENTS DIFFICILES ET LABORIEUX.

1. Observations sur la pratique des accouchements naturels, contre nature, et monstrueux. Avec une méthode très facile pour secourir les femmes en toutes sortes d'accouchements, sans se servir de crochets ni d'aucun instrument, que de la seule main. Où est parfaitement expliqué non-seulement tout ce qui concerne l'accouchement en général, et le temps précis d'icelui, mais encore la conception et formation du fœtus, des gémeaux, des monstres, de la mole, et les véritables signes de grossesse ; avec un traité des principales maladies qui arrivent ordinairement aux femmes et aux filles, et des maladies des mamelles. Revu, corrigé, enrichi et augmenté de quantité de figures en taille-douce, lesquelles n'ont pas été jusques ici mises au jour par aucun auteur qui ait traité de cette matière ; avec une manière de réduire toutes les descentes de matrice, laquelle n'a pas encore été vue ; par Cosme VIARDEL, chirurgien de la reine. 2ᵉ édition. — Paris, d'Houry, 1673, 1 vol. in-8°.

2. Nouvelles observations sur la pratique des accouchements, avec la manière de se servir d'une nouvelle machine, très commode et facile, pour tirer promptement et sûrement la tête de l'enfant, séparée de son corps, et restée seule dans la matrice, sans se servir d'aucuns instruments tranchants ou piquants, qui puissent exposer la mère à aucun danger ; par Pierre AMAND, maître chirurgien juré à Paris. Seconde édition, corrigée et augmentée de la figure du tire-tête, représenté en trois différentes manières. — Paris, d'Houry, 1725, 1 vol. in-8°.

Avec un portrait de l'auteur.

LIVRE QUATRIÈME

HOMŒOPATHIE

1. Lettre à M. le ministre de l'Instruction publique, en réponse au jugement de l'Académie royale de médecine sur la doctrine homœopathique, au nom de l'Institut homœopathique de Paris ; par le docteur LÉON SIMON. — Paris, Baillière, 1835, 1 vol. in-8°.

2. Du suc de persil dans le traitement de l'uréthrite aiguë ou chronique ; suivi de quelques autres applications des remèdes homœopathiques à la guérison des maladies syphilitiques ; par G.-J. DOIN, et Ch. LABURTHE. — Paris, Baillière, 1835, 1 vol. in-8°.

3. Lettre à M. le professeur Bouillaud, sur l'homœopathie (par GIRAUD). — Paris, Beaulé, 1843, 1 vol. in-8°.

4. Lettre aux médecins français sur l'homœopathie ; par Achille HOFFMANN. — Paris, Bureau, 1843, in-8°.

5. L'homœopathie et la vieille médecine, ou la vérité mise à nu ; par Achille HOFFMANN. — Paris, Appert, 1845, in-8°.

6. Compte rendu du procès de Mᵐᵉ HAHNEMANN, docteur en homœopathie. —Question d'exercice illégal de la médecine.— Paris, Baillière, 1847, 1 vol. in-8°.

LIVRE CINQUIÈME

MAGNÉTISME ANIMAL

preuve à la théorie de l'essai; par TARDY DE MORAVELLE. — Strasbourg, 1787, 1 vol. in-8°.

7. Cours théorique et pratique de magnétisme animal; par J.-J.-A. RICARD. — Toulouse, 1839, 1 vol. in-8°.

8. Introduction à l'étude du magnétisme (animal).—Examen de son existence depuis les Indiens jusqu'à l'époque actuelle; sa théorie, sa pratique, ses avantages; les dangers et la nécessité de son concours avec la médecine ; par Aub. GAUTHIER.—Paris, 1840, 1 vol. in-8°.

9. Mémoire sur un cas d'hystérie, traité par le magnétisme animal; par le docteur BOURDIN.—Paris, Cosse, 1842, 1 vol. in-8°.

10. Mémoire pour M. et Mᵐᵉ MONGRUEL, appelants contre M. le procureur-général (à l'occasion de consultations somnambuliques). — 1850, 1 vol. in-8°.

11. Appel à tous les partisans et amis du magnétisme; protestation de la Société de l'union protectrice en faveur de la libre manifestation des croyances et de la libre application de la science de MESMER; rapport collectif et officiel de la Commission pour servir à la défense du somnambulisme. — Paris, 1850, 1 vol. in-8°.

LIVRE SIXIÈME

SCIENCES THÉRAPEUTIQUES ET PHARMACOLOGIQUES

CHAPITRE PREMIER

THÉRAPEUTIQUE MÉDICALE

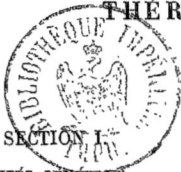

(Mi¹)

SECTION I.

TRAITÉS GÉNÉRAUX.

1. Jean Damascène, médecin arabe, du IXᵉ ou du XIᵉ siècle. Manget, dans sa Bibliothèque de médecine, le regarde comme un moine du IVᵉ siècle. Il le nomme Janus Damascène, et en fait un autre personnage que Jean Damascène, qu'il considère aussi comme un moine du XIIᵉ siècle, auteur du livre *Aphorismorum liber.* — *Heusler* et *Sprengel* pensent que Jean Damascène et *Sérapion l'Ancien* (Jahiah Ebn), l'auteur arabe, sont réellement le même personnage.

Jani Damasceni decapolitani, summæ inter Arabes autoritatis medici, therapeutice methodi, hoc est, curandi artis libri VII, partim Albano Torjno, Vitodurano, paraphraste; partim Gerardo Iatro Cremonensi metaphraste. — Basileæ, Petri, 1543, 1 vol. in-fᵒ.

Cette production est, suivant Haller, absolument la même que ce qui nous reste de Sérapion : composition, maladies, médicaments, citations, tout y est identique, ce qui confirme la décision de Heusler.

2. Pyrophilia, vexationumque liber D. Phil. Theophrasti Paracelsi, cui accesserunt primò Tractatus metallorum septem : secundò Rerum naturalium tria fore principia, per demonstrationem artis igneæ, docetur : tertiò Contracturarum origines et curæ : quartò Quatuor morborum capitalium, epilepsiæ scilicet, podagræ, paralysis et hydropisis curæ. — Basileæ, Pernam, 1568, 1 vol. in-12.

3. Empirica Benedicti Victorii Faventini, medici clarissimi; nec non Camilli Thomaii Ravennatis morborum humani corporis curandorum rationalis Methodus, ac Trotulæ antiquissimi authoris Compendium, de passionibus mulierum curandis. — Lugduni, Honoré, 1572, 1 vol. in-12.

4. Oswaldi Crollii Tractatus de Signaturis, internis rerum, seu de vera et viva anatomia majoris et minoris mundi. — Genevæ, P. Chovet, 1643, 1 vol. in-8ᵉ.

Singulier livre, dans lequel les médicaments sont classés, pour leur action, suivant la représentation plus ou moins exacte des parties du corps humain qu'ils rappellent.

5. Quinti Sereni Samonici, de medicina Præcepta saluberrima. Robertus Keuchenius ex veteri libro restituit, emendavit, illustravit. — Amstelodami, Van den Berge, 1662, 1 vol. in-12.

C'est ce médecin qui conseille, pour guérir la fièvre *hémitrée*, d'écrire le mot abracadabra, et de répéter ce mot en diminuant toujours d'une lettre, de manière à former un cône, et porter ce papier pendu au cou avec un fil de lin.

6. Putmans Manuael, dat is een kleyn Pest-Boecxken. Door Abraham Leendertsz Vrolingh. — Amsterdam, Groot, 1680, in-12.

7. Matroosen Gesontheyt, of goede dispositie der zee-varende Lieden. Door Abraham Leendertsz Vrolingh, chirurgiin tot West-Zaerdam. — Amsterdam, Groot, 1680, 1 vol. in-12.

8. Frederici Deckers, medicinæ doctoris, Exercitationes practicæ circa medendi methodum, auctoritate, ratione, observationibusve plurimis confirmatæ ac figuris illustratæ ; cum capitum, sectionum, ut et rerum, morborum ac medicamentorum indice. Editio altera priori duplò auctior. — Lugduni Batavorum, Luchtmans, 1695, 1 vol. in-4ᵒ.

Cet ouvrage est orné d'un frontispice représentant toutes les cures de Deckers, d'un très beau portrait de ce médecin à l'âge de 47 ans, et de belles gravures représentant les instruments et les maladies chirurgicales guéries par lui. Deckers a suivi, pour la distribution de ses observations, l'ordre des médicaments qui servent à guérir les maladies dont il parle. Il donne d'abord les formules et la méthode de les préparer ; il passe à leurs propriétés et aux maladies qui en indiquent l'usage ; il donne ensuite la description de celles-ci, qu'il confirme par l'histoire des maladies qu'il a eu occasion de traiter. C'est un ouvrage qui peut encore être consulté avec fruit.

9. Secrets et remèdes éprouvés, dont les préparations ont été faites au Louvre, de l'ordre du Roi, par défunt l'abbé ROUSSEAU, ci-devant capucin et médecin de Sa Majesté, avec plusieurs expériences nouvelles de physique et de médecine. — Paris, Jombert, 1697, 1 vol. in-12.

Appartenait aux capucins de Meudon.

10. Observations de médecine, contenant la guérison de plusieurs maladies considérables, avec la manière de bien préparer et administrer les remèdes ; par DE SAINT-HILAIRE, nouvelle édition. — Paris, d'Houry, 1699, 1 vol. in-12.

11. Principes de physique, rapportés à la médecine pratique, et autres traités sur cet art; par CHAMBON. — Paris, Jombert, 1711, 1 vol. in-12.

12. Georgii Ernesti STAHLII, Opusculum chymico-physico-medicum. — Halæ, Magdeburgicæ, Orphanotrophei, 1715, 1 vol. in-4°.

Avec un portrait de Stahl.

Dans ces opuscules, au milieu des divers remèdes, on trouve l'emploi de l'arsenic comme fébrifuge.

13. D. Michaelis ALBERTI, sacr. maj. reg. Boruss. aulici et consistorii Magdeb. consiliar., medic. et philos. natur. prof. publ. Acad. Cæsar. natur. cur., collegæ et Societ. scient. reg. Boruss. Berol. sodalis, etc. Tentamen lexici realis observationum medicarum, ex variis authoribus selectarum, in usam litteraturæ medicæ ad suffragia peritorum et doctorum virorum conferenda et alleganda, editum, omniumque facultatum applicationi commendatum. — Halæ, Magdeburgicæ, impensis Orphanotrophei, 1727, 2 vol. in-4°.

14. Remarques sur l'abus des purgatifs et des amers, au commencement et à la fin des maladies, et sur l'utilité de la saignée dans les maladies des yeux, dans celles des vieillards, des femmes et des enfants. En forme de lettres, avec deux lettres latines: l'une sur la génération des insectes, et l'autre sur le muscle utérin découvert par RUYSCH. — Paris, Cavelier, 1729, 1 vol. in-12.

15. Joannis ASTRUC, regi à consiliis medicis, archiatri Augusti II, gloriosæ memoriæ, Poloniarum regis, etc., medici ordinarii serenissimi principis ducis Aurelianensis, et in regio Franciæ Collegio professoris medici, Tractatus therapeuticus. — Genevæ, Cramer, 1743, 1 vol. in-8°.

16. Dissertation physico-médicale sur les causes de plusieurs maladies dangereuses, et sur les propriétés d'une liqueur purgative et vulnéraire, qui est une pharmacopée universelle ; par Claude CHEVALIER, conseiller, médecin ordinaire du roi. — Paris, Hérissant, 1758, 1 vol. in-12.

Aux armes du Dauphin.

17. Lettre à M. ***, sur plusieurs maladies des yeux, causées par l'usage du rouge et du blanc; par DESHAIS-GENDRON. — Paris, 1760, 1 vol. in-12.

Aux armes de madame du Barry.

18. Essais d'expériences. 1° sur la fermentation des mélanges alimentaires ; 2° sur la nature et les propriétés de l'air fixe; 3° sur les vertus respectives de différentes espèces d'antiseptiques; 4° sur le scorbut, avec un moyen de tenter de nouvelles méthodes de s'en préserver et de le guérir sur mer ; 5° sur la vertu dissolvante de la chaux vive. Traduits de l'anglais de David MACBRIDE par ABBADIE. — Paris, Cavelier, 1766, 1 vol. in-12.

Avec figures.

19. Le même ouvrage.

20. Mélanges de physique et de médecine; par LE ROI. — Paris, P.-G. Cavelier, 1771, 1 vol. in-8°.

Ce recueil contient :

1° Mémoire sur l'élévation et la suspension de l'eau dans l'air, et sur la rosée ;

2° Mémoire sur l'usage des eaux de Balaruc ;

3° Observations sur les eaux de Balaruc ;

4° Mémoire sur le mécanisme par lequel l'œil s'accommode aux différentes distances des objets ;

5° Mémoire sur la vision, considérée relativement aux différentes distances des objets ;

6° Mémoire sur les fièvres aiguës ;

7° Réflexions et observations sur le scorbut ;

8° Mémoire sur les eaux sulfureuses, contenant le moyen de les imiter parfaitement ;

9° Précis sur les eaux minérales.

21. Traité de la vraie cause des maladies, et manière la plus sûre de les guérir par le moyen d'un seul remède ; par messire Jean-Gaspard d'AILHAUD, conseiller-secrétaire du Roi, baron de Castelet, seigneur de Vitrolles et de Montjustin, gouverneur de la ville de Forcalquier, et docteur agrégé en médecine de la Faculté d'Aix, en Provence. — Strasbourg, Levrault, 1777, 1 vol. in-12.

22. Traité des remèdes domestiques, pour faire suite au Traité de la petite vérole ; par GROSSIN-DUHAUME, docteur régent, etc. — Paris, 1779, 1 vol. in-12.

23. Le même ouvrage.

24. Méthode pour traiter toutes les maladies ; très utile aux jeunes médecins, aux chirurgiens et aux gens charitables qui exercent la médecine dans les campagnes ; par VACHIER, docteur régent de la Faculté de médecine de Paris, ancien professeur des Écoles de médecine de Paris ; docteur médecin de l'Université de Montpellier. — Paris, Méquignon, 1785, 7 vol. in-12.

Aux armes du Roi.

25. Bibliothèque populaire. — Médecine domestique, comprenant les premiers secours à administrer dans les maladies et accidents qui menacent promptement la vie ; par A. BRIÈRE DE BOISMONT, médecin de l'hospice des Bons-Hommes, etc. — Paris, 1832, 1 vol. in-18.

26. Répertoire complet de thérapeutique, ou *memento* de cabinet, à l'usage des personnes qui exercent l'art de guérir; par MAIRE. — Paris, Baillière, 1841, 1 vol. in-4°.

27. Manuel annuaire de la santé, pour 1849, ou médecine et

pharmacie domestiques ; par F.-V. RASPAIL. — Paris, 1849, 1 vol. in-12.

28. Supériorité du traitement naturel, surtout dans les maladies chroniques, telles que la gastrite, les affections nerveuses, les maladies de poitrine, etc. ; ou véritable médication de ces maladies, prouvée par des milliers de succès ; par Louis-Victor BÉNECH, et par Léon SIRAND. — Paris, Valois, 1 vol. in-12.

29. De la médication tonique ; par le docteur MILON. Rapport lu à la Société de médecine pratique de Paris, par le docteur Alfred ELLEAUME. — Paris, Dubuisson, 1859, 1 vol. in-8°.

30. Du raisin, considéré comme médicament, ou de la médication par les raisins (Cure aux raisins : — cura dell'uva, — Traubenkur); par J.-Ch. HERPIN (de Metz). — Paris, Baillière, 1860, 1 vol. in-12.

SECTION II.

TRAITÉS PARTICULIERS.

(M¹²)   § 1ᵉʳ.

Traitement des maladies de poitrine.

1. Traitement de la pneumonite aux différents âges ; par J.-B.-F. DUPONT (thèse). — Paris, Rignoux, 1849, 1 vol. in-4°.

2. De l'emploi de l'iode pur dans le traitement de la phthisie-pulmonaire ; par le docteur CHARTROULE. — Paris, Pique, 1859, 1 vol. in-8°.

(M¹³)   § 2.

Hydropisies.

1. Exposition des différents moyens usités dans le traitement des hydropisies ; suivie des observations faites par ordre de la Cour sur ces maladies, et sur les effets des pilules toniques ; par BACHER, docteur médecin, deuxième édition. — Paris, Didot, 1771, 1 vol. in-12.

(M¹⁴)   § 3.

Évacuants.

1. Joannis FERNELII, Ambiani, De vacuandi ratione liber, quem vulgatiori nomine practicam possumus inscribere. — Lugduni, Paganum, 1549, 1 vol. in-16.

2. Dissertation sur les lavements en général, et particulièrement sur une méthode nouvelle de traiter par ce moyen les maladies vénériennes ; par ROYER, maître en chirurgie, ancien chirurgien aide-major des camps et armées du Roi, etc.; 3ᵉ édition. — Paris, Sorin, 1778, 1 vol. in-8°.

Aux Armes du Roi.

(M¹⁵)   § 4.

Saignée.

1. La saignée réformée, ses abus, son mauvais et trop fréquent usage corrigés par quantité de raisons naturelles, et l'autorité d'Hippocrate et de Galien ; par maître J. BINETEAU, conseiller et médecin ordinaire du Roi. — La Flèche, Laboc, 1656, 1 vol. in-12. Appartenait à la maison des missionnaires de Versailles.

2. Traité de l'usage des différentes sortes de saignées, principalement de celle du pied : par Jean-Baptiste SILVA, docteur régent de la Faculté de médecine de Paris, médecin consultant du Roi et médecin ordinaire de S. A. S. Mgr le Duc.—Amsterdam, l'Honoré, 1729, 2 vol. in-12.

3. Réflexions critiques sur le traité de l'usage des différentes saignées, principalement de celle du pied (de Silva), en forme de lettre ; par CHEVALIER, docteur régent de la Faculté de médecine de l'Université de Paris. — Paris, Rollin, 1730, 1 vol. in-12.

4. Observations sur les effets de la saignée, tant dans les maladies du ressort de la médecine que de la chirurgie, fondées sur les lois de l'hydrostatique ; avec des remarques critiques sur le Traité de l'usage des différentes sortes de saignées, de M. Silva ; par François QUESNAY, maître ès-arts, membre de la Société des arts, et chirurgien de Mantes, reçu à Saint-Côme. — Paris, Osmont, 1730, 1 vol. in-12.

5. Traité des effets et de l'usage de la saignée; par QUESNAY, médecin consultant du Roi. Nouvelle édition de deux traités de l'auteur sur la saignée, réunis, mis dans un nouvel ordre, et très augmentés.— Paris, d'Houry, 1750, 1 vol. in-12.

Avec un beau portrait de Quesnay.

Aux armes du Dauphin.

6. Les abus de la saignée, démontrés par des raisons prises de la nature, et de la pratique des plus célèbres médecins de tous les temps, avec un appendice sur les moyens de perfectionner la médecine; par BOYER DE PRÉBANDIER. — Paris, Vincent, 1759, 1 vol. in-12.

7. Précis sur l'histoire, les effets et l'usage de la saignée, ou article saignée (médecine thérapeutique), extrait du Dictionnaire encyclopédique. — Amsterdam, Paris, Esprit, 1778, 1 vol. in-12.

8. Réflexions sur la saignée ; par J.-B.-C. DELIVET, docteur médecin, etc. — Gènes, Gravier, 1810, 1 vol. in-8°.

(M¹⁶)   § 5.

Traitement des Fièvres.

1. Nouveau mode de traitement des maladies périodiques, fièvres d'accès, névroses, névralgies, etc. ; par le docteur V. BAUD. — Paris, Baillière, 1850, 1 vol. in-8°.

(M¹⁷)   § 6.

Traitement des maladies nerveuses.

1. Méthode curative externe des douleurs rhumatismales, goutteuses, nerveuses, des maladies de la circulation lymphatique et des viscéralgies, affections nerveuses des viscères, confondues avec les phlegmasies chroniques et les lésions organiques. — Diachirismos de médicaments simples pour le traitement des maladies ; par le docteur C.-J.-B. COMET. — Paris, 1838, 1 vol. in-8°.

2. Réflexions sur le traitement des aliénés; par le docteur BELHOMME. — Paris, Dondey-Dupré, 1845, 1 vol. in-8°.

(M¹⁸)   § 7.

Traitement par l'électricité.

1. Recueil sur l'électricité médicale, dans lequel on a rassemblé en deux volumes les principales pièces publiées par divers sçavans, sur les moyens de guérir les maladies en électrisant les malades. — Paris, Lemercier, 1752, 2 vol. in-12.

2. Conjectures sur l'électricité médicale, avec des recherches sur la colique métallique; par J.-J. GARDANE. — Paris, d'Houry, 1768, 1 vol. in-12.

3. Guérison de la paralysie, par l'électricité; ouvrage dédié à Mgr le maréchal de Noailles; par l'abbé SANS, chanoine, professeur doyen de philosophie en l'Université de Perpignan : dans lequel on expose la méthode qu'il faut suivre pour guérir la paralysie par l'électricité, lu à la Société royale de médecine le 9 et le 30 septembre 1777. Avec figures.—Paris, Cailleau, 1778 ,1 vol. in-12.

Aux armes du Roi.

4. Réplique de M. l'abbé SANS à la réponse de M. Mauduyt, insérée dans le Journal de médecine du mois de juin 1778, page 509 (à l'occasion de sa méthode d'électriser les paralytiques). — 1 vol. in-12.

5. Mémoire sur l'électricité médicale, et histoire du traitement de vingt malades traités, et la plupart guéris par l'électricité; par MASARS DE CAZELES, docteur médecin de l'Université de Montpellier, etc. — Paris, Méquignon, 1780. — Et second Mémoire sur l'électricité médicale et histoire du traitement de quarante-deux malades, entièrement guéris ou notablement soulagés par ce remède; par le même. — Paris, Méquignon, 1780, 1 vol. in-12.

6. Mémoire sur les différentes manières d'administrer l'électricité, et observations sur les effets qu'elles ont produits; par MAUDUYT. — Paris, imprimerie royale, 1784, 1 vol. in-8°.

Avec planches.

7. Recherches médico-physiologiques sur l'électricité animale, suivies d'observations et de considérations pratiques sur le procédé médical de la neutralisation électrique directe, notamment appliquée au traitement de l'ophtalmie, de l'érysipèle de la face, de la céphalalgie, de la migraine, des dérangements de la menstruation, des affections rhumatismales, de quelques affections névropathiques, etc.; par J.-F. COUDRET. — Paris, Just-Rouvier, 1837, 1 vol. in-8°.

(M¹⁹)   § 8.

Hydrothérapie.

1. Thomæ BARTHOLINI, De nivis usu medico observationes variæ. Accessit D. Erasmi BARTHOLINI, de figura nivis dissertatio, cum operum authoris catalogo. — Hafniæ, Godich, 1661, 1 vol. in-12.

2. Les vertus médicinales de l'eau commune, ou recueil des meilleures pièces qui ont été écrites sur cette matière; auxquelles on a joint la dissertation de M. DE MAIRAN sur la glace, et celle

de M. Frédéric HOFFMANN sur l'excellence des remèdes domestiques, traduite du latin. — Paris, Cavelier, 1730, 2 vol. in-12.

3. De Bagni Freddi saggio medico-fisico del dottor Filippo BALDINI, prof. di medicina, e lettor straordinario di morbi nervini nella regia Universita di Napoli, etc. ; seconda edizione. — Napoli, Raimondiana, 1775, 1 vol. in-8°.

(M¹¹⁰)   § 9.

Traitement par les frictions.

1. Util uso delle Battiture in medicina. Opera fisico-medica di LUIGI-VISONE napoletano.— Venezia, Tabacco, 1741, 1 vol. in-4°.

(M¹¹¹)   § 10.

Traitement des maladies de la peau.

1. Essai sur le traitement des dartres, avec un recueil d'observations qui démontrent l'efficacité de l'extrait de douce-amère pour la guérison de cette maladie; par Bertrand DE LA GRESIE, docteur médecin et chirurgien de la Faculté de Montpellier, etc.— Paris, Didot, 1774, 1 vol. in-12.

Appartenait aux Récollets de Versailles.

(M¹¹²)   § 11.

Traitement de la maladie vénérienne.

1. Recherches pratiques sur les différentes manières de traiter les maladies vénériennes ; par J.-J. GARDANE, docteur régent de la Faculté de médecine de Paris, etc.—Paris, Didot, 1770, 1 vol. in-8°.

2. Exposition des effets d'un nouveau remède, dénommé sirop mercuriel, rendue publique, conformément à la lettre adressée à l'auteur par le duc de Praslin. On y a joint une instruction détaillée sur la manière d'employer ce remède dans les maladies vénériennes de toute espèce, dans les écrouelles et dans le rachitis, autrement la maladie des enfants noués. Deuxième édition, augmentée d'un recueil de nouveaux procès-verbaux et certificats, qui est précédé de quelques réflexions sur la brochure de M. DE HORNE; par BELLET. — Paris, Durand, 1770, 1 vol. in-12.

3. Remède nouveau contre les maladies vénériennes, tiré du règne animal ; ou essai sur la vertu antivénérienne des alkalis volatils. Dans lequel on expose la méthode d'administrer ces sels ; avec des réflexions critiques, tendantes à perfectionner les autres méthodes; par B. PEYRILHE, du collége de chirurgie de Paris, docteur médecin, etc. — Paris, Didot, 1774, un vol. in-12.

4. Nouvelle méthode de traiter les maladies vénériennes par la fumigation; avec les procès-verbaux des guérisons opérées par ce moyen ; par Pierre LALOUETTE, docteur régent de la Faculté de médecine de Paris, et chevalier de l'ordre royal de Saint-Michel.— Paris, Mérigot, 1776, 1 vol. in-8°.

Avec des planches représentant les appareils dont se servait l'auteur.

Cet exemplaire porte encore l'étiquette placée pendant la Révolution, de L. CAPET. — Il vient de la bibliothèque particulière du Roi.

5. Observations faites et publiées par ordre du Gouvernement, sur les différentes manières d'administrer le mercure dans les maladies vénériennes; par DE HORNE, docteur médecin, ancien médecin des camps et armées du Roi, et en chef des hôpitaux militaires, médecin ordinaire de Mme la comtesse d'Artois, consultant de S. A. S. Mgr le duc d'Orléans. — Paris, 1779, 2 vol. in-8°.

Aux armes du Roi.

6. Rapport fait à l'Académie royale des sciences, par M. le professeur MAGENDIE, sur l'ouvrage du docteur LEGRAND, qui traité de l'emploi de l'or de préférence au mercure, dans le traitement des maladies syphilitiques.— Paris, 1832, 1 vol. in-8°.

7. Thérapeutique-anti-syphilitique rationnelle et expérimentale, simplifiée, éclairée par les progrès de la chimie organique, etc. ; par A.-F. OLLIVIER. — Paris, Cordier, 1843, 1 vol. in-8°.

8. De l'emploi de l'huile iodée de PERSONNE, dans les affections scrofuleuses, syphilitiques, tuberculeuses du poumon, dans le lupus et autres maladies de la peau. — Paris, Labé, 1858, 1 vol, in-8°.

9. Prophylaxie de la syphilis, de la rage et des venins, par une solution de perchlorure de fer, préparée d'après la formule de M. le docteur RODET; par BURIN DU BUISSON. — Lyon, Rey, 1860, 1 vol. in-8°.

(Mlle)

§ 12.

Mélanges.

1. Joannis CHICOTTI, Regis consiliarii et medici, Dissertationes medicæ.—De anno et anni tempestatibus. De purgandi ratione. De rhumatismo. De variolarum et morbillorum ortu, causis et curatione. De dolore. De somno et vigilia. De melancholiæ morbo. Accessit manuductio ad medicinam faciendam. Editio ultima. —Parisiis, Langlois, 1666, 1 vol. in-4°.

2. Dissertation sur la prééminence réciproque du sang et de la lymphe, avec une exposition des divers moyens de combiner avec le mercure les acides végétaux pour la guérison des maladies de la lymphe; par A.-D. DIENERT, docteur régent et bibliothécaire de la Faculté de Paris. — Paris, Quillan, 1759, 1 vol. in-12.

3. Considérations comparatives sur l'évacuation sanguine et la purgation, ou Commentaires sur deux propositions de Th. SYDENHAM, relatives à leur association ; par J.-B.-M. BAUDRY DE BALZAC (thèse). — Strasbourg, Levrault, 1823, 1 vol. in-4°.

CHAPITRE DEUXIÈME

THÉRAPEUTIQUE CHIRURGICALE

(M¹¹⁴)

SECTION I.

TRAITÉS GÉNÉRAUX.

1. Traicté de chirurgie, contenant la vraie méthode de guérir playes d'arquebusade, selon Hippocras, Galien et Paracelse, avec réfutation des erreurs qui s'y commettent ; par Jacques Veyras, docteur médecin, et Jannequin Guilhemet, chirurgien du roy de Navarre. Avec l'advis et jugement de Laurent Joubert, docteur régent et chancelier de l'Université en médecine de Montpellier. Le tout mis et rangé en bon ordre, comme on peut voir, en la page qui suyt l'épistre. — Lyon, B. Vincent, 1626, 1 vol. in-8°.

A la suite de ce traité, Pierre Veyras, neveu de Jacques, a fait imprimer l'écrit intitulé :

Trois discours de Laurent Joubert, lesquels contiennent trois belles questions : sçavoir est : 1° s'il est meilleur se coucher de bonne heure et se lever matin ; 2° si on peut guérir méthodiquement les pestiférés, sans avoir parfaicte cognoissance de la peste en son essence ; 3° si quelqu'un peut mourir de sa blessure, ayant passé le quarantiesme jour. Le tout recueilly et rédigé en escript, par Pierre Veyras, escolier en médecine, escrivant soubs le dict sieur Joubert.

2. Cours d'opérations de chirurgie, démontrées au Jardin royal ; par Dionis, premier chirurgien de feues Mᵐᵉˢ les Dauphines, et maître chirurgien juré à Paris ; seconde édition. — Paris, d'Houry, 1716, 1 vol. in-8°.

Avec un portrait de l'auteur et des planches d'intruments de chirurgie.

3. Traité des opérations de chirurgie, par Ambroise Bertrandi, chirurgien de S. M. le roi de Sardaigne, professeur de chirurgie pratique en l'Université royale de Turin, et associé de l'Académie royale de Paris ; traduit de l'italien par Solier de Ramillais, docteur médecin de Reims, médecin de la Faculté de Paris. — Paris, Didot, 1769, 1 vol. in-8°.

Avec des planches d'instruments de chirurgie.

4. Précis d'opérations de chirurgie ; par Le Blanc, professeur d'anatomie et d'opérations, aux écoles d'anatomie d'Orléans, etc. — Paris, d'Houry, 1775, 2 vol. in-8°.

Avec le portrait de l'auteur et des planches de chirurgie.

5. Principes de chirurgie ; par George de La Faye. — Paris, Bossange, 1797, 1 vol. in-12.

6. OEuvres chirurgicales d'Astley Cooper et de Benjamin Travers, traduites de l'anglais, sur la dernière édition ; par G. Bertrand. — Paris, Baillière, 1823, 2 vol. in-8°.

(M¹¹⁵)

SECTION II.

TRAITÉS SPÉCIAUX.

§ 1.

Emploi de l'eau froide.

1. De l'emploi de l'eau froide, par irrigation continue, dans le traitement des maladies chirurgicales ; suivi de quelques considérations de médecine, chirurgie, accouchement et thérapeutique ; par J. Philippar (thèse). — Paris, Didot, 1835, 1 vol. in-4°.

2. De l'emploi de l'eau en chirurgie ; par A.-A. Amussat. — Paris, Rignoux, 1850, 1 vol. in-4°.

(M¹¹⁶)

§ 2.

Des évacuants en chirurgie.

1. De recta curandorum vulnerum ratione, et aliis ejus præceptis libri II, Francisco Arcœo, Fraxinalensi, doctore medico et chirurgo, auctore. Ejusdem De febrium curandarum ratione. — Antverpiæ, Plantim, 1574, 1 vol. in-8°.

Arcœus est surtout célèbre par la composition du baume qui porte encore son nom.

Cet exemplaire appartenait à la maison de la Mission de Versailles.

2. Réflexions sur les plaies, ou la méthode de procéder à leur curation, suivant les principes modernes, la structure naturelle des parties et leurs mouvements mécaniques, fondées sur l'expérience la plus certaine ; avec des remarques des plus grands maîtres de l'art, et leurs observations les plus curieuses et les plus instructives, touchant les plaies des trois ventres ; par C.-F. Faudacq, chirurgien à Namur. — Paris, Huart, 1736, 1 vol. in-8°.

3. Dissertation sur l'importance des évacuants dans la cure des plaies récentes simples ou graves, suivie d'observations raisonnées sur la complication du vice vénérien et scorbutique ; par LOMBARD, correspondant de l'Académie royale de chirurgie, chirurgien major en chef de l'Hôpital militaire de Strasbourg, etc. — Strasbourg, Levrault, 1762, 1 vol. in-8°.

4. Dissertation sur l'utilité des évacuants, dans la cure des tumeurs, des plaies anciennes, des ulcères, etc., précédée d'un supplément à une première dissertation sur l'importance des évacuants dans la cure des plaies récentes ; par LOMBARD, maître en chirurgie de la ville de Dôle, chirurgien major en chef de l'hôpital royal et militaire de Strasbourg, etc. — Strasbourg, Levrault, 1783, 1 vol. in-8°.

5. Observations en forme de lettres sur la critique de l'ouvrage de M. Lombard, sur l'importance des évacuants dans la cure des plaies récentes, simples ou graves, faites par M. DEHORNE, rédacteur du Journal de médecine militaire.—Strasbourg, Lorenz ; par MARCHAL, maître en chirurgie, juré-chirurgien major de l'Hôpital général des Bourgeois, etc. — 1 vol. in-8°.

(M¹⁴⁷)   § 3.

De la saignée.

1. Traité de la phlébotomie et de l'artériotomie, recueilli des auteurs anciens et modernes, avec des remarques critiques sur les uns et les autres ; par MARTIN, d. m., et agrégé de l'Université d'Avignon. — Paris, Cavelier, 1741, 1 vol. in-12.

(M¹⁴⁸)   § 4.

Compression et ligature des vaisseaux.

1. Description d'un tourniquet nouveau ; par LASSAUZÉE, chirurgien élève de l'hôpital de la Charité. Extrait du Journal de médecine, chirurgie, pharmacie, etc. — 1774, Vincent, 1 vol. in-12.

2. Mémoire sur un appareil compressif de l'artère iliaque externe, dans le cas d'anévrisme inguinal, lu à l'Académie royale de médecine, section de chirurgie, le 7 février 1822 ; par P.-L. VERDIER. — Paris, 1823, 1 vol. in-8°.

3. Traité théorique et pratique de la ligature des artères ; par J.-P. MANEC, avec 14 planches. — Paris, Crochard, 1836, 1 vol. in-f°.

(M¹⁴⁹)   § 5.

Fractures et Luxations.

1. La manière de guérir les fractures et les luxations qui arrivent au corps humain, par le moyen des bandages ; par VERDUC, maître chirurgien juré de Paris ; 2ᵉ édition, corrigée et augmentée d'un nouveau traité des plaies d'arquebusades. — Paris, d'Houry, 1689, 1 vol. in-12.

2. Nouvelle méthode de traiter les fractures et les luxations, ouvrage traduit de l'anglais ; par LASSUS, membre du collége de chirurgie de Paris, etc. — Paris, Didot, 1771, 1 vol. in-12.

Avec figures.

3. Institut orthopédique de Paris, pour le traitement des difformités de la taille et des membres, chez les personnes des deux sexes, dirigé par les docteurs PRAVAZ et GUÉRIN, au château de la Muette, à Passy, près le bois de Boulogne. — Paris, Everat, 1835, 1 vol. in-f°.

(M¹²⁰)   § 6.

Rhinoplastie.

1. Traité sur l'art de restaurer les difformités de la face, selon la méthode par déplacement, ou méthode française ; par SERRE. — Montpellier, 1842, 1 vol. in-8°.

2. Atlas du même ouvrage, 1 vol. in-f°.

(M¹²¹)   § 7.

Opérations du larynx et des vaisseaux aériens.

1. Essai sur la bronchotomie ; par François-Henri-Nicolas WILLIAME (thèse). — Paris, Didot, 1816, 1 vol. in-4°.

(M¹²²)   § 8.

Opérations de l'œil et de ses annexes.

1. Guide pratique pour l'exploration méthodique et symptomatologique de l'œil et de ses annexes ; par C. J. F. CARRON-DUVILLARDS. — Paris, Just-Rouvier, 1836, 1 vol. in-8°.

2. Nouveau moyen de guérir les fistules lacrymales et les larmoiements chroniques réputés incurables, proposé par le docteur Paul BERNARD. — Paris, Germer-Baillière, 1843, 1 vol. in-8°.

3. Quelques mots sur la cataracte ; par A.-A. NAVARRE. — Montpellier, Martel, 1861, 1 vol. in-4°.

(M¹²³)   § 9.

Art dentaire.

1. Description du treptodonte et du stéréodonte, appareils nouveaux pour le redressement des dents et leur contention après le redressement ; suivie de l'exposition des ostéonaures, nouveau système de prothèse dentaire, à l'aide duquel on profite des avantages que présentent séparément les appareils métalliques et les pièces de défenses d'hippopotame, sans en éprouver les inconvénients ; par A. SCHANGE. — Paris, Garnier, 1857, 1 vol. in-8°.

2. Révélations sur les progrès de l'art dentaire ; par JACOWSKY. — Paris, 1858, 1 vol. in-8°.

(M¹²⁴)   § 10.

Hernies.

1. Traité des hernies ou descentes, contenant les causes, signes, accidents, remèdes, et un avis aux hernieux, avec la manière de bien faire et administrer les bandages d'acier et de fil de fer ; par Nicolas LEQUIN, chirurgien herniaire.—Chez l'auteur, Paris, 1685, 1 vol. in-12.

2. Instructions nécessaires pour ceux qui sont incommodés des descentes, avec quelques remarques sur le remède du Roi, et sur les moyens qu'on peut prendre pour envoyer des bandages dans les

provinces; par DE LAUNAY, chirurgien herniaire, reçu à Saint-Côme. — Paris, d'Houry, 1690, 1 vol. in-12.

Avec des planches.

Appartenait au couvent de Saint-Martin de Pontoise.

3. L'art de guérir les hernies ou descentes, ouvrage utile aux personnes attaquées de ces maladies, et dans lequel on trouvera la meilleure méthode de construire les bandages convenables à leur curation ; par BALIN, ci-devant chirurgien aux armées, reçu au collége de chirurgie pour les hernies, etc. — Paris, Hérissant, 1768, 1 vol. in-12.

4. Nouvelle méthode d'opérer les hernies ; par LEBLANC, chirurgien-lithotomiste de l'Hôtel-Dieu d'Orléans, professeur d'anatomie, etc. ; à laquelle on a joint un essai sur des hernies rares et peu connues, de HOIN, chirurgien à Dijon, etc. ; avec des figures en taille-douce. — Paris, Guillyn, 1768, 1 vol. in-8°.

La méthode de l'auteur consiste à faire rentrer l'intestin, après l'ouverture du sac, par simple dilatation de l'anneau inguinal, et sans incision à cet anneau.

5. Dissertation sur l'usage des caustiques, pour la guérison radicale et absolue des hernies ou descentes, de façon à n'avoir plus besoin de bandages pour le reste de la vie; par GAUTHIER, conseiller médecin du Roi, docteur régent de la Faculté de médecine de Paris, etc. — Paris, Jombert, 1774, 1 vol. in-12.

6. L'art de guérir radicalement, et sans le secours d'aucun bandage, les hernies.

Voir : OEuvres de M. BOSC D'ANTIC. — Paris, 1780, tome II°, page 309, in-12.

7. Traité des bandages herniaires ; dans lequel on trouve, indépendamment des bandages ordinaires, des machines propres à remédier aux chutes de la matrice et du rectum, à servir de récipient dans le cas d'anus artificiel, d'incontinence d'urine, etc. ; par JUVILLE, chirurgien herniaire. — Paris, Belin, 1786, 1 vol. in-8°.

Avec de très belles planches, représentant des bandages herniaires, et autres.

8. Manuel des personnes incommodées de hernies ou descentes, de vices de conformation ou d'autres infirmités, au moyen duquel il leur sera facile de se diriger dans l'usage des bandages ou des machines indispensables pour leur traitement ; par PIPELET. — Paris, Hernan, 1805, 1 vol. in-8°.

(M¹²⁵)   § 11.

Opérations de l'anus.

1. Observation sur une opération d'anus artificiel, pratiquée avec succès par un nouveau procédé, à la région anale d'un enfant nouveau-né, dans un cas d'absence congénitale du rectum ; suivie de quelques réflexions sur les obturations du gros intestin ; par AMUSSAT, — Paris, Everat, 1835, 1 vol in-8°,

(M¹²⁶)   § 12.

Opérations des organes vésico-urinaires.

1. Recueil d'expériences et d'observations sur la pierre, et en particulier sur les effets des remèdes de M¹¹ᵉ STEPHENS, pour dis-

soudre la pierre. — Exposition des preuves pour et contre les remèdes de M¹¹ᵉ Stephens, pour dissoudre la pierre, contenant 155 cas sur cette matière, avec quelques expériences et observations, par David HARTLEY. — Acte du Parlement d'Angleterre pour assurer une récompense à M¹¹ᵉ Stephens, afin qu'elle rende publique la préparation de ses remèdes. — Recette des remèdes de M¹¹ᵉ Stephens pour guérir la pierre et la gravelle.—Lettre écrite de France et d'Angleterre au sujet de ces remèdes.—Paris, Piget, 1740, 1 vol. in-12.

2. Traité des moyens de dissoudre la pierre et dé guérir cette maladie et celle de la goutte, par le choix des aliments ; par Théophile LOBB, docteur médecin de la Société royale de Londres. Traduit de l'Anglais, par J. A. — Paris, Durand, 1744, 1 vol. in-12.

3. Traité des causes et symptômes de la pierre, et des principaux remèdes en usage pour guérir cette maladie ; par D. D'ESCHERNY. — Dublin, Beloved-Rock-Island, 1755, 1 vol in-8°.

4. Recueil de pièces sur la lithotomie et la lithotritie; par le docteur SOUBERBIELLE. — Paris, Plon, 1828-1835, 1 vol. in-8°.

5. Du spasme de l'urèthre et des obstacles véritables qu'on peut rencontrer en introduisant des instruments dans ce canal; par J.-Z. AMUSSAT. — Paris, Everat, 1836, 1 vol. in-8°.

6. Nouveau procédé d'auscultation pour le diagnostic des pierres de la vessie, suivi de quelques propositions ; par L.-L. MOREAU DE SAINT-LUDGÈRE (thèse). — Paris, Rignoux, 1837, 1 vol. in-4°.

7. Traité pratique des maladies des voies urinaires et des organes générateurs de l'homme et de la femme; par Em. JOZAN. — Paris, J. Masson, 1860, 1 vol. in-12.

8. Etude historique de la lithotritie ; par LEROY D'ÉTIOLLES. — 1 vol. in-8°.

9. Chirurgie pratique. — Lithothrypsie. — Paris, Dezauche, 1 vol. in-8°.

(M¹²⁷)   § 13.

Opérations des organes de la génération de l'homme.

1. Traité de l'hydrocèle, cure radicale de cette maladie, et traitement de plusieurs autres qui attaquent les parties de la génération de l'homme ; par IMBERT-DELONNES, premier chirurgien de S. A. S. Mgr le duc de Chartres, et chirurgien-major de la cavalerie française et étrangère. — Paris, Duplain, 1785, 1 vol. in-8°.

Aux armes du Roi.

(M ²⁸)   § 14.

Opérations des organes de la génération de la femme.

1. Observation sur une opération de vagin artificiel, pratiquée avec succès, par un nouveau procédé, suivie de quelques réflexions sur les vices de conformation du vagin ; par J.-Z. AMUSSAT.—Paris, Warin, 1834, 1 vol. in-8°.

2. De la possibilité de redresser d'une manière permanente l'utérus en rétroversion, par la soudure du col, à la partie postérieure et supérieure du vagin ; par J.-Z. AMUSSAT. — Paris, Hennuyer, 1851, 1 vol. in-8°.

CHAPITRE TROISIÈME

MATIÈRE MÉDICALE

SECTION I.

HISTOIRE.

1. Caroli CLUSII Atrebatis, aulæ Cæsareæ quondam familiaris, exoticorum Libri decem; quibus animalium, plantarum, aromatum, aliorumque peregrinorum fructuum historiæ describuntur. Item Petri BELLONII observationes, eodem Carolo CLUSIO interprete. — Lugduni-Batavorum, Rapheleng, 1605, 1 vol. in-f°.

2. Theatrum universale omnium animalium, piscium, avium, etc., CCLX tabulis ornatum, ex scriptoribus tam antiquis quam recentioribus, Aristotele, Theophrasto, etc., ac plus quam trecentis piscibus, nuperrime ex Indiis orientalibus allatis, ac nunquam antea his terris visis, locupletatum; cum enumeratione morborum, quibus medicamina ex his animalibus petuntur, ac notitiâ animaliom ex quibus vicissim remedia præstantissima possunt capi ; cura Henrici RUYSCH, m. d. Amstelæd. — Amstelædami, Westenios, 1718, avec un frontispice gravé par J. WANDELAAR, 2 vol. in-f°.

SECTION II.

DICTIONNAIRES.

1. Le médecin royal, ou le parfait médecin charitable. Divisé en trois parties ; enseignant par ordre alphabétique les noms, qualités, facultés, vertus manifestes, occultes ou cachées des médicaments simples, le formulaire ou méthode d'ordonner, la manière de faire et préparer en la maison avec facilité et peu de frais les remèdes internes et externes propres et nécessaires pour guérir toutes sortes de maladies, l'usage et le temps d'en user ; avec le prix et la valeur des médicaments simples et composés, et les marques et figures de médecine. — Œuvre très utile et nécessaire à toutes sortes de personnes, et aux studieux de la médecine ; par Charles de SAINT-GERMAIN, écuyer, docteur en la Faculté de médecine, conseiller et médecin ordinaire du roi, parisien. — Paris, Besongne, 1655, 1 vol. in-8°.

2. Dictionnaire pharmaceutique, ou plutôt apparat medico-pharmaco-chimique. Ouvrage curieux pour toutes sortes de personnes, utile aux médecins, apothicaires et chirurgiens, et très nécessaire pour l'avancement et l'instruction des jeunes gens qui s'adonnent à la profession de la pharmacie, et particulièrement de ceux qui ne possèdent pas pleinement la langue latine ; dans lequel est contenu, en français, par demande et par réponse, sur chaque diction latine rangée par alphabet, tout ce qui concerne cette profession si nécessaire au public ; tiré et recueilli des meilleurs auteurs tant anciens que modernes qui en ont écrit; par DE MEUVE, docteur médecin, conseiller et médecin ordinaire du roi. — Paris, d'Houry, 1677, 1 vol. in-8°.

3. Dictionnaire pharmaceutique, ou apparat de médecine, pharmacie et chimie, avec deux tables très commodes, l'une pour choisir les remèdes propres à toutes les maladies, et l'autre pour trouver l'explication des dictions latines, ou leurs synonimes, contenues dans ce dictionnaire. Ouvrage curieux pour toutes sortes de personnes, utile aux médecins, apothicaires et chirurgiens, et très nécessaire pour l'instruction de ceux qui veulent s'appliquer à la profession de la pharmacie ; tiré et recueilli des meilleurs auteurs qui ont écrit de ces matières, par DE MEUVE, docteur médecin, conseiller et médecin ordinaire du roi, seconde édition. — Paris, d'Houry, 1689, 1 vol. in-4°.

4. Iv. Jacobi MANGETI, m. d. et sereniss. ac potensiss. regis Prussiæ archiatri, Bibliotheca pharmaceutico-medica, seu rerum ad pharmaciam galenico-chymicam spectantium, thesaurus refertissimus, in quo, ordine alphabetico non omnis tantum, materia-medica historicè, physicè, chymicè ac anatomicè explicata; sed et celebriores quæque compositiones, tum ex omnibus dispensatoriis pharmaceuticis, variis hactenus linguis in lucem editis, tum è melioris notæ scriptoribus practicis excerptæ : imo secretiores non paucæ præparationes chymicæ, mechanicæ, etc., in curiosorum cujusvis ordinis usum, unde quaque conquisitæ, abundè cumulantur. Cum indice materiarum locupletissimâ, et figuris æneis necessariis. — Genevæ, Detournes, 1704, 2 vol. in-f°.

5. Histoire des plantes qui naissent aux environs d'Aix, et dans plusieurs autres endroits de la Provence ; par GARIDEL, docteur en médecine et professeur royal d'anatomie. — Aix, David, 1715, 1 vol. in-f°.

Cet ouvrage appartenait à Lieutaud qui y a écrit beaucoup de

21

notes. — L'auteur s'est surtout attaché à décrire les plantes médicinales.

6. Dictionnaire botanique et pharmaceutique, contenant les principales propriétés des minéraux, des végétaux et des animaux d'usage, avec les préparations de pharmacie internes et externes les plus usitées en médecine et en chirurgie; par Nic. ALEXANDRE. — Paris, Laurent Le Conte, 1738, 1 vol. in-8°.

7. Dictionnaire universel des drogues simples, contenant leurs noms, origine, choix, principes, vertus, étimologie, et ce qu'il y a de particulier dans les animaux, dans les végétaux et dans les minéraux; ouvrage dépendant de la Pharmacopée universelle; par LEMERY, de l'Académie royale des sciences, docteur médecin; troisième édition, avec des figures en taille-douce. — Paris, d'Houry, 1748, 1 vol. in-4".

8. Dictionnaire botanique et pharmaceutique, contenant les principales propriétés des minéraux, des végétaux et des animaux d'usage, avec les préparations de pharmacie internes et externes les plus usitées en médecine et en chirurgie; par D. Nic. ALEXANDRE. — Paris, Nyon, 1766, 1 vol. in-8°.

9. Dictionnaire raisonné universel des plantes, arbres et arbustes de la France; contenant la description raisonnée de tous les végétaux du royaume, considérés relativement à l'agriculture, au jardinage, aux arts et métiers, à l'économie domestique et champêtre, et à la médecine des hommes et des animaux ; par BUCHOZ, médecin du roi de Pologne, etc. — Paris, Costard, 1770, 4 vol. in-8°.

Aux armes du Roi.

10. Dictionnaire raisonné universel de matière médicale, concernant les végétaux, les animaux et les minéraux qui sont d'usage en médecine; leurs descriptions, leurs analyses, leurs vertus, leurs propriétés, etc., recueilli de manuscrits originaux et des meilleurs auteurs anciens et modernes, tant étrangers que de notre pays; avec une table raisonnée de tous les noms que chaque pays a donnés aux mêmes végétaux, animaux et minéraux; par DE LA BEYRIE et GOULIN. — Paris, Didot, 1773, 4 vol. in-8°.

(1161) ## SECTION III.

TRAITÉS GÉNÉRAUX.

1. Dei Discorsi di M. Pietro Andrea MATTHIOLI. Sanese, nelli sei libri di Pedacio Dioscoride Anazarbeo, della materia medicinale. — In Venitia, Bartholomeo de gli Alberti, 1554, 2 vol. in-f°.

Cet exemplaire de l'édition italienne des Commentaires de Matthioli sur la matière médicale de Dioscorides, contient un assez bon nombre de planches parfaitement coloriées à la main.

2. Petri-Andreæ MATTHIOLI senensis, serenissimi principis Ferdinandi, archiducis Austriæ, etc., medici, Commentarii secundo aucti, in libros sex Pedacii Dioscoridis Anazarbei de medica materia adjectis quam plurimis plantarum et animalium imaginibus, quæ in priore editione non habentur, eodem auctore. His accessit ejus-

dem apologia adversus Amatum lusitanum; quin et censura in ejusdem enarrationes. — Venetiis, Valgrisiana, 1560, 1 vol. in-f°.

On peut reprocher à Matthioli d'avoir donné de fausses figures des plantes. En se fondant sur les descriptions de Dioscorides, il a représenté des plantes qu'il n'avait pas vues, et qui sont ce pure invention.

3. Petri-Andreæ MATTHIOLI medici Cæsarei et Ferdinandi archiducis Austriæ opera quæ extant omnia; hoc est : Commentarii in vi libros Pedacii Dioscoridis Anazarbei de medica materia ; adjectis in margine variis græci textus, lectionibus ex antiquissimis codicibus desumptis, qui Dioscoridis depravatam lectionem restituunt; a Gasparo BAUHINO, Basiliensi medicinæ professore clariss.; post diversarum editionum collationem infinitis locis aucti; synonimiis quoque plantarum et notis illustrati ; adjectis plantarum iconibus, supra priores editiones plusquàm trecentis (quarum quamplurimæ hic primum describuntur) ad vivum delineatis. De ratione distillandi aquas ex omnibus plantis, et quomodo genuini odores in ipsis aquis conservari possint; item, Apologia in Amatum lusitanum, cum censura in ejusdem enarrationes. Epistolarum medicinalium libri quinque. Dialogus de morbo gallico. Cum locupletissimis indicibus, tùm ad rem herbariam, tùm medicamentariam pertinentibus. Editio altera.— Basileæ, J. Konig, 1674, 1 vol. in-f°.

Cet ouvrage est un répertoire immense, qui renferme à peu près toute l'érudition botanico-médicale de cette époque. Il offre un nombre considérable de gravures sur bois.

4. Ad Jacobi AUBERTI Vindonis, de ortu et causis metallorum contra chymicos explicationem, Josephi QUERCETANI Armeniaci, d. medici brevis Responsio. — Ejusdem, de exquisita mineralium, animalium et vegetabilium medicamentorum spagyrica præparatione et usu, perspicua Tractatio.—Lugduni, J. Lertotium, 1575, 1 vol in-8°.

5. Les six livres de Ped. DIOSCORIDE Anazarbeen, de la matière médicinale. Enrichis de très utiles annotations sur chacun des chapitres, tant des qualités et vertus des simples médicaments que des remèdes à toutes les maladies qui peuvent avenir au corps humain : revus et corrigés outre les précédentes impressions, mis en français par Martin MATHÉE, médecin. — Lyon, Cloquemin, 1580, 1 vol. in-4°.

Les annotations faites par Mathée rendent ce livre curieux pour les connaissances botaniques de cette époque. Cet exemplaire vient du couvent de Saint-Martin de Pontoise.

6. Trattato di Christophoro ACOSTA, africano medico e chirurgo, della historia natura, et virtu delle droghe medicinali, e altri semplici rarissimi, che vengono portati dalle Indie orientali in Europa, con le figure delle piante ritratte, e disegnate dal vivo poste a luoghi proprii. Nuovamente recato dalla Spagnuola nella nostra lingua. — In Venetia, Ziletti, 1585, 1 vol. in-4°.

7. Les observations de plusieurs singularités et choses mémorables trouvées en Grèce, Asie, Judée, Égypte, Arabie et autres pays étrangers, rédigées en trois livres; par Pierre BELON, du Mans ; revues de nouveau et augmentées de figures. — Paris, de Marnef, 1588, 1 vol. in-4°.

Cet ouvrage renferme un grand nombre d'observations sur la matière médicale de différents pays, particulièrement dans le livre intitulé : « Les appellations antiques des arbres et autres plantes, des serpents, des poissons, des oiseaux et autres bêtes terrestres, conférées avec les noms français modernes et plusieurs vrais portraits d'iceux retirés du naturel, non encore vus par ci-devant. »

8. Joannis MESUOE Damasceni, opera de medicamentorum purgantium delectu, castigatione et usu, libri duo. Quorum priorem canones universales, posteriorem de simplicibus vocant GRABADIN, hoc est compendii secretorum medicamentorum, libri duo. Quorum prior antidotarium ; posterior de appropriatis vulgò inscribitur, cum MUNDINI, HONESTI, MANARDI et SYLVII, in tres priores libros observationibus, quæ vulgò cum his prodire consueverunt ; his accessere plantarum in libro simplicium descriptarum imagines ex vivo expressæ. Atque item Joannis COSTOEI annotationes, tùm quas in editione superiori dedimus, tùm præterea novæ aliæ in postremas novem antidotarii sectiones, qnæ hactenus desiderabantur. Supplementum in secundum librum compendii secretorum medicinæ Joannis Mesuæ medici celeberrimi, tùm Petri APPONI Patavini, tùm Francisci DE PEDEMONTIUM, medicorum illustrium. Quibus accessere et alia consueta opuscula, quorum proximè sequitur index. Quam diligentissimè recognitum, et in margine locorum insignium, annotationibus quam plurimis decoratum ; ac Galeni, Hippocratis et aliorum insignium doctorum auctoritatibus appositis, in studiosorum emolumentum denuo illustratum. — Venetiis, Juntas, 1589, 1 vol. in-f°.

Catalogus eórum quæ in supplementi continentur. — Petri APPONI Patavini supplementum à membris nutritionis usque ad cor. — Francisci DE PEDEMONTIUM supplementum ferè omnium, quæ Mesue proposuit. — NICOLAÏ præpositi antidotarium parvum. — PLATERAII expositio in eundem. — Johannis de S. AMANDO expositio, et dubitationes earumque solutiones. — Gentilis FULGINATIS de complexione, proportione, et dosi medicinarum. De substitutis medicinis ex antiquis auctoribus, id est quid pro quo. Expositio quorundam nominum rerum ad rem medicam facientium, id est, synonima. — Liber servitoris de præparatione medicinarum, id est lib. XXVIII ALBUCHASIS. — Instructio aromatariorum atque aromatariæ institutio SALADINI Asculani. — De virtutibus simplicium medicinarum atque ciborum ALBENGNEFIT. — APULEIUS, de ponderibus, et mensuris. — De notis, seu signis, vel characteribus ponderum et mensurarum, incerti auctoris. — ALCHINDUS, de investigandis compositarum medicinarum gradibus. — COPHONIS libellus, de arte medendi. — Summula JACOBI, de partibus per ordinem alphabeti singulorum remediorum, singulis morbis conferentium.

Cet ouvrage renferme beaucoup de gravures sur bois, représentant des plantes médicinales.

9. Promptuarium materiæ-medicæ, sive apparatus ad praxin medicam, libris duobus adornatus : quorum prior de viribus medicamentorum in genere, posterior verò de iisdem in specie, seu de medicamentis, cuique morbo et symptomati propriis agit. Opus futuro medico-practico non minus utile quàm necessarium. Auctore D.-

Joh.-Georgio MACASIO, Egrâ Bohemo, generosiss., baronum Schonburgicorum medico, etc. — Francofurti, Beyer, 1654, 1 vol. in-8°.

10. Hadriani a MYNSICHT, medici germani præstantissimi, Thesaurus et armamentarium medido-chymicum. In quo selectissimorum contra quo suis morbos pharmacorum conficiendorum secretissima ratio aperitur, unà cum eorumdem virtute, usu et dosi. Cui in fine adjunctum est Testamentum hadrianeum, de aureo philosophorum lapide. Editio secunda. — Lugduni, Huguetan, 1670, 1 vol. in-8°.

11. Petri MORELLI, methodus præscribendi formulas remediorum, cum annexo materiæ medicæ systemate, tertiùm recensita, aucta, illustrata a Gerardo BLASIO, m. d. — Amstelodami, Boom, 1680, 1 vol. in-12.

12. Le même ouvrage, 1 vol. in-12.

13. L'Apothicaire français charitable, qui donne une parfaite connaissance de la matière médicale, de toutes les opérations de pharmacie tant galénique que chymique, et des formules des médicaments tant internes qu'externes. Ouvrage nécessaire à tous ceux qui exercent la médecine à la campagne, comme aussi à ceux qui s'employent au soulagement des pauvres ; par J. Constant DE REBECQUE, d. m. — Lyon, Certe, 1683, 1 vol. in-8°.

Appartenait à la maison de la Mission de Versailles.

14. Instrumenta curationis morborum, depromptè ex pharmacia galenica et chymica, chirurgia et diæta. Opus in quo multa traduntur praxim ineuntibus utilissima, eosque velut manu ducentia. Edit. secunda. Authore H. J. P. R., m. — Lugduni, Certe, 1687, 1 vol. in-12.

Appartenait au dr Lieutaud.

15. Traité des médicaments, et la manière de s'en servir pour la guérison des maladies, suivant les expériences des médecins modernes. Avec les formules pour la composition des médicaments. Nouvelle édition ; par D. TAUVRY, d. m., etc. — Paris, Girin, 1690, 2 vol. in-12.

16. Hermanni BOERHAAVE, Libellus de materie medica et remediorum formulis, quæ serviunt aphorismis de cognoscendis et curandis morbis. Nova editio. — Parisiis, Cavelier, 1720, 1 vol. in-12.

17. Materiæ medicæ, idea nova tripartita exhibens : 1° Digestionem officinalium medicamentorum, tàm galenicorum quàm chymicorum modernorum in classes sapore, odore atque texturâ differentes, cum annexâ dosi, gradu saporis, etc. ; 2° Distinctionem remediorum secundùm virtutes communes seu generales, in tabulis XII, quarum singulis saporum scientia applicatur ; 3° Locos communes, in quibus textura, vires et modus operandi auxiliorum explicantur, ordine alphabetico. — Cum triplice indice classium, tabularum et simplicium singulorum, ita quidem, ut cuilibet ex eodem præparata subjiciantur. Accesserunt tabellæ differentiales, in quibus remediorum major et minor efficacia resolutoria, secretoria, etc. ; per tabulam IX, ipsorum dein acredo et blandities : volatilitas et fixitas cum medietate indicantur. Opella usui philiatrorum perpetuo accommodata, à Joh. Casparo MANGOLD, phil. et med. doct. Bas. — Francofurti et Lipsiæ, impensis authoris, 1720, 1 vol. in-12.

18. Conspectus therapiæ generalis cum notis in materiam medicam, tabulis xx, methodo Stahliana conscriptus a D. Joanne JUNCKERO, med. practico Orphanotrophei halensis. — Halæ-Magdeburgicæ, imp. Orphanotrophei, 1725, 1 vol. in-4°.

19. D. Pauli HERMANNI, medicinæ doctoris et professoris Lugduno-Batavi Cynosura materiæ medicæ, ante sedecim annos in lucem emissa, brevibusque annotatis exornata à D. Joh. Sigismundo HENNINGERO, med. doct. et prof. publ. ord. in universitate Argentoratensi, nunc diffusius explanata, et compositorum medicamentorum recensione aucta, curante Johanne BOECLERO, philos. et medic., doct. botan. atque chym., apud Argentinenses prof. publ. ord. capit. Thom., canon. — Argentorati, Beck, 1726, 3 vol. in-4°.

20. Plusieurs traités des vertus des herbes, des pierres précieuses et des animaux. Dans les admirables secrets d'ALBERT LE GRAND. — Lyon, Beringos, 1729, 1 vol. in-12.

21. Histoire générale des drogues simples et composées, renfermant dans les trois classes des végétaux, des animaux et des minéraux tout ce qui est l'objet de la physique, de la chimie, de la pharmacie et des arts les plus utiles à la société des hommes. Ouvrage enrichi de plus de quatre cents figures en taille-douce, tirées d'après nature, avec un discours qui explique leurs différents noms, les pays d'où elles viennent, la manière de connaître les véritables d'avec les falsifiées, et leurs propriétés; où l'on découvre l'erreur des anciens et des modernes; par POMET, Md épicier et droguiste. Nouvelle édition, corrigée et augmentée des doses et des usages, par POMET fils, apothicaire. — Paris, Ganeau, 1735, 2 vol. in-4°.

22. Matière médicale, où l'on traite des médicaments naturels ou simples, ensuite des médicaments composés ou artificiels; avec deux dissertations, l'une sur la formation des pierres, et l'autre sur la cause de la dureté, mollesse et fluidité des corps; par DEIDIER, cons. med. du Roi, etc. — Paris, D'Houry, 1738, 1 vol. in-12.

23. Samuelis DALEI, m. l. Pharmacologia, seu manuductio ad materiam medicam : in qua medicamenta officinalia simplicia, hoc est mineralia, vegetabilia, animalia eorumque partes in medicinæ officinis usitata, in methodum naturalem digesta succincte et accurate describuntur. Cum notis generum characteristicis specierum synonymis, differentiis et viribus. Quarta editio. — Lugduni-Batavorum, Langerak, 1739, 1 vol. in-4°.

Avec un portrait de Samuel Dale, à l'âge de 78 ans.

24. Materies medica, exibens virium medicamentorum simplicium catalogos in tres libros divisa; quorum: 1° Medicamenti vel operationis nomina; 2° Titulos morborum; 3° Partes corporis, humores, et functiones complectitur. Auctore Davide DE GORTER, Joh. fil. A. L. M. philosophiæ et medicinæ doctore. — Amstelodami, Ratelband, 1740, 1 vol. in-4°.

25. Tractatus de materia medica, sive de medicamentorum simplicium historiâ virtute, delectu et usu. Auctore Stephano-Francisco GEOFFROY, doct. med. paris., etc. — Parisiis, Desaint, 1741, 3 vol. in-8°.

26. Traité de matière médicale, ou de l'histoire, des vertus, du choix et de l'usage des simples; par GEOFFROY, docteur médecin de la Faculté de Paris, etc. Traduit en français par M***, docteur médecin. — Paris, Saillant, 1743, 10 vol. in-12.

27. Ferderici CARTHEUSER, m. d., ejusdem in regia Acad. Viadrina, prof. publ. ordinarii, Fundamenta materiæ medicæ tàm generalis quàm specialis in usum academicum conscripta. — Francofurti, ad viadrum Kleyb, 1749, 2 vol. in-8°.

28. Précis de la matière médicale; contenant les connaissances les plus utiles sur l'histoire, la nature, les vertus et les doses des médicaments, tant simples qu'officinaux usités dans la pratique actuelle de la médecine, avec un grand nombre de formules éprouvées. Traduction de la seconde partie du Précis de la médecine, publié en latin par LIEUTAUD, médecin de Mgr le Dauphin, des Enfants de France, de l'Académie royale des sciences et de la Société royale de Londres; nouvelle édition, à laquelle on a ajouté un traité des aliments et des boissons. — Paris, Didot, 1770, 2 vol. in-8°.

29. Le même ouvrage, nouvelle édition. — Paris, Didot, 1776, 2 vol. in-8°.

Relié en maroquin vert, aux armes du Roi.

30. Mantissa editioni quartæ Materiæ medicæ, B. Equ. A. LINNÉ, adjecta a D. Jo. Christ. DAN SCHREBERO. — Erlangæ, Walther, 1782, 1 vol. in-8°.

31. Manuel de matière médicale, ou description abrégée des médicaments, avec l'indication des caractères botaniques des plantes médicinales et celles des principales préparations officinales des pharmacophées de Paris, de Londres et d'Edimbourg, des considérations sur l'art de formuler, et des tableaux synoptiques; par H. MILNE-EDWARDS et P. VAVASSEUR. — Paris, Compère, 1826, 1 vol. in-18.

(M¹²²)

SECTION IV.

TRAITÉS DE PHARMACIE.

1. Antonii Musæ BRASSAVOLI, medici ferrariensis, Examen omnium trochiscorum, unguentorum, ceratorum, emplastrorum, cataplasmatum et collyriorum quorum frequens usus est apud ferrarienses pharmacopolas. — Lugduni, Honorati, 1555, 1 vol. in-16.

2. La thériaque française, avec les vertus et propriétés d'icelle, selon Galien, mise en vers français par Pierre MAGINET, pharmacien salinois, et dispensé, publiquement à Salins; par lesdits MAGINET et Claude THOUVEREY frères, pharmaciens, en l'an 1623, — Lyon, B. Vincent, 1623, 1 vol. in-8°.

3. Declaratio fraudum et errorum apud pharmacopæos commissorum. Authore Lisseto BENANCIO, latinitate donata et edita ex museo Thomæ BARTHOLINI. Accessit ejusdem argumenti dialogus Joh. Antonii LODETTI, editio secunda. — Francofurti, Racher, 1681, 1 vol. in-8°.

4. Histoire générale des drogues; traitant des plantes, des animaux et des minéraux; ouvrage enrichi de plus de quatre cents figures en taille-douce, tirées d'après nature, avec un discours qui explique leurs différents noms, les pays d'où elles viennent, la manière de connaître les véritables d'avec les falsifiées et leurs propriétés; où l'on découvre l'erreur des anciens et des modernes, le

tout très utile au public; par Pierre POMET, marchand épicier et droguiste. — Paris, Loyson, 1694, 1 vol. in-f°.

Cet ouvrage est dédié à Fagon, le premier médecin de Louis XIV. Il eut une grande vogue et fut traduit en allemand et en anglais. Les planches en sont fort bien exécutées. Il est orné d'un beau portrait de l'auteur, par LECLERC, avec cet exergue : Petrus POMET, aromatarius parisiensis, anno ætatis suæ XXXV. Ce singulier marchand fit, au Jardin du Roi, des cours très suivis.

5. Traité du bon choix des médicaments, de Daniel LUDOVICUS, commenté par Michel ETTMULLER. — Lyon, Boudet, 1710, 2 vol. in-8°.

6. Pharmacopæia extemporanea, sive præscriptorum chilias, in qua remediorum elegantium et efficacium paradigmata, ad omnes ferè medendi intentiones accommodata, candidè proponuntur. Cum viribus, operandi ratione, dosibus et indicibus annexis, per Thomam FULLER, m. d. Editio septima. — Amstelodami, Wetstenn, 1717, 1 vol. in-8°.

Cet exemplaire appartenait au médecin Quesnay, et sa signature est sur la première page.

7. Le même ouvrage, 9e édition. — Lausanne, Bousquet, 1737, 1 vol. in-8°.

8. Theodori BALTHASARIS, med. doc., de dosibus medicamentorum diatribe, qua illæ juxta medicinæ practicæ pariter ac Mathesios principia expenduntur. — Lipsiæ, Weidmann, 1719, 1 vol. in-8°.

9. Adolphi Gottlob RICHTERI, philos. et med. d. De corruptelis medicamentorum cognoscendis Tractatus medico-chymicus, pharmacopoliis accomodatus et triplici indice instructus. — Dresdæ et Lipsiæ, Hekel, 1732, 1 vol. in-8°.

10. Dictionnaire botanique et pharmaceutique, contenant les principales propriétés des minéraux, des végétaux et des animaux d'usage, avec les préparations de pharmacie internes et externes les plus usitées en médecine et en chirurgie; le tout tiré des meilleurs auteurs, surtout des modernes; par Nic. ALEXANDRE, Bénédictin.—Paris, Laurent Leconte, 1738, 1 vol. in-8°.

11. Hieronymi-Davidis GAUBII, medicinæ et chemiæ in academia Batava, quæ Leidæ est, professoris, Libellus de methodo concinnandi formulas medicamentorum.—Lugduni-Batovorum, Wishoff, 1739, 1 vol.in-8°.

12. Pharmacopée universelle, contenant toutes les compositions de pharmacie qui sont en usage dans la médecine tant en France que par toute l'Europe, leurs vertus, leurs doses, les manières d'opérer les plus simples et les meilleures. Avec un lexicon pharmaceutique, plusieurs remarques nouvelles, et des raisonnements sur chaque opération ; par Nicolas LEMERY, de l'Académie royale des Sciences, docteur médecin. Quatrième édition. — Amsterdam, aux dépens de la Compagnie, 1748, 1 vol in-4°.

13. Pharmacopée universelle raisonnée, où l'on trouve la critique des principales préparations qui sont dans les boutiques des apothicaires, la manière de découvrir celles qui sont sophistiquées, et les règles qu'il faut suivre pour composer des formules destinées à être gardées ou mises en usage sur le champ ; par QUINCY, médecin de Londres; traduite de l'anglais sur la onzième édition, augmentée de beaucoup et corrigée par CLAUSIER, médecin de Paris. — Paris, d'Houry, 1749, 1 vol. in-4°.

14. Pauli-Andreæ PARENTI, de dosibus medicamentorum, Liber singularis, in ordinem alphabeti digestus, quo ex scriptoribus optimis et praxi fidelissima pro diversa hominum ætate plerorumque tam simplicium quam compositorum remediorum usitata et legitima quantitas determinatur. Cum præfatione Hyeronymi David GAUBII, d. m. ejusdem et chemiæ et collegii practici profess., in acad. Lugduno-Batava. Editio altera.— Lugduni-Batavorum, Deyster, 1751, 1 vol. in-8°.

15 Pharmacopée royale galenique et chymique; par Moyse CHARAS, docteur en médecine, ci-devant démonstrateur de l'une et de l'autre pharmacie au Jardin royal des Plantes. Nouvelle édition, revue, corrigée et très considérablement augmentée, par LE MONNIER, de l'Académie royale des Sciences et docteur médecin de la Faculté de Paris, avec les formules latines et françaises, le tarif des médicaments, et un traité extrêmement curieux sur les eaux minérales. — Lyon, Bruysset, 1753, deux tomes en 1 vol. in-4°.

Avec 6 planches représentant les instruments de pharmacie.

16. Joannis-Petri EBERHARDI, philos. et medic. doctoris et professoris publ. extraordinarii, Methodus conscribendi formulas medicas, tabulis expressa. — Halæ-Magdeburgicæ, Rengerian, 1754, 1 vol. in-8°.

17. Éléments de pharmacie théorique et pratique : contenant toutes les opérations fondamentales de cet art, avec leur définition et une explication de ces opérations par les principes de la chimie; la manière de bien choisir, de préparer et de mêler les médicaments, avec des remarques et des réflexions sur chaque procédé; les moyens de reconnaître les médicaments falsifiés ou altérés, les recettes des médicaments nouvellement mis en usage ; les principes fondamentaux de plusieurs arts dépendant de la pharmacie, tels que l'art du confiseur et ceux de la préparation des eaux de senteur et des liqueurs de table ; avec une table des vertus et doses des médicaments; par BAUMÉ, maître apothicaire de Paris, et démonstrateur en chimie. — Paris, Damonneville, 1762, 1 vol. in-8°.

Avec des planches d'appareils pharmaceutiques.

18. Même ouvrage, 5e édition.— Paris, Samson, 1784, 1 vol. in-8°.

19. Mémoires instructifs sur les remèdes que M. DE LASSONNE, conseiller d'État et du Roi en ses conseils, premier médecin du Roi en survivance et premier médecin de la Reine, fait préparer et envoie tous les ans, par ordre du Roi, en exécution des arrêts du conseil d'État, à MM. les intendants des généralités et provinces du royaume, pour être distribués et administrés gratuitement aux pauvres malades de la campagne. Envoi de 1778. — Paris, Pierres, 1 vol. in-12.

20. Eléments de pharmacie théorique et pratique ; par BAUMÉ, cinquième édition. — Paris, 1784, 1 vol. in-8°.

21. Nouveau procédé pour la préparation et la conservation des

médicaments du codex; par Laurent. — Paris, Favrot, 1856, 1 vol. in-32.

22. Tableau des médicaments incompatibles et des contre-poisons ; par F. Sauvan. — Paris, office médical, 1859, 1 vol. in-32.

23. Synthèses de pharmacie et de chimie (thèse), par E.-I.-M. Cizos. — Paris, Thunot, 1860, 1 vol. in-4°.

(V⁵³)

SECTION V.

PHARMACOPÉES ET FORMULAIRES.

1. Iatrion medicamentorum simplicium , continens remedia omnium morborum, quæ tam hominibus quàm pecudibus accidere possunt ; opus sane præclarum atque insigne, cuique hactenus par in lucem non prodiit, digestum in libros quatuor ; per Othonem Brunfelsium, med. doct. — Argentorati, 1533, 1 vol. in-8°.

> L'auteur indique dans cet ouvrage les remèdes les plus vantés par les anciens.

2. Nicandri Colophonii poetæ et medici antiquissimi clarissimique Alexipharmaca, Jo. Gorræo, parisiensi medico, interprete. Ejusdem interpretis in Alexipharmaca præfatio, omnem de venenis disputationem summatim complectens et annotationes. — Parisiis, Vascosan, 1549, 1 vol. in-8°.

3. Cl. Galeni, De compositione medicamentorum per genera libri septem, Joanne Andernaco, interprete. — Lugduni, Rouille, 1552, 1 vol. in-12.

4. De secreti del reverendo domno Alessio, Piemontese. — Melano, G. Antonio de gli Antonii, 1559, 2 vol. in-8°.

5. Les secrets du seigneur Alexis, Piémontais, et d'autres auteurs bien expérimentés et approuvés, réduits maintenant par lieux communs et divisés en six livres, pour la commodité de ceux qui en voudront user. — Anvers, C. Plantin, 1564, 1 vol. in-8°.

6. Victoris Trincavelii, medicæ artis usu apud Venetos, doctrina apud Patavinos cele berrimi. De compositione et usu medicamentorum libri IV; multò quàm ante hac correctiores editi. — Basileæ, 1571, 1 vol. in-8°.

7. Antidotarii Bononiensis, sive de usitata ratione componendorum, miscendorumque medicamentorum Epitome. — Bononiæ, Rossius, 1574, 1 vol. in-4°.

8. Joan. Renodæi, med. parisiens., Institutionum pharmaceuticarum libri quinque. — Quibus accedunt de materia medica libri tres. — Omnibus succedit officina pharmaceutica, sive antidotarium ab eodem auctore commentariis illustratum. — Parisiis, Delanoue, 1608, 1 vol. in-4°.

> Avec un beau portrait de l'auteur.

9. Le Thrésor général des préservatifs, ramassé et dressé par Jean-Jacques Wecker, natif de Basle, docteur médecin, et depuis découvert aux Français, et enrichi par Jean Duval, docteur médecin Issoudunois. — Genève, Gamonet, 1609, 1 vol. in-4°.

10. Autre exemplaire, avec le titre suivant, qui manque au premier :

Le grand Thrésor, ou dispensaire et antidotaire tant général que spécial ou particulier, des remèdes servant à la santé du corps humain ; dressé en latin par Jean-Jacques Wecker, docteur médecin de Bâle, et depuis fait français, et enrichi d'annotations et notes ; de plusieurs compositions par lui omises, et d'une infinité d'autres rares secrets, tirés des plus excellents auteurs de la médecine et pharmacie chimique. Avec une briève et facile méthode d'extraire les facultés des médicaments purgatifs, et de corriger tellement toutes sortes de minéraux, qu'on ne puisse recevoir nuisance, ni dommage aucun par l'usage d'iceux. Le tout par Jean Duval, docteur médecin d'Issoudun. — Genève, Gamonet, 1610, 1 vol. in-4°.

11. Pharmacopée de Bauderon, revue, corrigée, augmentée, etc.; par G. Sauvageon, docteur médecin. — Rouen, Malassis, 1644, 1 vol. in-8°.

12. La Pharmacopée des dogmatiques réformée : contenant plusieurs remèdes excellents, et l'exacte préparation des médicaments minéraux, végétaux et animaux, selon les spagyriques, ou chimiques ; par Joseph Duchesnes, successeur de La Violette, conseiller et médecin du Roi. Augmentée, en cette dernière édition, de ce que l'auteur prévenu de mort n'y a pu ajouter pour la réformation des huiles, onguents, emplâtres et autres remèdes externes, selon le même art des spagyriques ; par L. Meysonnier, conseiller et médecin ordinaire du Roi, professeur et docteur agrégé au collége des médecins de Lyon. — Lyon, de La Garde, 1648, 1 vol. in-8°.

13. Codex medicamentarius, seu Pharmacopœia tolosana, amplissimi senatus autoritate munita, ex mandato nobilissimorum et vigilantissimorum Capitolinorum in lucem edita, decano professorum facultatis medicæ, Pontio-Francisco Purpan; in hoc codice describuntur medicamenta simplicia et composita, quæ à pharmacopœis tolosatibus confici, et in eorum officinis asservari debent, pro salute civium. — Tolosæ, Colomer, 1648, 1 vol. in-4°.

14. Pharmacopée de Bauderon, revue, corrigée et augmentée de plusieurs compositions nécessaires, et des facultés de chaque composition. Avec un traité des plus usités et célèbres médicaments chimiques ; par G. Sauvageon. docteur médecin, agrégé au collége des médecins de Lyon. — Rouen, Vaultier, 1651, 1 vol. in-8°.

15. Pharmacopœia augustana reformata, et ejus mantissa; cum animadversionibus Joannis Zwelferi, palat. med. doc., annexa ejusdem antoris pharmacopœia regia. — Roterdami, Leers, 1653, 1 vol. in-8°.

16. Lexicon medico galeno chymico-pharmaceuticum Frederici Mullern.—Francofurti ad Mœnum, Endters, 1661, 1 vol. in-f°.

17. Pharmacopœia Lugdunensis, reformata mandato et curâ inclyti collegii medicorum lugdunensium. — Lugduni, Gallorum, Faeton, 1674, 1 vol. in-4°.

18. Pharmacopœia regia, seu dispensatorium novum locupletatum et absolutum, annexâ etiam mantissa spagyrica : in quibus vera et accurata methodo selectissimorum medicamentorum compositiones et præparationes traduntur, quæ cùm servatis suorum ingredientium virtutibus, tùm iisdem exaltatis medico, in profli-

gandis humani corporis ægritudinibus, ad vota servitura sunt. Cui accessére bini discursus apologetici : authore Joanne ZWELFER, Palatino, m. d. — Noribergæ, Endteri, 1675, 1 vol. in-f°.

19. Animadversiones in pharmacopeiam augustanam, et annexam ejus mantissam, sive pharmacopeia augustana reformata ; in qua vera et accuratissima methodo medicamentorum simpliciam et compositorum præparationes tàm dextrè traduntur, ac insuper antiquorum errores deteguntur, ut indè servatis et exaltatis simplicium medicaminum facultatibus, instrumenta multò aptiora medico evadant, quibus citò, tutò et jucundè affectus humanum corpus infestantes propulsari queant; nunc tertium revisa, plurimis locis adaucta, inque lucem edita, cum annexa appendice, operâ et studio Joannis ZWELFERI, Palatini, m. d. — Noribergæ, Endteri, 1675, 1 vol. in-f°.

20. D. Joannis SCHRODERI, doctoris medici reipubl. Mæno-Francof., physici. ord., Pharmacopœia medico-chymica, sive thesaurus pharmacologicus. Quo composita quæque celebriora ex mineralibus, vegetabilibus et animalibus chymico-medicè describuntur, atque insuper principia physicæ-hermetico-hippocraticæ candidè exhibentur. — Lugduni, Arnaud, 1681, 1 vol. in-4°.

21. Pharmacopée royale galénique et chymique; par Moyse CHARAS, ci-devant apothicaire-artiste du Roi, en son Jardin royal des Plantes, et à présent docteur en médecine et chymiste du roi de la Grande-Bretagne, 2ᵉ édition. — Paris, D'Houry, 1682, 2 vol. in-8°.

22. Mosis CHARAS, medicinæ doctoris et regiæ Majestatis anglicæ medici-chymici, Pharmacopœia regia galenica. — Genevæ, Dufour, 1684, deux tomes en 1 vol. in-4°.

Cet ouvrage est orné d'un frontispice représentant les quatre parties du monde offrant leurs produits à la Pharmacie Royale.

23. Jacobi LEMORT, medic. doct. Leidensis, Pharmacia medicophysica, rationibus et experimentis instructa, accuratiore methodò adornata. Nec non observationibus medicis illustrata. — Lugduni-Batavorum, Vander Aa, 1684, 1 vol. in-8°.

24. Georgii Wolffgang WEDELII, m. d. prof. publ. consil. et archiatri ducalis Saxonici, de medicamentorum compositione extemporanea, ad praxin clinicam et usum hodiernum accommodatâ, Liber tribus sectionibus distinctus. Editio secunda. — Jenæ, Bielk, 1693, 1 vol. in-8°.

25. Collectanea pharmaceutica, seu apparatus ad novam pharmacopœam, authore Ludovico PENICHER, parisino, pharmacopœorum parisiensium præfecto. — Parisiis, Michallet, 1695, 1 vol. in-4°.

26. Les remèdes charitables de madame FOUQUET, pour guérir à peu de frais toute sorte de maux externes, invétérés, et qui ont passé jusqués à présent pour incurables. Augmentés en cette édition d'un grand nombre d'autres remèdes faciles, et aussi expérimentés, trouvés depuis peu dans les mémoires de cette même pieuse dame. — Lyon, Certe, 1696, 2 vol. in-12.

Marie, fille de Gilles de Maupeou, seigneur d'Ableiges, contrôleur-général des finances, épousa François Fouquet, vi-

comte de Vaux, et fut la mère de Nicolas Fouquet, surintendant des finances, si célèbre par ses disgrâces. Mᵐᵉ Fouquet, femme d'une éminente piété et d'une charité vraiment chrétienne, après la mort de son mari, se consacra entièrement au service des pauvres malades et mourut, en 1681, à l'âge de 91 ans.

27. La pharmacopée raisonnée de SCHRODER, commentée par Michel ETTMULLER. — Lyon, Amaulry, 1698, 2 vol. in-8°.

28. Pharmacopœa BATEANA, quâ nongenta circiter pharmaca, pleraque omnia è praxi Georgii BATEI regi Carolo secundo medici primarii excerpta, ordine alphabetico concisè exhibentur, cum viribus et dosibus annexis. Quorum nonnulla in laboratorio publico pharmacopœano Lond. fideliter parantur venalia : atque in usu sunt hodierno apud medicos londinenses. Huic accesserunt Arcana Goddardiana ; item Orthotonia medicorum observata ; et tabula posologica dosibus pharmacorum accomodata. Cum indice morborum, curationum, etc.; curâ J. S., pharmacopœi Lond. Editio tertia. — Lugduni et Parisiis, Auroy, 1704, 1 vol. in-12.

29. Lexicon chymico-pharmaceuticum, in duas partes distinctum, quarum prior continet selectos processus chymicos, potissimum hactenus magis usuales et originaliter è medicorum, non verò pharmacopolarum laboratoriis prodeuntes : pars altera exhibet composita pharmaceutico galenica, tàm hactenus usuali, quàm alia his subordinata, et correctiora dicta. — Norimbergæ, 1709, 1 vol. in-8°.

La Bibliothèque n'a que le second volume.

30. La pharmacopea triunfante de las calumnias, y imposturas, que en el Hipocrates defendido ha publicado el doctor don Miguel BOIX, medico honorario, y de regia Sociedad medica de Sevilla ; su autor don Felix PALACIOS, socio de la regia Sociedad de Sevilla, y boticario en esta corte. — Madrid, Abad, 1713, 1 vol. in-8°.

31. Davidis de SPINA, Liberi baronis de hujus majore, m. d., acad. elect. Heidelberg, profess. extraord., Manuale sive lexicon pharmaceutico-chymicum, instar compendii medicis practicis et pharmacopœis maximè commodum continens composita polychresta, ex omnibus pharmacopœis et multis celeberrimis authoribus practicis desumta. Cui ad majorem practicorum commoditatem et utilitatem accessit catalogus morborum, cum adjectis compositis, in hoc manuali lexico pharmaceutico contentis et in dictis morbis usurpandis. Editio secunda. — Francofurti ad Mœnum, Knoch, 1715, 1 vol. in-8°.

32. Hermanni BOERHAAVE, phil. et med. doctoris, medicinæ, botanices, chemiæ, et collegii practici Lugduni-Batavorum professoris, regiæ Scientiarum Academiæ socii, Tractatus de viribus medicamentorum. — Parisiis, Cavelier, 1723, 1 vol. in-12.

33. Pharmacopœia collegii regalis medicorum Londinensis. — Londini, Knaplock, 1724, 1 vol. in-12.

34. Formules de médecine, utiles aux hôpitaux tant des villes que des armées, et aux jeunes médecins, chirurgiens et apothicaires, composées par Pierre GARNIER. — Orléans, 1724 (manuscrit), 1 vol. in-8°.

35. Pharmacopœia officinalis et extemporanea. — Or a com-

plete English dispensatory, by John Quincy, m. d., sixth edition.— London, Osborn, 1726. vol. in-8°.

36. Nouvelles formules de médecine latines et françaises, pour le grand Hôtel-Dieu de Lyon. Utiles aux autres hopitaux, tant des villes que des armées, et aux jeunes médecins, chirurgiens et apothicaires; composées par Pierre Garnier, docteur-médecin de Montpellier, agrégé au collége de médecine de Lyon, etc. — Lyon, Guillimin, 1730, 1 vol. in-12.

37. Johannis Helfrici Jungken, m. d. et physici ordinarii Mœno-Francofurtensis, nec non Academici curiosi dicti Apollonii. Corpus pharmaceutico-chymico-medicum universale, sive concordantia pharmaceuticorum compositorum discordans, modernis medicinæ practicis dicata. Qua inveniet non tantum omnia notissimorum dispensatoriorum tam veterum partim nunc minus consueta, quam recentiorum hodierno die magis usualia composita. Notis ad mentem clarissimorum virorum hinc inde breviter illustrata ; editio tertia, prioribus longe auctior reddita, per Davidem de Spina, liberum baronem ab haga majore, m. d. — Francofurti ad Mœnum, F.-D. Knoch, 1732, 1 vol in-f°.

38. Codex medicamentarius, seu pharmacopœa parisiensis, ex mandato Facultatis medicinæ parisiensis in lucem edita, Hyacintho-Théodoro Baron, decano. — Parisiensis, Cavelier, 1732, 1 vol. in-4°.

39. Recueil des remèdes faciles et domestiques, choisis, expérimentés et très approuvés pour toutes sortes de maladies internes et externes difficiles à guérir, recueillis par les ordres charitables de l'illustre et pieuse madame Fouquet, pour soulager les pauvres malades. Revu et corrigé de quantité de fautes qui s'étaient glissées dans les dernières éditions, et augmenté de plusieurs remèdes qui se sont trouvés de plus dans le manuscrit de ladite dame ; avec un régime de vie pour chaque complexion et pour chaque maladie ; et un traité du lait. — Paris, Musier, 1739, 2 vol in-8°.

40. Nouveau recueil des plus beaux secrets de médecine, pour la guérison de toutes sortes de maladies. Augmenté d'un nouveau recueil de recettes et d'expériences, où l'on voit ce que l'art, la nature, la physique et la médecine renferment de plus curieux; par Lémery. — Nouvelle édition, Paris, Lambert et Durand, 1740, 4 vol. in-12.

41. Jo. Friderici Cartheuseri, med. doct., ejusdemque in regia acad. Viadrina prof. publ. ordinarii, Pharmacologia theoreticopractica, rationi et experientiæ superstructa, in qua medicamentorum officinalium usitatiorum præparatio, natura modus operandi, vires atque usus medicus.— Berolini, Haude, 1745, 1 vol in-8°.

42. Codex medicamentarius, seu pharmacopœa parisiensis, ex mandato Facultatis medicinæ parisiensis, in lucem edita, M. Joanne-Baptista-Thoma Martineno, decano. — Parisiis, Cavelier, 1748, 1 vol. in-4°.

43. Medicamentorum constitutio, seu formulæ Caroli Barberac, doct. med. Monspelliensis, etc., in lucem editæ ac auctæ, curâ et studio doctoris medici Monspessulani. — Lugduni, Detournes, 1751, 1 vol. in-12.

44. La pharmacopée des pauvres, accompagnée d'observations sur chaque formule, par le docteur W**, membre du collége royal des médecins de Londres. Avec des notes sur l'application des mêmes remèdes, et une table des maladies; par Mazéas. — Paris, Hérissant, 1757, 1 vol. in-12.

Appartenait aux Récollets de Versailles.

45. Pharmacopœia argentoratensis, inclyti magistratus Jussu, revisa et ad usum hodiernum accommodata a collegio medico. — Argentorati, Bauer, 1757, 1-vol. in-f°.

Cet ouvrage est orné d'une belle gravure représentant la Prudence et l'Industrie, et une vue de la ville de Strasbourg.

46. Codex medicamentarius, seu pharmacopœa parisiensis, ex mandato Facultatis medicinæ parisiensis in lucem edita, decano Joanne-Baptista Boyer. — Parisiis, Cavelier, 1758, 1 vol. in-4°.

De la Bibliothèque du Dauphin.

47. Le manuel des Dames de charité, formules de médicaments faciles à préparer; dressé en faveur des personnes charitables qui distribuent des remèdes aux pauvres dans les villes et dans les campagnes ; avec des remarques pour faciliter la juste application des remèdes qui y sont contenus; ensemble, un traité abrégé de la saignée et un extrait de plusieurs remèdes choisis, tirés des éphémérides d'Allemagne. 4° édition revue, augmentée de la description des maladies. — Paris, Debure, 1758, 1 vol. in-12.

Appartenait aux Récollets de Versailles.

48. Pharmacopœia Wirtenbergica, in duas partes divisa, quarum prior materiam medicam , historico-physico-medicè descriptam, posterior composita et præparata modum præparandi et encheireses exhibet. Jussu serenissimi domini ducis adornata et pharmacopœis Wirtenbergicis in normam præscripta. Accedunt syllabus medicamentorum compositorum in classes divisus et indices necessarii. — Stutgardiæ, Erhardi, 1760, 1 vol. in-f°.

Avec une vue de la ville de Stutgard.

49. Pharmacopœia pauperum, in usum nosocomii regii Edinburgensis. — Francofurti et Lipsiæ, Fleischeriana, 1760, 1 vol. in-12.

50. Pharmacopée du collége royal des médecins de Londres, traduite de l'anglais sur la seconde édition donnée avec des remarques, par M. le docteur H. Pemberton, professeur en médecine au collége de Gresham ; augmentée de plusieurs notes et observations, et d'un grand nombre de procédés intéressants, avec les vertus et les doses des médicaments. — Paris, Hérissant, 1761, 2 vol. in-4°.

51. Pharmacopœia collegii regalis medicorum Londinensis, una cum Meadiana. — Francofurti et Lipsiæ, Fleischeriana, 1760, 1 vol. in-12.

52. Dispensatorium pharmaceuticum universale, sive Thesaurus medicamentorum tam simplicium quam compositorum locupletissimus, ex omnibus dispensatoriis, quotquot haberi potuerunt permultisque aliis libris de materia medica ac remediorum formulis et celleberrimorum denique medicorum tum veterum tum recentiorum operibus congestus, digestus, et variis observationibus practicis selectioribus, instructus ; curante Daniele-Wilhelmo Trillero,

phil. et med. doc. consil. aul. reg. Pol. et Elect. Saxon med., prof. primar. Witteberg. et ill. Acad. scientiar. Bonon, sodali. — Francofurti ad Mænum, Varrentrapp, 1764, 2 vol. in-4°.

52. Pharmacopœa svecica. — Holmiæ, Fougt, 1775, 1 vol. in-8°.

Sur la première page on trouve écrit ce qui suit :

Pour M. de Lassonne, de la part de son très humble et très obéissant serviteur,

C. RONNOW.

53. Formules de médicaments, usitées dans les différents hôpitaux de la ville de Paris; avec leurs vertus, leurs usages et leurs doses. — Paris, Despilly, 1777, 1 vol. in-12.

Appartenait aux Récollets de Versailles.

54. L'art de formuler selon les règles de la chimie pharmaceutique, ou petit Dictionnaire manuel et portatif à l'usage des médecins praticiens, etc. ; par B. DUTILLEUL, Lille, an X, 1801, 1 vol. in-12.

55. Codex medicamentarius, sive pharmacopœa-gallica, jussu regis optimi et ex mandato summi rerum internarum regni administri, editus à Facultate medica parisiensi, anno 1818. — Parisiis, Hacquart, 1818, 1 vol. in-4°.

SECTION V.

(M^{134})   § 1er.

Formulaires de médecine militaire.

1. Formules de pharmacie pour les hôpitaux militaires du Roi, avec l'état des drogues simples qu'il faut approvisionner, et des médicaments composés qui doivent se trouver continnellement, ou que l'on emploie journellement dans les apothicaireries de ces hôpitaux. Le tout dressé par ordre du Roi. — Paris, imprimerie royale, 1747, 1 vol. in-8°.

2. Formulaire pharmaceutique égyptien, à l'usage des hôpitaux militaires, des établissements, des corps et de la marine, rédigé par le Conseil général de santé. — Paris, imprimerie royale, 1840, 1 vol. in-8°.

(M^{135})   SECTION VI.

CHIMIE MÉDICALE.

1. Les secrets du seigneur ALEXIS Piémontais, et d'autres auteurs bien expérimentés et approuvés, réduits maintenant par lieux communs, et divisés en six livres pour la commodité de ceux qui en voudraient user. — Anvers, Plantin, 1564, 1 vol. in-8°.

2. Le même ouvrage en italien. — Milano, Antonii, 1559, 2 vol. in-8°.

3. Oswaldi CROLLII, basilica chymica, pluribus selectis et secretissimis propria manuali experientia approbatis descriptionibus, et usu remediorum chymicorum selectissimorum. Auctaa Joan. HARTMANNO, m. d., etc. Edita à Johanne MICHAELIS, m. d., et Georg.

Everhardo HARTMANNO, authoris filio. — Genevæ, Chovet, 1643, 1 vol. in-8°.

4. Cours de chymie, de P. THIBAUT, dit le Lorrain. — Paris, Jolly, 1667, 1 vol. in-8°.

5. Thomæ BARTHOLINI, De luce hominum et brutorum, libri III. Novis rationibus, et raris historiis secundùm illustrati. — Hafniæ, M. Godicchenii, 1669, 1 vol. in-8°.

C'est un traité des phosphores naturels.

6. Chimie médicinale, contenant la manière de préparer les remèdes les plus usités, et la méthode de les employer pour la guérison des maladies ; par MALOUIN. — Paris, d'Houry, 1755, 2 vol. in-12.

7. Guida alla chimica, che introduce gl'affetionati alle operationi medicinali, che permezo di lei di sanno sopra ogni corpo misto in generale ; composto, e dato in luce da Carlo LANCILOTTI, medicochimico cittadino modonese. — Modena, 1672, 3 parties in 1 vol. in-16.

8. Joannis Conradi BARCHUSEN, pyrosophia, succincte atque breviter Iatro chemiam, rem metallicam et chrysopœiam pervestigans. Opus medicis, physicis, chemicis, pharmacopœis, etc., non inutile. — Lugduni-Batavorum, Boutestein, 1698, 1 volume in-4°.

9. Chimie raisonnée, où l'on tâche de découvrir la nature et la manière d'agir des remèdes chimiques les plus en usage en médecine et en chirurgie ; par Antoine DEIDIER, conseiller médecin du Roi, etc. — Lyon, Duplain, 1715, 1 vol. in-12.

10. Cours de chimie, pour servir d'introduction à cette science; par Nicolas LEFEVRE, professeur de chimie, etc. 5e édition, augmentée d'un grand nombre d'opérations et enrichie de figures; par DUMOUSTIER, apothicaire de la marine, etc. — Paris, Leloup, 1751, 5 vol. in-12.

11. Observations physiques et chimiques, dans lesquelles on trouve beaucoup d'expériences curieuses et de remèdes très efficaces, et qui servent à établir une chimie solide et raisonnée. Traduites du latin de Frédéric HOFFMANN, premier médecin de S. M. le roi de Prusse, etc.; par de PUISIEUX.—Paris, Briasson, 1754, 2 vol. in-12.

12. Chimie médicinale, contenant la manière de préparer les remèdes les plus usités, et la méthode de les employer pour la guérison des maladies ; par MALOUIN, médecin ordinaire de S. M. la Reine, etc. Nouvelle édition. — Paris, d'Houry, 1755, 2 vol. in-12.

13. Cours de chimie, contenant la manière de faire les opérations qui sont en usage dans la médecine, par une méthode facile. Avec des raisonnements sur chaque opération, pour l'instruction de ceux qui veulent s'appliquer à cette science; par LÉMERY, docteur médecin, etc. Nouvelle édition, augmentée d'un grand nombre de notes, et de plusieurs préparations chimiques qui sont aujourd'hui d'usage, et dont il n'est fait aucune mention dans les éditions de l'auteur; par BARON, docteur médecin, etc. — Paris, Hérissant, 1756, 1 vol. in-4°.

14. Jac. Reinboldi SPIELMANN, phil. et d. m. etc., Institutiones chemiæ, prælectionibus academicis accommodatæ. — Argentorati, Bauer, 1763, 1 vol. in-8°.

22

15. Dictionnaire de chimie générale et médicale; par P. PELLE-
TAN. — Paris, Gabon, 1825, 2 vol. in-8°.

16. Traité de chimie organique; par Justus LIÉBIG. Edition
française, revue et considérablement augmentée par l'auteur, et
publiée par Ch. GERHARDT. — Paris, Fortin-Masson, 1841-1844,
3 vol. in-8°.

(M¹³⁶)   SECTION VII.

PLANTES MÉDICINALES.

1. De historia stirpium commentarii insignes, adjectis earun-
dem vivis, et ad naturæ imitationem artificiosè expressis imaginibus;
Leonharto FUCHSIO, medico, hac nostra ætate clarissimo auctore.—
Lugduni, Arnollet, 1549, 1 vol. in-8°.

2. Histoire des plantes, en laquelle est contenue la description
entière des herbes, c'est-à-dire leurs espèces, forme, noms, tempérament, vertus et opérations; non-seulement de celles qui croissent en ce pays, mais aussi des autres étrangères qui viennent en
usage de médecine; par Rambert DODOENS, médecin de la ville de
Malines, nouvellement traduite de bas allemand en français; par
Charles de L'ÉCLUSE. — En Anvers, Loë, 1557, 1 vol. in-f°.

3. Due libri dell'historia de i simplici, aromati, et altre cose;
che vengono portate dall'Indie orientali, pertinenti all'uso della medicina; di don Garzia D'ALL'HORTO, medico portughese; con alcune
brevi annotationi di carlo CLUSIO. Et due altri libri parimente di
quelle che si portano dall'Indie occidentali di Nicolo MONARDES,
medico di Siviglia. Trad. in italian, da ANNIBALE BRIGANTI, d. m.
— Venetia, Ziletti, 1582, 1 vol. in-8°.

4. De plantis, Epitome utilissima Petri-Andreæ MATTHIOLI
senensis, medici excellentissimi, etc., novis plane, et ad vivum
expressis iconibus, descriptionibusque longè et pluribus et accura-
tioribus nunc primum diligenter aucta, et locupletata, à D. Joachimo
CAMERARIO, medic. celeb. inclytæ Reip. noribergensis. Compendium
in eorum maxime gratiam atque usum adornatum, qui plantis con-
quirendis, et indagandis student; ac, quæ de eis plurib. à MATTHIOLO
in Disoscoridem disputantur, breviter descripta simul depictaque
oculis subjicere cupiunt. Accessit, præter indicem quam exactissi-
mum, liber singularis de itinere ab urbe Verona in Baldum montem
plantarum ad rem medicam facientium feracissimum, auctore
Francisco CALCEOLARIO, pharmacopœo veronensi.—Francofurti ad
Mænum, 1586, 1 vol. in-4°.

5. Hortus medicus et philosophicus; in quo plurimarum stirpium breves descriptiones, novæ icones non paucæ, indicationes
locorum natalium, observationes de cultura earum peculiares, atque
insuper nonnulla remedia euporista, necnon philologica quædam
continentur. Autore Joachimo CAMERARIO, d. m. norimb.; item,
sylva hercynia: sive catalogus plantarum sponte nascentium in
montibus et locis plerisque hercyniæ sylvæ quæ respicit Saxoniam,
conscriptus singulari studio à Joanni THALIO, medico northusano.—
Francofurti ad Mænum, 1588, 1 vol. in-4°.

6. Pauli RENEALMI, blæsensis, d. m., Specimen historiæ planta-

rum, plantæ typis æneis expressæ. — Parisiis, Beys, 1611, 1 vol.
in-4°.

7. Histoire générale des plantes, contenant XVIII livres également départis en deux tomes; sortie latine de la bibliothèque de
Jacques DALECHAMPS, puis faite française par Jean DESMOULINS,
médecins très fameux de leur siècle; où sont pourtraites et descrites
infinies plantes, par les noms propres de diverses nations, leurs
espèces, forme, origine, saison, tempérament naturel, et vertus
convenables à la médecine, avec un indice contenu au commencement du second tome, très utile et très nécessaire pour montrer les
propriétés des simples, et donner guérison à toutes les parties du
corps humain. — Lyon, Rouille, 1615, 2 vol. in-f°.

8. Prosperi ALPINI, De plantis Ægypti; liber cum observationibus et notis Joannis VESLINGII, equitis in patavino gymnasio anatomiæ et pharmaciæ prof. primarii, accessit ALPINI De balsamo liber.
Editio altera.—Patavii, Frambotti, 1640, 1 vol. in-4°.

9. De plantis exoticis libri duo Prosperi ALPINI, phil. med. in
gymn. patavino, etc. Opus completum, editum studio ALPINI-AL-
PINI, phil. et med., auctoris filii. — Venetiis, Guerilius, 1656,
1 vol. in-4°.

10. Simonis PAULLI, d. m. regii ac prælati Aarhusiensis, Quadripartitum botanicum de simplicium medicamentorum facultatibus, in usus medicinæ candidatorum, praxin medicam, Deo bene-
dicente auspicaturorum; nec non artis pharmaceutices studiosorum
concinnatum ex veterum et recentiorum decretis, ac observationibus, cum medicis, tum anatomicis, itemque multis, chymica principia, ac humanior a studia spectantibus, refertum. Additis dosibus
purgantium magnopere desideratis, ex probatissimis practicis
collectis. — Argentorati, Paulli, 1667, 1 vol. in-4°.

Avec un beau portrait de Paulli, et une gravure où on le voit
présentant son ouvrage au roi de Danemarck Frédéric III.

11. Conradi GESNERI, medici, De raris et admirandis herbis,
quæ, sive quòd noctu luceant, sive alias ob causas, lunariæ nominantur, et obiter de aliis etiam rebus, quæ in tenebris lucent, com-
mentariolus. Editione hac secunda emendatior; cum iconibus
quibusdam herbarum novis. — Hafniæ, M. Godicchenii, 1669,
1 vol. in-8°.

12. Hortus indicus malabaricus, continens regni malabarici
apud Indos celeberrimi omnis generis plantas rariores, latinis, ma-
labaricis, arabicis, et Bramanum characteribus nominibusque
expressas, unà cum floribus, fructibus et seminibus, naturali ma-
gnitudine à peritissimis pictoribus delineatas, et ad vivum exhibitas.
Addita insuper accurata earundem descriptione, quâ colores, odores, sapores, facultates, et præcipuæ in medicinâ vires exactissimè
demonstrantur. Adornatus per Henricum VAN RHEEDE, VAN DRAA-
KENSTEIN, nuperrimè malabarici regni gubernatorem, nunc supremi
consessus apud Indos Belgas senatorem extraordinarium, et primum successorem loco ordinario destinatum, et Johannem CASEA-
RIUM, ecclesiast. in Cochin. Notis adauxit, et commentariis illustravit Arnoldus SYEN, medicinæ et botanices in Academia Lugduno-
Batavorum professor. — Amstelodami, Someren, 1678-1703,
12 vol. in-f°.

Ce magnifique ouvrage est orné de 700 planches. Outre Casearius et Syen, — Khyne, Almeloveen, Commelin, Munnicks, Poot et Ruysch y ont travaillé.

13. Prælusio ad publicas herbarum ostensiones habita in horto medico Romanæ-Sapientiæ, anno jubilæi M. ΓCC. a. Joanne-Baptista TRIUMFETTI, bononiensi, simplicium medicinalium lectore, necnon ejusdem horti præfecto. Cui accesserunt novarum stirpium descriptiones et icones. — Romæ, Herculis, 1 vol. in-4°.

14. Emanuelis KONIG, phil. et med. doct. etc., Regnum vegetabile quadripartitum, continens sect. IV :

1° Descriptionem physicam vegetabilium, cum appendice specialis florum et seminum structuræ secundùm Tournefortium ;

2° Genera summa et classes plantarum, variamque illarum dispositionem ;

3° Collectionem, præparata, usus in esculentis et medicamentis, saporem, odorem, colorem vegetabilium, variumque operandi modum in corpore humano;

4° Facultates et vires plantarum officinalium, tum olim cognitarum, tum recenter detectarum, nunc verò in specie examine medico-chymico-mechanico novo exploratarum. — Basileæ, Konig, 1708, 2 vol. in-4°.

15. Histoire des plantes qui naissent aux environs de Paris, avec leur usage en médecine ; par Pitton de TOURNEFORT, docteur médecin, etc. 2° édition, revue et augmentée par Bernard DE JUSSIEU, docteur médecin, etc. — Paris, Musier, 1725, 2 vol. in-12.

16. Abrégé de l'histoire des plantes usuelles ; dans lequel on donne leurs noms différents, tant français que latins; la manière de s'en servir, la dose et les principales compositions de pharmacie dans lesquelles elles sont employées. 4° édition ; par J.-B. CHOMEL, docteur régent de la Faculté de médecine de Paris, etc. — Paris, Clousier, 1731, 3 vol. in-12.

Appartenait aux Récollets de Versailles.

17. Traité historique des plantes qui croissent dans la Lorraine et les trois Évêchés, contenant leur description, leur figure, leur nom, l'endroit où elles croissent, leur culture, leur analyse et leurs propriétés, tant pour la médecine que pour les arts et métiers ; par P.-J. BUCHOZ, docteur médecin, etc. — Nancy, Messin, 1762, 3 vol. in-12.

18. Manuel de botanique, contenant les propriétés des plantes utiles pour la nourriture, d'usage en médecine, employées dans les arts, d'ornement pour les jardins, et que l'on trouve à la campagne, aux environs de Paris, par DUCHESNE. — Paris, Didot, 1764, 1 vol. in-12.

19. Description, vertus et usages de sept cent dix-neuf plantes, tant étrangères que de nos climats, et de cent trent-quatre animaux ; en sept cent trente planches gravées en taille-douce sur les dessins d'après nature de M. de Garsault ; par MM. DEFEHRT, PREVOST, DUFLOS, MARTINET, etc. Et rangées suivant l'ordre du livre intitulé : Matière médicale de M. GEOFFROY. — Paris, Didot, 1767, 5 vol. in-8°.

20. Veni-mecum de botanique. Ouvrage utile à tout le monde, et particulièrement aux étudiants en médecine, en chirurgie et en pharmacie ; contenant la description et les propriétés des plantes usuelles, la manière de les employer utilement en médecine, avec différentes formules où peut entrer leur préparation ; par MARQUET, doyen des médecins de Nancy, etc. — Paris, Dufour, 1773, 2 vol. in-12.

21. Démonstrations élémentaires de botanique, à l'usage de l'École royale vétérinaire. Nouvelle édition ; par l'abbé ROZIER et A. L. CLARET DE LA TOURETTE.—Lyon, Bruyset, 1773, 2 vol. in-8°.

22. Histoire universelle du règne végétal, ou nouveau dictionnaire physique et économique de toutes les plantes qui croissent sur la surface du globe ; contenant leurs noms botaniques et triviaux dans toutes les langues, etc., leurs propriétés, non-seulement pour la médecine des hommes, mais encore pour celle des animaux ; les doses et la manière de les formuler. Orné de 1200 planches; par BUC'HOZ, docteur médecin, etc. — Paris, Brunet, 1775-1778, 8 vol. in-f°, dont 12 tomes de discours, en 4 vol., et 12 tomes de planches en 4 vol.

Aux armes du Roi.

23. Plantes purgatives d'usage, tirées du Jardin du Roi, et de celui de MM. les apothicaires de Paris, représentées avec leur couleur naturelle, et imprimées selon le nouvel art; avec leurs vertus et leurs qualités; auxquelles on a joint, à la dissertation de leur fleur et de leur fruit, le Species plantarum Linnei, pour connaître les variétés de leur genre, les synonimes et le lieu de leur naissance; par G. D'AGOTY, père, anatomiste et botaniste, pensionné de Sa Majesté. Premier cahier. — Paris, Valleyre, 1776, 1 vol. in-4°.

Orné de huit planches. — Les autres cahiers de cet ouvrage n'ont pas paru.

24. Flora parisiensis, ou descriptions et figures des plantes qui croissent aux environs de Paris, avec les différents noms, classes, ordres et genres qui leur conviennent; rangées suivant la méthode sexuelle de LINNÉ, leurs parties caractéristiques, ports, propriétés, vertus, doses d'usage en médecine, suivant les démonstrations de botanique qui se font au Jardin du Roi; par BULLIARD; ouvrage orné de plus de 600 figures coloriées d'après nature. — Paris, Didot, 1776, 4 vol. in-8°.

25. Agenda de santé, ou nouveau Recueil portatif des plantes, arbres, et arbustes, tant de la France que des pays étrangers, rangés, non sous leur ordre alphabétique accoutumé, mais sous celui des maladies qu'elles concernent. Ouvrage qui, en réunissant avec précision et exactitude, d'après les meilleurs maîtres, toutes les simples douées d'une même propriété, touchant chaque espèce de mal, a été mis à la portée de tout particulier, et doit généralement intéresser; par André HONORÉ. — Paris, Pierres, 1777, 1 vol. in-12.

26. Phytologie universelle, ou histoire naturelle et méthodique des plantes, de leurs propriétés, de leurs vertus et de leur culture; par Joly LECLERC, naturaliste, etc.—Paris, Gueffier, an VII, 8 tom. en 5 vol. in-8°.

27. Nouvelle flore des environs de Paris, suivant le système sexuel de LINNÉ, avec l'indication des vertus des plantes usitées en médecine, des détails sur leur emploi pharmaceutique, etc.; par F.-V. MÉRAT. — Paris, Méquignon-Marvis, 1812, 1 vol. in-8°.

28. Le même ouvrage. — Paris, Crapelet, 1802, 1 vol. in-8°.

(M¹³⁷)

SECTION VIII.

MÉDICAMENTS COMPOSÉS.

1. Traité des eaux distillées, qu'un apothicaire doit tenir dans sa boutique; par Laurens CATELAN, maître apothicaire de Montpellier. 1 vol. in 8°.

2. Recherches historiques sur les éxutoires; par FUMOUZE. — Paris, Chamerot, 1860, 1 vol in-8°.

3. La Thériaque française, avec les vertus et propriétés d'icelle, selon GALIEN. Mise en vers français par Pierre MAGINET, pharmacien salinois. — Lyon, Vincent, 1623, 1 vol. in-8°.

4. Recherches sur les vertus de l'eau de goudron, où l'on a joint des réflexions philosophiques sur divers autres sujets importants. Traduit de l'anglais du docteur George BERKELEY, évêque de Cloyne. Avec deux lettres de l'auteur. — Amsterdam, Mortier, 1748, 1 vol. in-12.

5. Lettre de M. de G. à M. de M., à Aix-la-Chapelle, sur l'élixir d'or et blanc de M. le général de LA MOTTE. Nouvelle édition. — Paris, Guillau, 1757, 1 vol. in-12.

6. Dissertation en forme de lettre, sur l'effet des topiques dans les maladies internes, en particulier sur celui de M. ARNOULT, contre l'apoplexie; écrite par un médecin de Paris à un médecin de province. 6ᵉ édition. — Paris, Delormes, 1761, 1 vol. in-12.

7. Médecine universelle, ou traité de l'origine des maladies et de l'usage de la poudre purgative; par messire Jean AILHAUD, conseiller-secrétaire du Roi, seigneur de Castelet, de Vitrolles et de Montjustin, et docteur en médecine de la ville d'Aix, en Provence; suivie du précis dudit traité, par messire Jean-Gaspard AILHAUD, son fils, etc. Avec les réponses aux écrits publics contre le remède universel et son auteur. — Avignon, Mérande, 1764, 1 vol. in-12.

> Sur la première page de cet exemplaire se trouve la note suivante : « Cette poudre se vend à Versailles chez Mlle Chevallier, rue du Hasard, dans la maison de M. Villonne, entrepreneur de bâtiments au Parc-aux-Cerfs. » C'est un véritable livre de charlatan. Ailhaud vendit considérablement de cette poudre et fit une fortune immense qui lui servit à acheter ses seigneuries. Cette poudre était un composé de résine de scammonée et de suie.

8. Observations sur le Baume de vie, composé par le sieur LELIÈVRE, apothicaire, distillateur du Roi. — Paris, 1768, 1 vol. in-12.

9. L'ami des malades, ou discours historique et apologétique sur la poudre purgative de M. AILHAUD, depuis son origine jusqu'à présent. — Paris, Grangé, 1770, 1 vol. in-12.

10. Discours sur la découverte, les propriétés et l'usage de l'eau vulnéraire de COMÈRE, de Montpellier; par Pierre DUCHANS, botaniste. — Paris, de Lormel, 1774, 2 vol. in-8°.

> Cet exemplaire vient de la bibliothèque de la reine Marie-Antoinette et porte ses armes. La reine se servait beaucoup de cette eau.

11. Analyse d'une liqueur annoncée sous le titre d'eau fon-

dante et préservative, de M. PRÉVAL. — Extrait du Journal de médecine, chirurgie, pharmacie, juillet, 1777, 1 vol. in-12.

12. Composition du remède de M. DARAN, écuyer, chirurgien ordinaire du Roi, etc.; remède qu'il pratique avec succès depuis cinquante ans pour la guérison des difficultés d'uriner, et des causes qui les produisent; publiée par lui même; précédée d'une préface où l'on expose les raisons qui ont fait différer jusqu'à présent cette publication, et les motifs qui engagent aujourd'hui à la rendre publique; suivie d'un discours sur la théorie des maladies de l'urèthre, des preuves qui constatent l'efficacité du remède qui les guérit, et des moyens de faire connaître le mal même aux personnes qui en sont attaquées. — Paris, Didot, 1779, 1 vol. in-12.

13. Elixir américain, approuvé par le Gouvernement, et découvert par le sieur DECOURCELLE, chirurgien accoucheur, pensionnaire du Roi. 3ᵉ édition, augmentée de tous les nouveaux faits constatant l'efficacité de cet élixir, et d'un traité sur la manière de conduire les femmes en couches et les enfants nouveaux-nés. — Châlons-sur-Marne, Depinteville, 1787, 1 vol. in-8°.

14. Le même ouvrage. — Châlons-sur-Marne, Depinteville, 1787, 1 vol. in-8°.

15. Immortalité du sang. Notice sur l'eau régénératrice et conservatrice du sang, dite eau hémostatique et antiscorbutique, inventée par BROCCHIERI, de Naples, domicilié à Paris; par THÉMOLIÈRE. — Paris, Lacombe, 1 vol. in-8°.

16. Emploi thérapeutique des corps gras phosphorés, extraits de la moelle allongée des mammifères herbivores; par V. BAUD.— Paris, Mallet-Bachelier, 1858, 1 vol. in-4°.

17. Notice sur la poudre sulfureuse destinée à faire l'eau sulfureuse pour boisson, de Marcellin POUILLET. — Paris, Moquet, 1860, 1 vol. in-12.

18. Granules et dragées pharmaceutiques de GARNIER et LAMOUREUX, pharmaciens. — Caen, Poisson, 1861, 1 vol. in-8°.

(M¹³⁸)

SECTION IX.

§ 1.

Médicaments tirés du règne minéral.

A.

PLOMB.

1. Traité sur les effets des préparations de plomb, et principalement de l'extrait de Saturne, employé sous différentes formes et pour différentes maladies chirurgicales; par GOULARD, conseiller du Roi, chirurgien major de l'hôpital royal et militaire de Montpellier, etc. Pézenas, Fuzier, 1760, 2 vol. in-12.

2. Le même ouvrage. — Pézenas, Fuzier, 1760, 2 vol. in-12.

B.

MERCURE.

3. Traité du mercure; par Augustin BELLOSTE, premier chifurgien de Madame royale, douairière de Savoie. — 1758, 1 vol. in-12.

C.

FER.

4. Rapport fait à l'Académie de médecine, le 4 février 1840, sur l'emploi des dragées et pastilles de lactate de fer de Gélis et Conté. — Paris, Guillois, 1840, 1 vol. in-12.

5. Documents relatifs à l'emploi des dragées de Gélis et Conté, au lactate de fer. Avantages qu'elles présentent sur les autres préparations ferrugineuses. — Paris, Labé, 1860, 1 vol. in-8°.

6. Notice sur les ferrugineux ; par J.-B. CARRIÉ. — Paris, 1858, 1 vol. in-8°.

7. Considérations sur le tartrate-ferrico-potassique, et appréciation de ce sel à l'état liquide ; par J.-B CARRIÉ. — Saint-Denis, Drouard, 1858, 1 vol. in-8°.

8. De l'assimilation du lactate de fer, et des avantages que présente ce sel sur les autres préparations ferrugineuses, au point de vue de la digestion ; par le docteur CORDIER. — Paris, Labé, 1859, 1 vol. in-8°.

9. Notice sur l'emploi thérapeuthique des dragées d'hydro-ferrocyanate de potasse et d'urée, par V. BAUD ; comprenant des expériences chimiques sur la composition du sel ; par OSSIAN HENRY, père. — Paris, Labé, 1859, 1 vol. in-8°.

10. Lettre à M. le docteur Robert, rapporteur du prix sur le perchlorure de fer ; par le docteur DELEAU. — Paris, Noblet, 1859, 1 vol. in-8°.

11. De l'utilité des préparations ferrugineuses en général, et en particulier des pilules de Vallet (carbonate-ferreux inaltérable) ; par V.-A. FAUCONNEAU-DUFRESNE. — Paris, Baillière, 1861, 1 vol. in-8°.

D.

POTASSIUM.

12. De l'action thérapeutique du chlorate de potasse ; par Mathieu MILON (thèse). — Paris, Rignoux, 1858, 1 vol. in-4°.

E.

ALUMINE ET ZINC.

13. De l'emploi thérapeutique externe du sulfate simple d'alumine et du sulfate d'alumine et de zinc : par le docteur HOMOLLE. — Paris, Malteste, 1861, 1 vol. in-8°.

(M^{isa}) § 2.

De l'eau et des eaux minérales et thermales.

A.

DES EAUX MINÉRALES EN GÉNÉRAL.

1. Traité des observations nouvelles et vraie connaissance des eaux minérales, et de leurs qualités et vertus ci-devant inconnues : ensemble, de l'esprit universel ; par Henry de ROCHAS, écuyer, sieur d'Ayglun. — Paris, aux Bains du Roi, 1634, 1 vol. in-8°.

2. Le même ouvrage, 1 vol. in-8°.

3. P. Gasparis SCHOTTI regiscuriani e Societate Jesu Anatomia physico-hydrostatica fontium ac fluminum libri VI, explicata et figuris æri incisis exornata. — Herbipoli, Hertz, 1663, 1 vol. in-8°.

Cet ouvrage est un traité complet de la formation des fontaines et des rivières. Il ne figure ici que parce qu'il donne une théorie des eaux minérales, froides, et thermales.

4. Observations sur les eaux minérales de plusieurs provinces de France, faites en l'Académie royale des sciences, en l'année 1670 et 1771 ; par DUCLOS, conseiller médecin ordinaire du Roi. — Imprimerie royale, 1675, 1 vol. in-12.

5. Lettre sur les nouveaux bains médicinaux ; par CAILLOT, docteur médecin. — Paris, Quillan, 1752, 1 vol. in-12.

6. Mémoire sur les eaux minérales ; dans lequel, après un examen sommaire, chronologique et critique de ces eaux, on s'attache à prouver, contre l'opinion opposée, que leurs vertus principales ne résident pas dans leur volatil ; par JUVET. — Paris, 1757, 1 vol. in-12.

7. De aquis medicatis bibianensibus, anno 1756 detectis. Dissertatio conscripta a Josepho-Gaspare BARTHOLOMÆO, Regis bibianensi m. d. — Taurini, Mairesse, 1758, 1 vol. in-8°.

8. Caroli LEROY e regiâ Sci. Soc. Monspeliensi, De aquarum mineralium natura et usu propositiones prælectionibus academicis accommodatæ. — Monspelii, A.-F. Rochard, 1758, 1 vol. in-8°.

Sur la première feuille on lit, écrit de la main de l'auteur : « Pour monsieur Quesnay, de la part de son très hum... e serviteur Le Roy. »

9. Traité des eaux minérales, avec plusieurs mémoires de chimie relatifs à cet objet ; par MONNET, de la Société royale de Turin, etc. — Paris, Didot, 1768, 1 vol. in-12.

10. Précis sur les eaux minérales. — Voir dans : Mélanges de physique et de médecine ; par LE ROI. — Paris, Cuvelier, 1771, 1 vol. in-8°, page 347.

11. Nouvelle hydrologie, ou nouvelle exposition de la nature et de la qualité des eaux ; avec un examen de l'eau de la mer, fait en différents endroits des côtes de France ; où l'on a joint une description des sels naturels ; par MONNET. — Londres et Paris, Didot, 1772, 1 vol. in-12.

12. Dictionnaire minéralogique et hydrologique de la France, contenant : 1° la description des mines, fossiles, etc. qui s'y trouvent ; l'art d'exploiter les mines, la fonte et la purification des métaux, leurs différentes préparations chymiques, et les divers usages pour lesquels on peut les employer dans la médecine, l'art vétérinaire et les arts et métiers. — 2° l'histoire naturelle de toutes les fontaines minérales du royaume, leur analyse chymique, une notice des maladies pour lesquelles elles peuvent convenir, avec quelques observations pratiques ; on y a joint un Gnomon-Gallicus ; par BUCHOZ. — Paris. I. P. Cottard, 1772, 4 vol. in-8°.

13. Exposition succinte des principes et des propriétés des eaux minérales qu'on distribue au bureau général de Paris ; par RAULIN. — Paris, Hérissant, 1775, 1 vol. in-12.

14. Parallèle des eaux minérales d'Allemagne, que l'on trans-

porte en France, et de celles de la même nature qui sourdent dans le royaume, avec des remarques sur l'analyse des eaux minérales en général ; fait par ordre du Gouvernement, par RAULIN, docteur médecin, etc. — Paris, imp. royale, 1777, 1 vol. in-12.

15. Catalogue raisonné des ouvrages qui ont été publiés sur les eaux minérales en général et sur celles de France en particulier, avec une notice de toutes les eaux minérales de ce royaume, et un tableau des différents degrés de température de celles qui sont thermales ; publié, d'après le vœu de la Société royale de médecine; par J.-B.-F. CARRÈRE, conseiller médecin ordinaire du Roi, etc.— Paris, Cailleau, 1785, 1 vol. in-4°.

Aux armes du roi.

16. Mémoire sur les eaux minérales et les établissements thermaux des Pyrénées ; comprenant la recherche des moyens les plus propres à recueillir et conserver les sources minérales, et la description des monuments à élever pour utiliser ces eaux salutaires à la guérison des blessures des défenseurs de la République ; par LOMET. Publié par ordre du Comité de salut public.— Paris, Vatar, an III, in-8°.

Avec un plan de Barèges et des planches pour les monuments à y élever.

17. Guide aux eaux minérales de la France, de l'Allemagne, de la Suisse et de l'Italie ; par Isidore BOURDON. — Paris, Crochard, 1837, 1 vol. in-12.

18. Dictionnaire général des eaux minérales et d'hydrologie médicale; comprenant la géographie et les stations thermales, la pathologie thérapeutique, la chimie analytique, l'histoire naturelle, l'aménagement des sources, l'administration thermale, etc ; par DURAND-FARDEL, Eugène LEBERT, J. LEFORT et Jules FRANÇOIS. — Paris, Baillière, 1860, 2 vol. in-8°.

B.

EAUX SULFUREUSES THERMALES.

19. Histoire naturelle des eaux chaudes d'Aix en Provence, avec les avis et la méthode nécessaire de se servir de ces eaux utilement ; par Honoré-Maria LAUTHIER, médecin docteur. — Aix, veuve Ch. David et J. David, 1705, 1 vol. in-8°.

20. Analyse des eaux minérales de la ville d'Aix en Provence, avec des réflexions sur leurs vertus, et sur l'usage qu'on en doit faire ; par Antoine AUCANE-EMERIC, docteur médecin. — Avignon, 1705, 1 vol. in-8°.

21. Le passe-temps agréable des eaux minérales de Bagnères en Bigorre et du Bearn, et leurs propriétés ; par dom LEROUGE. — Paris, Lerouge, 1785, 1 vol. in-12.

22. Traité analytique et pratique des eaux thermales d'Ax et d'Ussat, avec la description des bains, des douches et des fontaines, et la meilleure manière de les employer dans les différentes maladies ; par PILHES, docteur médecin de la Faculté de Montpellier, etc. — Pamiers, Larroire, 1787, 1 vol. in-8°.

23. Analyse chimique des eaux minérales d'Aix en Savoie; par Joseph BONJEAN. — Chambéry, Puthod, 1838, un vol. in-8°.

24. Analyse chimique de l'eau sulfureuse d'Enghien, pour servir à l'histoire des eaux sulfureuses en général ; par FOURCROY, médecin de la Faculté de Paris, etc., et DELAPORTE, docteur médecin. — Paris, Cuchet, 1788, 1 vol. in-8°.

25. Aperçu topographique et médical sur les eaux minérales sulfureuses d'Enghien; par F. DAMIEN. — Paris, Béchet, 1821, 1 vol. in-8°.

26. Mémoire sur l'état de combinaison du soufre dans les eaux minérales des Pyrénées, suivi d'une analyse de l'eau de Barzun, près Barèges ; par BOULLAY et HENRY.—Paris, Fain, 1843, 1 vol. in-8°.

27. Eaux sulfureuses et iodées d'Allevard, près Grenoble (Isère). — Grenoble, Maisonville, 1 vol. in-8°.

C.

EAUX SULFUREUSES DE SECOND ORDRE.

28. Les bains de Digne, en Provence ; par S. RICHARD, docteur médecin de Montpellier. — Lyon, Morillon, 1619, 1 vol. in-8°.

29. Les merveilles des bains naturels et des étuves naturelles de la ville de Digne, en Provence, divisées en deux parties, la théorie et la pratique. Avec un traité de leurs serpents sans venin, et une sommaire description de tous autres ; par D.-J. de LAUTARET, docteur médecin de Montpellier, habitant à Digne. — Aix, Tholosan, 1620, 1 vol. in-8°.

30. Traité des eaux minérales de la fontaine de Bouillon-lez-Saint-Amand, en Flandre; par BRASSART, médecin-juré, directeur des dites eaux. — Lille, Blon, 1714, 1 vol. in-12.

31. Notice sur Ragnoles (Orne), en Basse-Normandie, et sur ses eaux-minero-thermales. — Paris, Lacour, 1849, 1 vol. -8°.

D.

EAUX MINÉRALES GAZEUSES.

32. Spadacrene, hoc est fons Spadanus, accuratissime descriptus, acidas bibendi modus, medicamina oxipotis necessaria et observationum medicarum oppido rararum, liber unicus. Authore Henrico ab HEERS, Tungro, ser. princ. Ferdinandi elect. colon. princ. Leod. etc., medico cubiculario. Editio correctior. — Lugduni-Batavorum, Moiard, 1645, 1 vol. in-12.

33. Spadacrene, ou dissertation physique sur les eaux de Spa; par Henri de HEERS, docteur médecin. Nouvelle édition revue, corrigée et augmentée de notes historiques et critiques; par W. CHROUET, docteur médecin. — Lahaye, Paupie, 1739, 1 vol. in-8°.

34. Amusements des eaux de Spa. Ouvrage utile à ceux qui vont boire ces eaux minérales sur les lieux; par POELLNITZ. — Amsterdam, P. Mortier, 1752, 4 vol. in-12.

Avec des gravures représentant les vues et les perspectives du bourg de Spa, des fontaines, des promenades et des environs.

De la bibliothèque du château de Trianon ; aux armes de la reine Marie-Antoinette.

35. Traité des eaux minérales de Spa; par Jean-Philippe de LIMBOURG, docteur médecin. 2ᵉ édition, à laquelle on a joint une carte des environs de Spa.— Liège, Desoer, 1756, 1 vol. in-12.

36. Analyse des eaux minérales de Spa, avec des observations sur leurs propriétés médicinales; précédée de quelques notices topographiques, etc.; par EDWIN-GODDEN-JONES. — Liège, Desoer, 1816, 1 vol. in-8°.

37. Delineatio et utilitas thermarum favariensium Rhætiæ, vulgo dictarum Plefers-Bad; per ZACHAR.-DAMUR, Curia-rhætus. — Basileæ, J. Bertchii, 1704, 1 vol. in-4°.

38. Traité des eaux minérales, bains et douches de Vichy, augmenté d'un discours préliminaire sur les eaux minérales en général; avec des observations sur la plupart des eaux minérales de France, et en particulier de celles de Bourbon-l'Archambault et du Mont-d'Ore, en Auvergne; par J.-F. CHOMEL, médecin du Roi, etc.—Clermont-Ferrand, Boutaudon, 1734, 1 vol. in-12.

39. Dissertation sur le transport des eaux de Vichy, avec la manière de se conduire avec succès dans leur usage; par Emmanuel TARDY, conseiller médecin du Roi, etc. — Moulins, Jean Faure, 1755, 1 vol. in-12.

40. Notice sur les eaux minérales, pastilles et sels naturels de Vichy. — Paris, Renou et Maulde, 1 vol in-18.

41. Notice sur les eaux minérales naturelles de Vichy, et sur les maladies principales pour lesquelles ces eaux sont prescrites. — Paris, Masson, 1855, 1 vol. in-32.

42. Mémoire sur l'usage des eaux de Balaruc, page 61, et Observations sur les eaux de Balaruc, page 87.

Dans : Mélanges de physique et de médecine; par LE ROI. — Paris, Cavelier, 1771, 1 vol. in-8.

43. Notice sur les eaux minérales et sur l'établissement thermal du Mont-d'Ore (Puy-de-Dôme).—Clermont-Ferrant, Hubler, 1857, 1 vol. in-8°.

44. Notice sur les eaux minérales de Vittel, près Contrexeville (Vosges); par le docteur PESCHIER. — Paris, Masson, 1855, 1 vol. in-8°.

45. Essai sur les eaux minérales d'Evaux, leurs propriétés physiques, chimiques, thérapeutiques, et sur leur mode d'administration; par TRIPIER, neveu. — Paris, Béchet, 1838, 1 vol. in-8°.

E.

EAUX MINÉRALES GAZEUSES DE SECOND ORDRE.

46. Analyse des eaux minérales de Merlange, près la ville de Montereau-Fautyonne; par TONDU DE NANGIS. — Paris, Guillau, 1761, 1 vol. in-12.

Aux armes du roi.

Appartenait à Mᵐᵉ de Silly.

47. Traité des eaux minérales de Chateldon, et de celles de Vichy et Hautérive en Bourbonnais, avec le détail de leurs propriétés médicinales et leur analyse; par DESBRETS, docteur médecin

de l'Université de Montpellier, etc. — Moulins, Faure, 1778, 1 vol. in-12.

48. Nouvelles eaux minérales de Chateldon, en Bourbonnais, avec des observations sur leurs effets. — Londres, 1783; et nouvelles instructions sur les eaux minérales de Chateldon, en Bourbonnais, 1 vol. in-12.

49. Observations sur l'usage des eaux minérales de Pougues; par RAULIN, docteur médecin, etc. Avec l'analyse chimique des mêmes eaux; par COSTEL, ancien apothicaire, etc. — Paris, Edme, 1769, 1 vol. in-12.

Aux armes de Bourbon-Conty.

50. Le même ouvrage. 1 vol. in-12.

51. De l'emploi des eaux minérales de Pougues dans le traitement de quelques affections chroniques de l'estomac et des organes génito-urinaires; par le docteur L. de CROZANT. — Paris, Germer-Baillière, 1851, 1 vol. in-8°.

52. Notice sur les eaux minérales de Pougues. —Paris, Masson, 1856, 1 vol. in-8°.

53. Lettres de M. GUÉRIN, docteur médecin de la Faculté de Paris, et de M. LE GIVRE, docteur médecin, touchant les minéraux qui entrent dans les eaux de Sainte-Reine et des Forges. — Paris, 1702, 1 vol. in-12.

54. Eaux minérales alcalines-gazeuses de Condillac (Reine des eaux de table); par le docteur TAMPIER. — Paris, Lender, 1859, 1 vol. in-8°.

55. Eaux minérales gazeuses naturelles de Condillac (Reine des eaux de table). Extrait du traité général et pratique des eaux minérales de la France et de l'étranger; par J.-E. PÉTREQUIN et A. SOCQUET. — Paris, Lender, 1859, 1 vol. in-8°.

56. Mémoire sur les eaux minérales alcalines, gazeuses, naturelles de Condillac, considérées comme eaux hygiéniques et comme agent thérapeutique. — Paris, Lender, 1861, 1 vol. in-8°.

57. Eaux gazeuses naturelles de table. Notice sur l'eau de Renaison, par le docteur FORESTIER, suivie de l'analyse, par OSSIAN Henri, père, et le docteur OSSIAN Henri, fils. — Paris, Lavoisier, 1861, 1 vol. in-8°.

F.

EAUX MINÉRALES FERRUGINEUSES.

58. Traité des eaux minérales nouvellement découvertes au village de Passy, près Paris, par MOULLIN DE MARGUERY, médecin docteur. — Paris, Barrois, 1723. 1 vol. in-12.

59. Examen physique et chimique d'une eau minérale trouvée chez M. de CALSABIGI, à Passy; comparée aux eaux du même côteau, connues sous le nom de Nouvelles eaux minérales de Mᵐᵉ Belami; par de MACHY, apothicaire, gagnant maîtrise de l'Hôtel-Dieu. — Paris, 1 vol. in-12.

60. Traité des eaux et des fontaines minérales de Forges, où l'on connaîtra les principes, la vertu et les effets de ces eaux, les différentes maladies auxquelles elles conviennent, et les moyens sûrs pour s'en servir avec succès. Avec une dissertation sur les fièvres malignes et épidémiques qui règnent tous les ans dans plusieurs villages, aux environs de Paris ; par DONNET, docteur médecin de la Faculté de Montpellier, etc. — Paris, Chardon, 1751, 1 vol. in-12. Appartenait aux Cordeliers de Pontoise.

61. Dissertation sur les eaux nouvellement découvertes à Aumale, en Normandie. Contenant l'analyse de ces eaux et quelques observations sur les maladies qu'elles ont guéries, par Pierre Antoine MARTEAU, médecin de la ville et de l'hôpital d'Aumale, etc.— Paris, Vincent, 1759, 1 vol. in-12.

62. Notice sur les eaux minérales, ferrugineuses, acidules, froides de Provins, précédée d'un essai sur la topographie médicale de Provins et de ses environs ; par NAUDOT. — Provins, Lebeau, 1841, 1 vol. in-12.

63. Eaux minérales ferro-crénatées de Fontaine-Bonneleau (Oise), analysées par OSSIAN Henry. — Paris, Moquet, 1858, 1 vol. in-8°.

G.

EAUX MINÉRALES COMPLEXES.

64. Eaux minérales de Hombourg, près Francfort-sur-le-Mein. — Paris, Maulde, 1841, 1 vol. in-8°.

65. Rapport sur les eaux de Forges, département de Seine-et-Oise ; par A. NOBLE. Manuscrit. 1 vol in-f°.

66. Rapport sur l'emploi des eaux de Forges (Seine-et-Oise), contre les maladies scrofuleuses ; fait au nom de la Commission des eaux minérales et lu dans la séance de l'Académie royale de médecine, du 22 novembre 1842 ; par le docteur PH. PATISSIER.— Paris, Cosson, 1 vol. in-8°.

67. Notice médicale sur l'action thérapeutique des eaux minérales de Bondonneau (Drôme) ; par le docteur Michel PENNET. — Lyon, Vingtrinier, 1858, 1 vol. in-8°.

68. Royat. — Ses eaux thermales alcalines mixtes, chlorurées, ferrugineuses, arsenicales. — Son établissement thermal. — Les eaux de l'Allemagne et les eaux du centre de la France.— Royat et Ems. — L'hydrothérapie et les cures de petit-lait et de raisin, à Royat ; par C. ALLARD. — Clermont-Ferrand, Hubler, 1860, 1 vol. in-8°.

69. De l'eau de la source de Salins, et de son emploi en thépeutique ; par le docteur Auguste DUMOULIN. — Paris, Germer-Baillière, 1861, 1 vol. in-8°.

H.

EAUX SALINES THERMALES.

70. Traité historique des eaux et bains de Plombières, de Bourbonne, de Luxeuil et de Bains ; par le R. P. dom CALMET, abbé de Senones. — Nancy, Leseure, 1748, 1 vol. in-8°. Avec des plans de ces divers bains.

71. Dissertation contenant de nouvelles observations sur la fièvre quarte et l'eau thermale de Bourbonne, en Champagne ; par JUVET, médecin de l'hôpital royal et militaire de Bourbonne. — Chaumont, Bridan, 1750, 1 vol. in-12.

72. Mémoires et observations sur les effets des eaux de Bourbonne-les-Bains, en Champagne, dans les maladies hystériques et

chroniques ; par CHEVALIER, docteur médecin à Bourbonne-les-Bains, etc. — Paris, Vincent, 1772, 1 vol. in-12.

73. Traité des eaux de Bourbon-l'Archambaud, selon les principes de la nouvelle physique ; par J. PASCAL, docteur médecin. — Paris, d'Houry, 1699, 1 vol. in-12.

74. Traité analytique et médicinal des eaux minérales salines de Nieder-Brunn, en Basse-Alsace ; par GÉRARD, médecin en chef des hôpitaux militaires et bourgeois de la ville d'Hagueneau. — Strasbourg, Levrault, 1787, 1 vol. in-8°.

75. Établissement des eaux thermales de Saint-Gervais, entre Genève et Chamouni. — Paris, Gros, 1 vol. in-8°.

I.

EAUX MINÉRALES ARTIFICIELLES.

76. Méthode générale d'analyses, ou recherches physiques sur les moyens de connaître toutes les eaux minérales ; traduit de l'anglais ; par COSTE. — Paris, Vincent, 1767, 1 vol. in-12.

77. Mémoire sur les eaux sulphureuses, contenant le moyen de les imiter parfaitement. Voir dans : Mélanges de physique et de médecine ; par LE ROI. — Paris, Cavelier, 1771, 1 vol. in-8°.

78. Essais sur l'art d'imiter les eaux minérales et de la manière de se les procurer en les composant soi-même, dans tous les temps et dans tous les lieux ; par DUCHANOY, docteur régent. — Paris, Méquignon, 1780, 1 vol. in-12.

J.

EAU DE MER.

79. Notice sur les bains de mer de Boulogne. — Boulogne-sur-Mer, Aigre, 1857, 1 vol. in-32.

(M^{140})

§ 3.

Médicaments tirés du règne végétal en général.

1. Les secrets et merveilles de nature, recueillis de divers autheurs, et divisés en dix-sept livres ; par Jean-Jacques WECKER, de Basle, médecin de Colmar. Livre non-seulement nécessaire aux curieux, ains à tous ceux qui font profession des arts libéraux, et subtiles inventions : tant pour l'exercice de l'art militaire, qu'autres, de quelques vacations qu'ils soient.—Rouen, N. Letourneur, 1680, 1 vol. in-8°.

2. Dissertatio medica inauguralis de Valetudine plantarum secunda et adversa. Quam ope et auxilio summi naturæ rerum auctoris atque conservatoris, Dei opt. max. auctoritate et decreto magnifici atque excellentissimi medicorum in Universitate basiliensi collegii, pro summis in medicina honoribus atque privilegiis doctoralibus rite ac legitimè capessendis ; ad. d, 13 julii anno 1708, loco horisque consuetis publico philiatrorum examini sistit M. Joh. Jacobus ZUINGERUS basiliensis.—Basileæ, J.-J. Genathius, 1 vol. in-4°.

3. Dissertatio medica de methodo herbas lustrandi, cui annexa

sunt corollaria quædam anatomica, quàm divina favente gratia, in antiquissima Rauracorum academiâ, vacante sede botanico-anatomica, publico eruditorum scrutinio subjicit Lucas WOLLEBIUS, ad Diem-Augusti, an 1711, horis locoque consuetis, respondente Joh. GERHARDO HOSE, Heidelbergensi.—Basileæ, J. Bertshii, 1 vol. in-4°.

4. Examen theoretico practico medicum plantarum nasturcinarum, quo vegetabilium horum structura naturalis, qualitates, vires atque usus in vita humana salubris breviter ac dilucidè explicantur, sub præsidio d. n. theo. ZUINGERI, D. Julii, Ann. 1714. — Publicè defensum à Joh.-Rodolpho Mièg. — Basileæ thurniosiorum frat., 1 vol. in-4°.

5. Abrégé de l'histoire des plantes usuelles; dans lequel on donne leurs noms différens, tant françois que latins; la manière de s'en servir, la dose, et les principales compositions de pharmacie dans lesquelles elles sont employées; par J.-B. CHOMEL, docteur médecin. — Paris, J. Clousier, 1731, 3 vol. in-12.

De la bibliothèque des Récollets de Versailles.

6. Description, vertus et usages de sept cent-dix-neuf plantes, tant étrangères que de nos climats; et de cent trente-quatre animaux, en sept cent trente planches gravées en taille-douce, sur les dessins d'après nature de De Garsault; par DEFEHRT, PRÉVOST, DUFLOS, MARTINET, etc., et rangées suivant l'ordre du livre intitulé : Matière médicale de GEOFFROY. Ouvrage utile à toutes matières médicales, aux artistes, aux personnes charitables, et à tous ceux qui préparent eux-mêmes leurs médicaments.—Paris, P. fr. Didot, 1767, 5 vol. in-8°.

A.

RHUBARBE.

1. MATTHIÆ TILINGII, med. U. doctoris professoris primarii, archiatri Hassiaci, sacri romani Imperii academiæ naturæ curiosorum collegæ, Zephyri dicti, et P. t. universitatis Hasso-Schaumburgicæ rectoris, Rhabarbarologia, seu curiosa rhabarbari disquisitio, illius etymologiam, differentiam, locum natalem, formam, temperamentum, vires, substantiam, etc. Item ejus adulterationem, conservationem, electionem, noxam et correctionem, dosin atque usum pharmaceuticum, chymico medicum, omnibus penè humani corporis partibus destinatum, additis diversis observationibus, et quæstionibus rhabarbarum concernentibus, detegens, ad normam et formam sacri romani Imperii Academiæ naturæ curiosorum congesta. — Francofurti ad Mœnum, Gothofred Seyler, 1679, 1 vol. in-4°.

Avec une planche représentant les diverses parties de la rhubarbe.

B.

PALMA-CHRISTI.

2. Dissertation sur l'huile de palma-christi ou l'huile de ricin, que l'on appelle communément huile de Castor; dans laquelle on donne l'histoire de cette huile, on expose ses propriétés, et on en recommande l'usage dans les maladies bilieuses, calculeuses, et autres; par le docteur Pierre CANVANE, médecin à Bath, et membre du Collège royal des médecins de Londres, et de la Société royale. Ouvrage traduit de l'anglais par HAMARD DE LA CHAPELLE, docteur médecin de Caen, etc. — Paris, Didot, 1777, 1 vol. in-8°.

C.

MANNE.

3. Claudii SALMASII, De manna et saccharo, Commentarius. — Parisiis, Dumesnil, 1663, 1 vol. in-8°

D.

PETITE-CENTAURÉE.

4. Summo archiatro secundante, centaurium minus, auro tamen majus, ad normam et formam academiæ Cæsareo-Leopoldinæ imperialis, naturæ curiosorum adumbratum, selectisque curiositatibus et observationibus adornatum, in disco solis exponit, et eruditorum coronæ exhibet, anno domini MDCXCII Samuel LEDELIUS, philosoph. et medic. doctor, physicus ducatus Gorlicencis provincialis. — Francofurti ad Mœnum, Zunner, 1694, 1 vol. in-8°.

E.

NAFÉ D'ARABIE.

5. Rapport de MM. BARRUEL et COTTEREAU, sur les préparations pectorales composées avec le fruit de nafé d'Arabie. — Paris, Janet, 1848, 1 vol. in-8°.

6. Rapport de MM. BARUEL et COTTEREAU, et observations des médecins des hôpitaux de Paris, sur les préparations pectorales préparées avec les fruits de nafé d'Arabie; par DELANGRENIER. — Paris, L. Janet, 1 vol. in-8°.

F.

HYDROCOTYLE ASIATICA.

7. Observations et remarques nouvelles sur l'action thérapeutique de l'hydrocotyle asiatica. — Paris, Labé, 1859, 1 vol. in-8°.

8. Notice sur l'hydrocotyle asiatica. — Paris, Malteste, 1 vol. in-8°.

G.

QUINQUINA.

9. Vin toni-nutritif de BUGEAUD, aux quinquina et cacao. — Paris, Moquet, 1 vol. in-8°.

10. Du quinium, d'Alfred LABARRAQUE, et de ses préparations. — Paris, Germer-Baillière, 1859, 1 vol. in-8°.

H.

VARIOLARINE.

11. Notice et observations sur l'emploi d'un fébrifuge indigène (les pilules de variolarine-Bouloumié); avantages de cet anti-périodique sur les préparations de quinquina. — Paris, Fournier, 1 vol. in-8°.

I.

TABAC.

12. Traicté du tabac, ou nicotiane, panacée, petun, autrement herbe de la reine; avec sa préparation et son usage pour la plus part des indispositions du corps humain, ensemble les diverses façons de le falsifier, et les marques pour le recognoistre : composé premièrement en latin par Jean NEANDER, médecin à Leyden, et mis de nouveau en françois par J.-V. (Jacques VEYRAS). OEuvre très utile, non-seulement au vulgaire, mais à tous ceux qui font la médecine, et notamment à ceux qui, voyageant, n'ont moyen de porter quantité de médicaments. — Lyon, B. Vincent, 1626, 1 vol. in-8°.

Avec planches.

J.

OPIUM.

13. Michealis ETTMULLERI, phil. et med. d. et professoris publici in Academia Lipsiensi, de virtute opii diaphoretica, dissertatio. — Lipsiæ, Bielckii, 1 vol. in-4°.

14. Réflexions sur l'usage de l'opium, des calmants, et des narcotiques, pour la guérison des maladies. En forme de lettres. — Paris, Cavelier, 1726, 1 vol. in-12°.

15. Georgii-Wolffgangi WEDELII, medici quondam summi Opiologia ad mentem Academiæ naturæ curiosorum, editio tertia. — Ienæ, Bielckii, 1739, 1 vol. in-4°.

16. Usus opii salubris et noxius, in morborum medela, solidis et certis principiis superstructus, a. d. Balthasare-Ludovico TRALLES, med. urat. atque Acad. cæs. nat. cur. socio. — Vratislaviæ, Meyer, 1757, 2 vol. in-4°.

Dans ce traité l'auteur ne se borne pas à étudier avec soin l'action de l'opium sur l'économie, ses avantages et ses inconvénients. Il saisit l'occasion de cette étude pour s'étendre sur la nature, la cause, la marche et le traitement de la plupart des maladies. — Ce traité a été réimprimé sept fois, jusqu'en 1784.

17. Note sur le titrage de l'opium; par BERTHÉ. — Paris, Plon, 1 vol. in-8°

K.

CYNORRHODON.

18. Ehrenfridi HAGENDORNII, m. d., etc., Cynosbatologia ad normam Academiæ naturæ curiosorum, adornata. — Ienæ, Bielckii, 1681, 1 vol. in-8°.

Avec planches.

L.

CAMPHRE.

19. Exercitatione physico-medica virtutem camphoræ refrigerantem ac internis corporis humani incendiis restinguendis aptissimam edisserit, atque ex genuinis artis principiis adstruit, d. Balthasar-Ludovicus TRALLES, medicus Vratisi, comitatur opusculum præfatio d. Friderici HOFFMANNI, comit. palat. cæs. consiliarii et

archiatri regii, etc. — Vuratislaviæ et Lipsiæ, Hubert, 1734, 1 vol. in-8°.

M.

VALÉRIANE.

20. Notice sur le valerianate d'ammoniaque de PIERLOT, médicament spécial contre les affections nerveuses. — Paris, S. Raçon, 1 vol. in-8°.

N.

DIGITALE.

21. Mémoire sur la digitale et sur le meilleur mode d'administrer cette plante ; par LABÉLONYE. — Paris, Guillois, 1 vol. in-12.

22. De la digitale et du meilleur mode d'emploi de cette plante; par LABÉLONYE. — Paris, Labé, 1859, 1 vol. in-8°.

O.

ERGOT DE SEIGLE.

23. Traité du seigle ergoté; par READ, d. m. — Metz, J.-B. Collignon, 1774, 1 vol. in-8°.

Avec planche.

24. Mémoire pratique sur l'emploi médical de l'ergotine; par J. BONJEAN. — Chambéry, imp. nat., 1857, 1 vol. in-8°.

25. Mémoire pratique sur l'emploi médical de l'ergotine; par J. BONJEAN. — Paris, Germer-Baillière, 1858, 1 vol. in-8°.

P.

AMANDES.

26. Dissertatio botanico-medica inauguralis, amygdalarum fructus analysin exhibens, quam auctoritate et consensu illustris ac gratiosissimæ Facultatis medicæ in inclyta Raucarorum universitate pro summis in arte medicâ honoribus et privilegiis doctoralibus ritè consequendis, solenni ac placido eruditorum examini submittit, Johannes-Ulricus HEGNER, Helveto-Vitoduranus, 2 mart. ann. 1703. — Basileæ, J. Bertschii, 1 vol. in-4°.

Q.

THÉ SUISSE.

27. De thee Helvetico, dom Schiveiber-Thee ; auctor. Jos.-Francis.-Nicolaus FABER. — Basileæ, F. Ludii, 1715, 1 vol. in-4°.

R.

HUILES ESSENTIELLES.

28. Des huiles essentielles et de quelques autres produits analogues retirés des substances résineuses; par Ch.-Victor-Etienne ACCAULT. — Paris, Poussielgue, 1836, 1 vol. in-8°.

(M⁴⁴¹)   § 4.

Médicaments tirés du règne animal.

A.

HUILE DE POISSON.

1. Notice sur l'huile naturelle de foie de morue désinfectée,

d'une odeur agréable et d'une saveur sucrée et douce, préparée d'après les procédés de MM. le docteur AUTIER et CHEVRIER, pharmacien. — Paris, 1 vol. in-12.

2. Mémoire sur l'huile iodée de J. PERSONNE, pharmacien de l'hôpital du Midi. — Paris, Guillois, 1 vol. in-8".

B.
MUSC.

3. Historia moschi, ad normam Academiæ naturæ curiosorum, conscripta à Luca SCHROCKIO, médecin docteur, etc. — Augustæ-Vindelicorum, Gobel, 1682, 1 vol. in-4°.

C.
CASTOREUM.

4. J.-F. Castorologia, explicans castoris animalis naturam et usum, medico-chemicum, antidhac à Joanne MARIO BOLLENSI et physico Ulmano postea Augustano celeberrimo labori insolito sub-jecta. Jam verò ejusdem auctoris et aliorum medicorum observationibus luculentis ineditis, adfectibus omissis, et propria experientia parili labore aucta a Joanne FRANCO. — Augustæ-Vindeli Koppmayer, 1685, 1 vol. in-8°.

D.
VIPÈRE.

5. Marci-Aurelii SEVERINI, thurii tarsiensis, phil. ac medici, etc., Vipera pythia; id est, de viperæ natura, veneno, medicina, demonstrationes, et experimenta nova. — Patavii, Frambotti, 1651, 1 vol. in-4°.

E.
PEPSINE.

6. Note sur la pepsine, son origine physiologique, son extraction et ses meilleures préparations en pilules digestives; par T.-P. HOGG. — Paris, Moquet, 1 vol. in-32.

CHAPITRE QUATRIÈME

MÉDECINE LÉGALE

SECTION I.

TRAITÉS GÉNÉRAUX.

1. L'art de faire les rapports en chirurgie, où l'on enseigne la pratique, les formules et le style le plus en usage parmi les chirurgiens commis aux rapports : avec un extrait des arrêts, statuts, et réglements faits en conséquence ; par DEVAUX, ancien prévôt de la Compagnie des maîtres chirurgiens de Paris. Nouvelle édition. — Paris, d'Houry, 1730, 1 vol. in-12.

2. Manuel complet de médecine légale, extrait des meilleurs ouvrages publiés jusqu'à ce jour, et dans lequel sont traitées toutes les questions de droit relatives à la médecine, suivi de modèles de rapports, du tarif des honoraires dus aux médecins, chirurgiens, officiers de santé, sages-femmes et pharmaciens, en matière criminelle ; des lois, ordonnances et articles des codes relatifs à leur réception, à leurs attributions respectives, à l'exercice de leurs professions, etc.; par J. BRIAND et J.-X. BROSSON. — Paris, Chaudé, 1828, 1 vol. in-8°.

3. Traité de médecine légale; par ORFILA. 3e édition, revue, corrigée et augmentée considérablement; suivie de plusieurs mémoires sur deux questions importantes de médecine légale, la suspension et l'empoisonnement par l'acide arsénieux. — Paris, Béchet, 1836, 3 vol. in-8°.

SECTION II.

MÉLANGES.

1. Spermatologia historico-medica h. e.; Seminis humani consideratio physico-medico legalis, qua ejus natura et usus, insimulque opus generationis et varia de coitu aliaque huc pertinentia; v. g.; de castratione, herniotomia, phimosi, circumcisione, recutitione et infibulatione; item de hermaphroditis et sexum mutantibus, raris et selectis observationibus, annexo indice locupletissimo traduntur, a d. Martino SCHURIGIO, physico Dresdensi. — Francofurti ad Mænum, Beck, 1720, 1 vol. in-4°.

2. Sialologia historico-medica h. e.; Salivæ humanæ consideratio physico-medico-forensis, qua ejus natura et usus insimulque morsus brutorum et hominis, rabies et hydrophobia, demorsorum delicta et defensio; item : signa vitalitatis ex spuma oris in fœtu mortuo desumenda et alia huc spectantia quæstionibus medico-forensibus perpenduntur. Observationibus raris et selectis tradita, autore d. Martino SCHURIGIO, physico Dresdensi. — Dresdæ, Mieth, 1723, 1 vol. in-4°.

3. Chylologia, historico-medica h. e.; Chyli humani, sive succi hominis nutritii, consideratio physico-medico-forensis, qua appetitus nimii et voracitatis, rerum haud esculentarum concupiscentiæ, nauseæ et inediæ diuturnæ, cultrivororum, vitrivororum, venenivororum et pyrophagorum exempla recensentur, farrago rerum p. n. in ventriculo et intestinis latitantium aut vomitu rejectarum suppeditatur, homerdæ resolutio chymica, cum usu medico et magico ostenditur, annexis quæstionibus medico-forensibus et indice locupletissimo, autore d. Martino SCHURIGIO, physico Dresdensi. — Dresdæ, Zimmermann, 1725, 1 vol. in-4°.

4. Parthenologia historico-medica, hoc est, Virginitatis consideratio, qua ad eam pertinentes pubertas et menstruatio, cum ipsarum maturitate, item varia de insolitis mensium viis atque dubiis virginitatis signis, necnon de partium genitalium muliebrium, pro virginitatis custodia, olim instituta consuetione et infibulatione variis atque selectis observationibus, cum indice locupletissimo traduntur a d. Martino SCHURIGIO, physico Dresdensi. — Dresdæ et Lipsiæ, Hekell, 1729, 1 vol. in-4°.

5. Gynæcologia, historico-medica, hoc est Congressus muliebris, consideratio physico-medico-forensis qua utriusque sexus salacitas et castitas, deinde coïtus ipsa ejusque voluptas et varia circa hunc actum occurentia, nec non coïtus ob atresiam seu vaginæ uterinæ imperferationem et alias causas impeditus et denegatus, item nefandus et sodomiticus, raris observationibus, et aliquot casibus medico-forensibus exhibentur, a d. Martino SCHURIGIO, physico Dresdensi. — Dresdæ et Lipsiæ, Hekell, 1730, 1 vol. in-4°.

6. Syllepsilogia, historico-medica, hoc est conceptionis muliebris consideratio physico-medico-forensis, qua ejusdem locus, organa, materia, modus in atretis seu imperforatis, item signa et impedimenta, deinde didymotokia seu gemellatio superfœtatio et embryotokia et denique varia de graviditate vera, falsa, occulta et

diuturna nec non de gravidarum privilegiis animique pathematis et impressione raris èt curiosis observationibus traduntur, a d. Martino SCHURIGIO, physico Dresdensi. — Dresdæ et Lipsiæ, Hekell, 1731, 1 vol. in-4°.

7. Considérations médico-légales sur la viabilité du fœtus, suivies de propositions sur divers objets, par E. HARACQUE (thèse). — Paris, Didot, 1820, 1 vol. in-4°.

8. Rapports à M. le ministre de l'intérieur, et au Conseil général des hospices, relatifs au service des enfants trouvés dans le département de la Seine ; suivis de documents officiels. — Paris, Paul Dupont, 1838, 1 vol. in-8°.

9. Recherches medico-légales et thérapeutiques sur l'empoisonnement par l'acide arsénieux, précédées d'une histoire de l'arsenic métallique et de ses divers composés, et suivies d'une discussion sur le peroxide de fer, considéré comme contre-poison, exposées devant une commission de l'Académie royale de médecine ; par ORFILA, recueillies et rédigées par le docteur BEAUFORT. — Paris, Just Rouvier, 1842, 1 vol. in-8°.

10. Rapport à M. le ministre secrétaire d'État de l'intérieur, concernant les infanticides et les morts-nés, dans leur relation avec la question des enfants trouvés ; par REMACLE. — Paris, Imprimerie Royale, 1845, 1 vol. in-4°.

11. Des enfants trouvés. — Auxerre, Gallot-Fournier, 1847, 1 vol. in-8°.

12. Du diagnostic de la folie, considérée dans ses rapports avec la médecine-légale-criminelle ; par L.-E. BARBÉ (thèse). — Paris, Rignoux, 1850, 1 vol. in-4°.

13. De la présence de l'arsenic dans divers échantillons de fil de fer du commerce ; par Alphonse BELIN (thèse). — Paris, Thunot, 1857, 1 vol. in-4°.

14. De l'intervention du médecin légiste dans les questions d'attentat aux mœurs ; par le docteur Louis PÉNARD. — Paris, Baillière, 1860, 1 vol. in-8°.

15. Lettres sur la pratique de la médecine légale ; par le docteur Louis PÉNARD. — Paris, Baillière, 1862, 1 vol. in-8°.

(M⁴⁴⁴)

SECTION III.

TOXICOLOGIE.

1. De venenis et antidotis prolegomena, seu communia præcepta ad humanam vitam tuendam saluberrima. In quibus diffinitiva methodus venenorum preponitur per genera, ac differentias suas, partes, et passiones, præservandi modum, et communia ad eorum curationem antidota complectens. — De canis rabiosi morsu, et ejus curatione; Andrea BACCIO, Elpidiano medico atque philosopho, in almæ urbis gymnasio doctore. — Romæ, Accoltus, 1586, 1 vol. in-4°.

Baccio conseille dans cet ouvrage de cautériser les plaies faites par les chiens enragés, et il regarde ce moyen comme le plus efficace pour empêcher le développement de la rage. Il semble aussi résulter de quelques passages de cet auteur, que ce moyen était employé par les anciens.

2. Joh.-Jacobi WEPFERI, divers., S. rom. Imp. princ. et reip. scaphus, dum viveret, archiatri celeberr. Historia cicutæ aquaticæ, quâ non solum plantæ hujus venenatæ structura naturalis, vires et operationes deleteriæ in hominibus ac brutis adcurate describuntur, scite que explicantur : sed et aliorum, quamplurimorum venenorum, in primis cicutæ terrestris, napelli, coccularum, nucis vomicæ, hellebori albi, jalappæ, coronæ imperialis, solani vulgaris ac furiosi, hioscyami, amygdalarum amararum, antimonii denique, arsenici, auripigmenti et mercurii qualitates funestæ, institutis experimentis collectisque observationibus, deteguntur, aperiuntur, tandemque methodus illis medendi brevis additur. Adjectæ sunt ad calcem dissertationes de thee Helvetico ac Cymbalaria, curante Theodoro ZUINGERO, archiat. Basil., cum figuris æneis. — Lugduni-Batavorum, Potuliet, 1733, 1 vol in-8°.

3. Histoire des champignons comestibles et vénéneux, ornée de figures coloriées, représentant les principales espèces dans leurs dimensions naturelles ; où l'on expose leurs caractères distinctifs, leurs propriétés alimentaires et économiques ; leurs effets nuisibles et les moyens de s'en garantir ou d'y remédier ; par Joseph ROQUES. —Paris, Hocquart, 1832, 1 vol. in-4°.

4. Considérations toxicologiques ; antidotes principaux ; par J.-C. MIQUEL (thèse). — Versailles, Marlin, 1837, 1 vol. in-8°.

5. Traité de toxicologie ; par ORFILA. — Paris, Labé, 1852, 2 vol. in-8°.

CHAPITRE CINQUIÈME

POLICE MÉDICALE

1. Catéchisme sur les morts apparentes, dites asphyxies ; ou instruction sur les manières de combattre les différentes espèces de morts apparentes, par demandes et par réponses, fondée sur l'expérience, et mise à la portée du peuple. Imprimé et publié par ordre du Gouvernement ; par de GARDANNE, docteur régent de la Faculté de médecine de Paris, etc. — Paris, Valade, 1781, 1 vol. in-8°.

2. Instruction sur le traitement des asphyxiés par les gaz méphitiques ; des noyés, des enfants qui paraissent morts en naissant, des personnes qui ont été réduites à l'état d'asphyxie par le froid et par le chaud, de celles qui ont été mordues par des animaux enragés, de celles qui ont été empoisonnées : avec des observations sur les causes de ces accidents, et sur les signes qui distinguent la mort réelle de celle qui n'est qu'apparente, par Antoine PORTAL, professeur de médecine au collège de France, etc. Nouvelle édition, par ordre du Gouvernement. — Paris, Imprimerie Impériale, 1805, 1 vol. in-12.

3. Secours à donner aux personnes empoisonnées et asphyxiées ; par ORFILA. — Paris, 1818, 1 vol. in-12.

4. Des sexes en matière d'état civil. — Comment prévenir les erreurs résultant de leurs anomalies ; par J.-N. LOIR. — Paris, Cotillon, 1854, 1 vol. in-8°.

CHAPITRE SIXIÈME

ADMINISTRATION MÉDICALE

SECTION I.

HISTOIRE DES HÔPITAUX.

1. Abrégé historique de l'établissement de l'hôpital des enfants-trouvés. — Paris, Thibout, 1746, 1 vol. in-4°.

2. Mémoire sur les biens de l'hôpital Saint-Jacques, leur état actuel, et leur véritable destination ; par CHAMOUSSET, 1 vol. in-12.

3. Observations sur les hôpitaux, relatives à leur construction, aux vices de l'air d'hôpital, aux moyens d'y remédier, à l'admission ou rejet des malades, à la maladie anti-sociale, à la petite vérole, aux femmes en couche, aux insensés, et à l'utilité dont ils sont pour l'art de guérir et pour les étudiants ; par Jean AIKIN, chirurgien. Avec une lettre à l'auteur sur le même sujet, du docteur PERCIVAL, membre de la Société royale de Londres. Ouvrage traduit de l'anglais, et auquel on a ajouté quelques notes ; par VERLAC. — Paris, Crapart, 1777, 1 vol. in-12.

4. Extrait des registres de l'Académie royale des Sciences, du 22 novembre 1786. — Rapport des commissaires chargés par l'Académie, de l'examen du projet d'un nouvel Hôtel-Dieu. — Paris, Imprimerie Royale, 1786, 1 vol. in-4°.

5. Prospectus de souscription pour l'établissement de quatre nouveaux hôpitaux capables de suppléer à l'insuffisance de l'Hôtel-Dieu de Paris. — Imprimerie Royale, 1787, 1 vol. in-4°.

6. Extrait des registres de l'Académie royale des Sciences, du 20 juin 1787. Rapport des commissaires chargés par l'Académie, des projets relatifs à l'établissement de quatre hôpitaux. — Paris, Imprimerie Royale, 1787, 1 vol. in-4°.

7. Essai sur l'établissement des hôpitaux dans les grandes villes ; par COQUEAU. — Paris, Pierres, 1787, 1 vol. in-8°.

8. Extrait des registres de l'Académie royale des Sciences, du 12 mars 1788. Troisième rapport des commissaires chargés par l'Académie des projets relatifs à l'établissement des quatre hôpitaux. — Paris, Imprimerie Royale, 1788, 1 vol. in-4°.

9. Mémoires sur les hôpitaux de Paris ; par TENON, professeur royal de pathologie au collége de chirurgie des Académies royales des sciences, de chirurgie, etc. ; imprimés par ordre du roi. — Paris, Pierres, 1788, 1 vol. in-4°.

Cet ouvrage, accompagné des plans de la plupart des hôpitaux de Paris, offre les renseignements les plus intéressants sur ces hôpitaux, à cette époque.

10. Plan général d'hospices royaux, ayant pour objet de former dans la ville et faubourgs de Paris des établissements pour six mille pauvres malades, et d'augmenter les revenus de l'Hôtel-Dieu et des hôpitaux du royaume ; suivi de différents moyens pour ne point surcharger les hospices, en pratiquant ce qui est indiqué pour occuper les enfants-trouvés des deux sexes, et les mendiants qui sont à la charge des revenus des pauvres et du Gouvernement, et pour soulager un plus grand nombre d'indigents ; par TELLÈS-DACOSTA, grand-maître honoraire des eaux et forêts de Champagne, ancien intendant de feu Mme la Dauphine, mère du roi, seigneur de l'Etang, paroisse de Marne. — Paris, 1789, 1 vol. in-4°.

11. Mémoires historiques sur l'hospice civil de Versailles, contenant :

1° Lettres patentes portant établissement d'un hospital à Versailles, avec le réglement concernant le dit hospital. — Juin, 1720.

2° Résumé de la situation de l'infirmerie royale, depuis sa fondation en 1720, jusques en 1789.

3° Situation de l'infirmerie royale de Versailles, en janvier 1792.

4° État des Sœurs qui sont à l'infirmerie, avec l'époque de leur entrée et leur emploi, suivi de l'état des officiers de santé, des domestiques, des salles et du nombre des lits ; 1790.

5° Pièces relatives à l'infirmerie.

6° Décret de Napoléon 1er pour la continuation des bâtiments de l'hospice ; 1812.

Manuscrit. 1 vol. in-f°.

12. Rapport fait au Conseil général des hospices, par un de ses membres, sur l'état des hôpitaux, des hospices, et des secours à domicile, à Paris, depuis le 1er janvier 1804 jusqu'au 1er janvier 1814. — Paris, veuve Huzard, 1816, 1 vol. in-4°.

13. L'Hôtel-Dieu de Paris en juillet et août 1830. — Histoire de ce qui s'est passé dans cet hôpital pendant et après les trois grandes journées, suivie de détails sur le nombre, la gravité des blessures et les circonstances qui les ont rendues fatales ; par Prosper MÉNIÈRE. — Paris, Heideloff, 1830, 1 vol. in-8°.

14. Notice sur l'infirmerie Marie-Thérèse. — Paris, Crapelet, 1837, 1 vol. in-8°.

15. Répertoire méthodique et alphabétique de législation, de doctrine et de jurisprudence en matière de droit civil, commercial, criminel, administratif, de droit des gens et de droit public; par DALLOZ, aîné, avec la collaboration de Armand DALLOZ, son frère. — Paris, 1852. Voyez 27ᵉ volume, page 49, article hospices, hôpitaux, tout ce qui concerne la législation de ces établissements. in-4°.

(M:47)   SECTION II.

                    SERVICE DES HÔPITAUX.

1. Statuts et règlements généraux de l'hôpital général de Notre-Dame-de-Pitié du Pont-du-Rhône et grand Hôtel-Dieu de la ville de Lyon. — Lyon, Delaroche, 1757, 1 vol. in-4°.

2. Statuts et règlements de l'hôpital général de la charité et aumône générale de Lyon. — Lyon, Delaroche, 1766, 1 vol. in-4°.

Relié en maroquin rouge, aux armes de Monsieur, comte de Provence, depuis Louis XVIII; il lui fut donné, dans un voyage qu'il fit à Lyon, en 1775. Il est accompagné de trois pièces manuscrites remises au prince pour lui demander l'appui du Gouvernement afin de pouvoir parvenir à achever les constructions nécessaires à l'agrandissement de cet hôpital.

3. Hospice de Charité. — Paris, Imprimerie Royale, 1780, 1 vol. in-4°.

Aux armes de France.

4. Arrêt de la Cour de Parlement, portant règlement pour l'administration de l'Hôtel-Dieu de Gonesse. Extrait des registres du Parlement, du 18 juillet 1785. — Paris, Simon, 1785, 1 vol. in-4°.

Dans : Collection d'arrêts.

5. Règlement pour l'infirmerie royale de Versailles, approuvé par le roi, et arrêté par les ordres de Sa Majesté, le 24 août 1788. — Versailles, Pierres, 1788, 1 vol. in-4°.

Aux armes de France.

6. Du service des hôpitaux militaires, rappelé aux vrais principes; par COSTE, premier médecin des camps et armées du roi. — Paris, imprimerie de Monsieur, 1790, 1 vol. in-8°.

Coste fut maire de Versailles en 1790.

7. Instructions concernant l'administration et la comptabilité des hospices, des bureaux de bienfaisance et des enfants trouvés. — — Paris, Imprimerie Royale, 1822, 1 vol. in-4°.

8. Documents relatifs aux démissions survenues à l'hôpital civil de Versailles en juin dernier, 1858, 1 vol. in-8°.

9. Supplément nécessaire aux documents relatifs aux démissions survenues à l'hospice civil de Versailles, en juin dernier, 1858; par L. PÉNARD. — Versailles, Dufaure, 1858, 1 vol. in-8°.

(M:48)   SECTION III.

                    MAISONS DE SANTÉ.

1. Notice sur l'origine, le développement, les améliorations et les nouvelles constructions de l'établissement du docteur BELHOMME, en rapport avec les conditions favorables au traitement et à la retraite des aliénés. — Paris, Baillière, 1840, 1 vol. in-4°.

2. Maison de santé pour le traitement des aliénés, de MM. LABITTE frères, à Clermont (Oise), et annexes de Fitz-James. — 1 vol. in-8°.

(M:49)   SECTION IV.

                    DISPENSAIRES ET SECOURS A DOMICILE.

1. Règlements de la Société de la charité maternelle, arrêtés à l'assemblée du 13 février 1789. — Paris, Séguy-Thiboust, 1789, 1 vol. in-8°.

2. Règlements de la Société de charité maternelle. — Paris, Everat, 1822, 1 vol. in-8°.

3. Ordonnance du roi et arrêté du ministre de l'intérieur, relatifs aux secours à domicile dans Paris. — Paris, Huzard, 1816, 1 vol. in-8°.

4. Plan du dispensaire général de Westminster, en 1786, 1 vol. in-f°, manuscrit.

5. Règlement concernant les dispensaires établis à Paris par la Société philantropique. — Paris, Everat, 1 vol. in-8°,

TROISIÈME PARTIE

ART VÉTÉRINAIRE

CHAPITRE PREMIER

ANATOMIE ET PHYSIOLOGIE

(M j¹)

---

1. L'anatomie des chevaux, de leurs veines et de leurs os. La science de connoistre leurs maladies, et des bons remèdes souverains et éprouvez pour les guérir ; le moyen de faire et de gouverner un bon haras avec profit. Voyez page 294, dans l'*Escuyer françois.* — Paris, J. Legras, 1685, 1 vol. in-8°.

2. Hippomètre, ou instrument propre à mesurer les chevaux, et à juger des dimensions et proportions des parties différentes de leurs corps, avec l'explication des moyens de faire usage de cet instrument. — Paris, Vallat-Lachapelle, 1768, 1 vol. in-.8°.

3. Même ouvrage, in-8°.

4. Explication des proportions géométrales du cheval, vu dans ses trois principaux aspects; suivant les principes établis dans les Ecoles royales vétérinaires. — Paris, Vallat-Lachapelle, 1770, 1 vol. in-8°.

5. Mémoire artificielle des principes relatifs à la fidelle représentation des animaux, tant en peinture qu'en sculpture. — Première partie, concernant le cheval; par feu GOIFFON, et par VINCENT, ci-devant son adjoint, l'un des élèves de l'Ecole royale vétérinaire de Paris, et professeur breveté par le roi, attaché à cette École. — Ouvrage également intéressant pour les personnes qui se destinent à l'art de monter à cheval. — Alfort, l'auteur, 1779, 3 vol. in-f°.

Avec de belles planches d'anatomie du cheval.

6. De la conformation du cheval suivant les lois de la physiologie et de la mécanique; par A. RICHARD. — Paris, Guiraudet, 1 vol. in-8°.

(M j²)

SECTION I.

TRAITÉS GÉNÉRAUX.

1. Le parfait maréchal, qui enseigne à connaître la beauté, la bonté et les défauts des chevaux, les signes et les causes des maladies ; les moyens de les prévenir ; leur guérison, et le bon ou mauvais usage de la purgation et de la saignée. La manière de les conserver dans les voyages, de les nourrir et de les panser selon l'ordre. La ferrure sur les dessins des fers, qui rétabliront les méchants pieds, et conserveront les bons. Ensemble, un traité du haras, pour élever de beaux et bons poulains ; et les préceptes pour bien emboucher les chevaux ; avec les figures nécessaires. Nouvelle édition; par le sieur de SOLLEYSEL, écuyer. — Paris, Mariette, 1733, 1 vol. in-4°.

2. Eléments d'hippiatrique, ou nouveaux principes sur la connaissance et sur la médecine des chevaux; par BOURGELAT, écuyer du roi, chef de son Académie établie à Lyon. — Lyon, Declaustre, 1750, 3 vol. in-8°.

Avec des planches.

3. Le gentilhomme maréchal, tiré de l'anglais de Jean BARTLET, chirurgien ; où l'on a rassemblé tout ce que les auteurs les plus distingués ont rapporté de plus utile pour la conservation des chevaux, et où l'on traite fort au long de la castration, et d'une nouvelle machine inventée en Angleterre, pour leur couper la queue; par DUPUY-DEMPORTES. — Paris, Jombert, 1756, 2 vol. in-12.

Avec des planches.

4. Suite du gentilhomme maréchal, tiré de l'anglais de Jean BARTLET; contenant les moyens de conserver la santé des chevaux, tant en route que dans l'écurie ; les précautions qu'il faut prendre dans leur éducation, d'après les meilleurs auteurs qui ont écrit sur cette matière, et beaucoup d'autres découvertes aussi utiles que curieuses ; avec un dictionnaire des termes de maréchalerie et de manège; par DUPUY-DEMPORTES. — Paris, Jombert, 1757, 1 vol. in-12.

5. Guide du maréchal, ouvrage contenant une connaissance exacte du cheval, et la manière de distinguer et de guérir ses maladies. Ensemble, un traité de la ferrure qui lui est convenable; par Lafosse, maréchal des petites-écuries du roi. — Paris, Lacombe, 1766, 1 vol. in-4°.

Cet ouvrage est accompagné de fort belles planches d'anatomie du cheval.

6.   Traité sur la connaissance extérieure des chevaux; des expériences sur l'art de l'éperonnerie; et tout ce qui concerne la sellerie, suivant les mesures ordinaires; par Fauvry, éperonnier ordinaire des petites-écuries du roi. — Paris, Butard, 1767, 1 vol. in-12.

7.   Traduction d'anciens ouvrages latins, relatifs à l'agriculture et à la médecine vétérinaire, avec des notes; par Saboureux de la Bonnetrie. — Paris, F. Didot, 1772, 4 vol. in-8°.

Avec planches.

8.   Cours d'hippiatrique, ou traité complet de la médecine des chevaux, orné de soixante-cinq planches gravées avec soin, par Lafosse, hippiatre. — Paris, Poiré, 1772, 1 vol. in-f°.

Avec un portrait de l'auteur. Ouvrage remarquable par le luxe de l'impression et des planches.

9.   Elémens de l'art vétérinaire. Traité de la conformation extérieure du cheval, des considérations auxquelles il importe de s'arrêter dans le choix qu'on en doit faire, des soins que cet animal exige, etc, etc.; par Bourgelat, directeur et inspecteur général des Ecoles vétérinaires, etc. Seconde édition. — Paris, Vallat-La-Chapelle, 1775, 1 vol. in-8°.

10.   Le maréchal de poche; qui apprend comment il faut traiter son cheval en voyage, et quels sont les remèdes pour les accidents ordinaires qui peuvent lui arriver en route; avec une planche qui montre l'âge du cheval par ses dents; par Hammond. Traduit de l'anglais. — Paris, Thiboust, 1777, 1 vol. in-16.

11.   The gentleman's farriery : or, a practical treatise on the diseases of horses : wherein the best writers on that subject have been consulted; and M. Lafosse method of trepanning glandered horses, is particulary considered and improved : also a new method of nicking horses is recommended; with a copper-plate and description of the machine. To Which is added an appendix, treating, 1, of particular disorders of the feet. 2 —Observations on shoeing horses. With proper cuts. By. J. Bartlet, surgeon, the ninth edition. — London, Nourse, 1777, 1 vol. in-8°.

· 12.   Prospectus d'un cours complet d'hippotomie, ou anatomie du cheval, et de pathologie. Avec un abrégé d'hippiatrique; par Dedelay-d'Agier, gendarme écossais. — Nancy, Leclerc, 1778, 1 vol. in-8°.

13.   Même ouvrage.

14.   Cours d'hippiatrique, comprenant : des notions sur la charpente osseuse du cheval, la description de toutes ses parties extérieures, les beautés et les défectuosités dont elles sont susceptibles; suivi des précautions que cet animal exige pour la conservation de sa santé, et de principes raisonnés sur la ferrure; par Valois, vétérinaire à Versailles, etc. — Versailles, Jacob, 1814, 1 vol. in-12.

15.   L'art complet du vétérinaire et du maréchal ferrant; con-tenant la manière de ferrer toute espèce d'animaux des champs, de prévenir, de soigner et de guérir toutes les maladies qui attaquent les pieds des chevaux, des bœufs, des ânes, etc. Ouvrage indispensable aux écuyers, etc., et à toutes les personnes qui ont des animaux susceptibles d'être ferrés; par Jauze, suivi d'un traité des maladies des chevaux; par le baron Sind. — Paris, Audin, 1827, 1 vol. in-4°.

16.   Leçons d'hippologie; par Eugène Lemichel. — Versailles, Brunox, 1 vol. in-4°.

(M^{j³})   SECTION II.

TRAITÉS SPÉCIAUX.

1.   Le modèle du parfait cavalier, qui enseigne à la noblesse tous les plus beaux airs du manège. Avec un excellent traité de la manière de bien entretenir un cheval en bonne santé, et divers remèdes esprouvés pour leurs maladies; nouvellement mis au jour, par le sieur de Beaurepère. — Paris, J.-B. Loison, 1671, 1 vol. in-12.

2.   Observations et découvertes faites sur des chevaux, avec une nouvelle pratique sur la ferrure; par le sieur Lafosse, maréchal des petites-écuries du roi. Avec des figures en taille douce. — Paris, Hochereau, 1754, 1 vol. in-8°.

3.   Recherches historiques et physiques sur les maladies épizootiques, avec les moyens d'y remédier, dans tous les cas; publiées par ordre du roi, par Paulet, docteur médecin des Facultés de Paris et de Montpellier. — Paris, Ruault, 1775. 2 vol. in-8°.

4.   Exposé des moyens curatifs et préservatifs qui peuvent être employés contre les maladies pestilentielles des bêtes à cornes, divisé en trois parties. La 1re contient les moyens curatifs; on y compare les maladies des hommes avec celle des bestiaux. La 2e renferme les moyens préservatifs. La 3e comprend les ordres émanés du Gouvernement; on y a joint les principaux édits et réglements des Pays-Bas, relativement à la maladie épizootique, et le mandement de Mgr l'archevêque de Toulouse, sur le même sujet. Publié par ordre du roi, par Vicq-d'Azyr, docteur régent de la Faculté de médecine de Paris, médecin consultant de Mgr le comte d'Artois, etc. — Paris, Mérigot, 1776, 1 vol. in-8°.

Aux armes du Roi.

5.   Observations sur plusieurs maladies de bestiaux, telles que la maladie rouge et la maladie du sang, qui attaquent les bêtes à laine, et celles que cause aux bêtes à cornes et aux chevaux la construction vicieuse des étables et des écuries; avec le plan d'une étable et celui d'une écurie convenables aux chevaux de cavalerie, de fermes, de postes, etc.; par l'abbé Tessier, docteur régent de la Faculté de médecine de Paris, de la Société royale de médecine, etc. — Paris, Hérissant, 1782, 1 vol. in-8°.

Aux armes du Roi.

6.   Essais sur les eaux aux jambes des chevaux. Ouvrage qui a remporté le prix d'encouragement que la Société royale de médecine a donné sur les maladies des animaux, dans sa séance publique,

tenue au Louvre, le 26 août 1783. On y a joint un rapport fait au Conseil du roi sur le cornage et sifflage des chevaux ; par HUZARD, vétérinaire à Paris. — Paris, Vallat-La-Chapelle, 1784, 1 vol. in-8°.

7. Observations pratiques sur les bêtes à laine, dans la province du Berry ; par le chevalier de LAMERVILLE, adjoint de l'administration provinciale du Berry. — Paris, Buisson, 1786, 1 vol. in-8°.

8. Quelques principes d'hygiène du cheval, dans : Recueil d'opuscules sur les différentes parties de l'équitation ; par LEVAILLANT-SAINT-DENIS. — Versailles, Blaizot, 1789, 1 vol. in-8°.

9. Instruction sur la pleuro-pneumonie ou péripneumonie contagieuse des bêtes bovines de la vallée de Bray (Seine-Inférieure); par O. DELAFOND. — Paris, Dupont, 1840, 1 vol. in-8°.

10. Instruction sur les soins à donner aux chevaux, pour les conserver en santé sur les routes et dans les camps, prévenir les accidents auxquels ils sont exposés, et remédier à ceux qui pourraient leur arriver. — Paris, an II, 1 vol. in-8°.

11. Recherches sur les causes des maladies charbonneuses dans les animaux, leurs caractères, les moyens de les combattre et de les prévenir ; par F.-H. GILBERT. — Paris, imprimerie de la République, an III, 1 vol. in-8°.

12. Traité sur la maladie de sang des bêtes à laine, suivi de l'étude comparée de cette affection avec la fièvre charbonneuse, l'empoisonnement par les végétaux vénéneux et la maladie rouge; par O. DELAFOND, professeur de pathologie à l'Ecole royale vétérinaire d'Alfort, etc. — Paris, Locquin, 1843, 1 vol. in-8°.

13. Rapport adressé à M. le ministre de l'Intérieur sur une nouvelle épizootie qui a attaqué, en 1851 et 1852, des étalons et des juments poulinières des Hautes-Pyrénées ; par YVART et LAFOSSE. — Paris, Penaud, 1853, 1 vol. in-8°.

14. Traité sur la pourriture, ou cachexie aqueuse des bêtes à laine, qui règne actuellement à l'état épizootique, sur les troupeaux de plusieurs parties de la France ; par O. DELAFOND. — Paris, Labé, 1854, 1 vol. in-8°.

CHAPITRE DEUXIÈME

MATIÈRE MÉDICALE

1. Le parfait chasseur, pour l'instruction des personnes de qualité ou autres qui aiment la chasse, etc. Il instruit des remèdes pour la guérison de toutes les maladies qui arrivent aux chiens, des moyens pour leur faire éviter la rage ; par DE SELINCOURT.—Paris, G. Quinet, 1683, 1 vol. in-12.

2. L'art de monter à cheval, avec les remèdes pour guérir les maladies des chevaux; par DELCAMPE. — Paris, N. Legras, 1691, 1 vol. in-12.

3. L'art de toute sorte de chasse et de pêche, avec celui de guérir les chevaux, les chiens et les oiseaux. —Lyon, A. Boudet, 1719, 2 vol. in-12.

4. Des chevaux propres à courre le cerf, et des remèdes les plus prompts à guérir lorsqu'ils se blessent à la chasse : Voir page 163. De la rage des chiens et des remèdes propres à la guérir, ainsi que la gale : Voir page 367, de : Nouveau traité de vénerie; par Antoine GAFFET, sieur de La Brifardière, publié par P. CLÉMENT DE CHAPPEVILLE. — Paris, Nyon, 1750, 1 vol. in-8°.

5. Remèdes pour corriger et guérir les chiens des principales maladies auxquelles ils sont sujets. Voir dans : l'Ecole de la chasse aux chiens courans; par LE VERRIER DE LA CONTERIE. — Rouen, N. et R. Lallemant, 1763, page 325, 1 vol. in-8°.

6. Matière médicale raisonnée, ou précis des médicaments considérés dans leurs effets, à l'usage des élèves de l'Ecole royale vétérinaire; avec les formules médicinales de la même école; par BOURGELAT, directeur et inspecteur général des Ecoles vétérinaires, etc. — Lyon, Bruyset, 1765, 1 vol in-4°.

Relié en maroquin vert, aux armes du Roi.

7. Matière médicale raisonnée, ou précis des médicaments considérés dans leurs effets, à l'usage des élèves de l'Ecole royale vétérinaire ; avec les formules médicinales de la même école; par BOURGELAT, directeur et inspecteur des Ecoles vétérinaires, etc. — Lyon, Bruyset, 1771, 1 vol. in-8°.

8. Manuel pharmaceutique, à l'usage des maréchaux des régiments ; contenant les remèdes dont l'efficacité est constatée, faciles à trouver, et les moins dispendieux, auxquels on a joint les ustensiles et instruments les plus nécessaires, même indispensables pour entrer en campagne; avec des remarques sur quelques maladies; par LAFOSSE. — Paris, Hérissant, 1774, 1 vol. in-12.

9. L'art du valet de limier, avec la manière la plus simple de dresser un chien de plaine, et diverses recettes pour guérir les chiens des maladies les plus dangereuses ; par DESGRAVIERS. — Paris, Prault, 1784, 1 vol. in-12.

SUPPLÉMENT

HISTOIRE.

§ 3.

Histoire des Sciences médicales limitée à certaines nations. — Page 2.

Essai historique sur la médecine en France; par Jean-Baptiste-Louis CHOMEL. — Paris, Lottin, 1762, 1 vol. in-8°.

§ 7.

Histoire et actes des Sociétés. — Page 2.

Statuts de la Société vétérinaire du département de la Seine.—Paris, F. Locquin, 1844, 1 vol. in-8°.

Association des médecins du département de Seine-et-Oise, agrégée à l'Association générale de médecine de France. — Cinquième assemblée générale tenue à Versailles, le 26 août 1863.—Versailles, Dufaure, 1863, 1 vol. in-8°.

Association des médecins du département de Seine-et-Oise, agrégée à l'Association des Médecins de France. — Sixième assemblée générale tenue à Versailles, le 18 août 1864. — Versailles, Dufaure, 1864, 1 vol. in-8°.

Société des Sciences naturelles et médicales de Seine-et-Oise.—Bulletin de la section de médecine (avril 1861 à 1862).—Versailles, Montalant-Bougleux, 1862, 1 vol. in-8°.

Société des Sciences naturelles et médicales de Seine-et-Oise. Règlement de 1861.—Versailles, Aug. Montalant, 1861, 1 vol. in-8°.

Société des Sciences naturelles et médicales de Seine-et-Oise.—Bulletin de la section de médecine (avril 1862 à avril 1863).—Versailles, Aug. Montalant, 1863, 1 vol. in-8°.

Association des médecins du département de Seine-et-Oise, agrégée à l'Association générale des médecins de France. — Troisième assemblée générale tenue à Versailles, le 17 septembre 1861.—Versailles, Dufaure, 1861, 1 vol. in-8°.

Mémoires de l'Académie impériale de Médecine. — Paris, Baillière, 1848 à 1860, in-4°. 25 vol. Se continue.

Société médicale établie à Versailles, le 5 octobre 1790. — Manuscrit, contenant :

1° Arrêté du Conseil général de la Commune de Versailles, portant établissement de la Société médicale. — 5 octobre 1790.

2° Rapport sur le sieur Moufle, de Viroflay, et sur son remède contre la rage.

3° Rapport sur l'hygiène à suivre pour les enfants, le jour de leur première communion.

4° Rapport sur la nécessité d'établir des secours pour les noyés et asphyxiés.

5° Rapport sur l'organisation intérieure de la Société.

6° Rapport sur le traitement des plaies, par Mme Venon.

7° Rapport sur la facilité avec laquelle on contracte la gale dans les corps de garde de la garde nationale.

8° Offre faite par les pharmaciens de Versailles, de donner leurs médicaments aux pauvres aux prix coûtant.

9° Forme et réceptions d'officiers de santé militaires, 1795.

BIOGRAPHIE.

§ 1er. — Page 3.

Henri de Mondeville, chirurgien de Philippe le Bel, roi de France; par Achille CHÉREAU. — Paris, Aubry, 1862, 1 vol. in-8°.

M. de La Mettrie. Voir : Contes de la veillée, par CH. NODIER. — Paris, Charpentier, 1858, page 297, 1 vol. in-12.

Jacques Coitier, médecin de Louis XI, roi de France; par A. CHÉREAU. — Poligny, Mareschal, 1861, 1 vol. in-8°.

Larrey, poème en trois chants; par le dr C. MORIN. — Lyon, A. Vingtrinier, 1861, 1 vol. in-8°.

Notice biographique sur M. le Dr Noble père, lue à la Société des Sciences naturelles de Seine-et-Oise, dans sa séance du 5 avril 1853; par le Dr Louis PÉNARD. — Versailles, Montalant-Bougleux, 1853, 1 vol. in-8°.

ORGANISATION MÉDICALE.

§ 4.

Organisation de la Médecine militaire. — Pag. 4.

Quelques considérations sur le service sanitaire en campagne, et principalement sur l'importance des évacuations des malades et des blessés au moyen des chemins de fer ; par CATTÉLOUP. — Versailles, Auguste Montalant, 1862, 1 vol. in-8°.

PHILOSOPHIE MÉDICALE.

§ 1ᵉʳ. — Page 5.

Réflexions sur les influences pathologiques du système nerveux ; par J.-F. SCHNEIDER (thèse). — Paris, Rignoux, 1849, in-4°.

LITTÉRATURE MÉDICALE.

§ 3. — Page 5.

La Médecine au temps de Molière. Mœurs, institutions, doctrines ; par Maurice RAYNAUD. — Paris, Didier, 1862, 1 vol. in-8°.

POLYGRAPHIE MÉDICALE.

§ 5.

Dictionnaires et Répertoires généraux. — Page 18.

Observations de physique, etc. ; par l'abbé ROZIER et DE LA METHERIE, in-4°.

Tome 1.

Mélanges de physique et de médecine ; par LE ROI. — Page 630.

Tome 2.

L'anatomie n'est pas d'une grande nécessité à la pratique de la médecine ; par Thomas OKES. — Page 187.

Tome 13 (supplément).

Sur l'utilité d'une École clinique en médecine ; par DUCHANOY et JUMELIN. — Page 477.

Mélanges de diverses parties de la science médicale.

§ 10. — Page 35.

Propositions de médecine et de chirurgie ; par L.-E. BOIREAU (thèse). — Paris, Rignoux, 1843, in-4°.

Annuaire des Sciences médicales.

§ 16. — Page 65.

Annuaire de l'Association générale de prévoyance et de secours mutuels des médecins de France ; publié par le Conseil général de l'Association. Première, deuxième, troisième années, exercices 1858, 1859, 1860, 1861, 1862, 1863, 1864. — Paris, J.-B. Baillière et fils, 1862, 1863, 1864, 1865, 4 vol. in-12. Se continue.

ANATOMIE.

§ 1ᵉʳ.

Mélanges. — Pages 71.

Observations sur la physique, etc. ; par l'abbé ROZIER et de LA METHERIE. In-4°.

Tome 20.

Polypes du cœur humain ; par l'abbé DICQUEMARE. — Page 442.

Tome 32.

Sur une exostose de la colonne vertébrale d'un poisson. — Pag. 208.

Tome 41.

De l'origine du nerf intercostal ; par GIRARDI. — Page 174.

Tome 43.

Sur l'utilité de l'anatomie artificielle ; par DESGENETTES. — Page 81.

Tome 54.

Description d'une artère pulmonaire, naissant de l'aorte abdominale ; par Aimé MAUGARS. — Page 123.

Tome 58.

Manière de préparer les squelettes ; par SUE. — Page 291.

Tome 59.

Sur un os intermaxillaire chez une jeune fille ; par LOBSTAIN. — Page 152.

Tome 67.

Rapport sur un mémoire de GALL et SPURZHEIM, sur l'anatomie du cerveau. — Page 233.

Tome 75.

Description anatomique d'un organe observé dans les mammifères ; par CUVIER. — Page 5.

Mélanges d'Anatomie comparée.

§ 3. — Page 72.

Divers mémoires d'anatomie comparée.
Voir : OEuvres d'histoire naturelle de GOETHE ; traduction de Ch.-Fr. MARTINS. — Paris, Cherbuliez, 1837, 1 vol. in-8°.
Avec atlas, contenant les planches originales de l'auteur. In-f°.

DE L'EMBAUMEMENT.

SECTION 4. — Page 80.

Embaumements ; par le dᵣ GANNAL. — E. Dépée, Sceaux, 1864, 1 vol. in-12,

ANATOMIE ARTIFICIELLE.

SECTION 5. — Page 80.

Leçons élémentaires d'anatomie et de physiologie, ou description succincte des phénomènes physiques de la vie dans l'homme et les différentes classes d'animaux, à l'aide de l'anatomie clastique; par L. Auzoux. — Paris, J.-B. Baillière, 1839, 1 vol. in-8°.

Tableau synoptique des préparations d'anatomie clastique du d' Auzoux. — Paris, 1841, 1 vol. in-8°.

CHAPITRE IX.

ANATOMIE PATHOLOGIQUE.

Page 81.

Recherches anatomo-pathologiques sur le choléra-morbus observé dans le service de clinique médicale de M. Lévy; par M.-F. Masselot. — Paris, Plon, 1849, 1 vol. in-8°.

PHYSIOLOGIE.

Traités généraux anciens de Physiologie humaine.

§ 1er. — Page 84.

Aristotelis Stagiritæ, de generatione et corruptione, lib. II. Ad Græcum exemplar diligentissimè recogniti, et argumentis doctissimis illustrati. Francisco Vatablo, interprete. — Parisiis, T. Richard, 1548, 1 vol. in-4°.

Aristotelis, de ortu et interitu, libri duo. Joachimo Perionio interprete, per Nicolaum Grouchium, correcti et emendati.—Lutetiæ, M. Vascosan, 1552, 1 vol. in-4°.

Aristotelis libelli, qui parva naturalia vulgo appellantur : De sensibus, et iis quæ sensibus percipiuntur; — De memoria et recordatione; — De somno et vigilia; — De somniis; — De divinatione per somnum; — De motu animantium; — De diuturnitate et brevitate vitæ; — De adolescentia et senectute, vita et morte;— De respiratione. Joachimo. Perionio interprete; per Nicolaum Grouchium correcti et emendati. — Lutetiæ, M. Vascosan, 1552, 1 vol. in-4°.

Commentarii collegii conimbricensis Societatis Jesu, in libros Aristotelis, qui parva naturalia appellantur. — Coloniæ, L. Zetzner, 1603, 1 vol. in-4°.

Commentarii collegii conimbricensis Societatis Jesu, in libros Aristotelis, qui parva naturalia appellantur. Postrema hac editione tum assertionibus typorum, varietate à reliquis destinctis splendidiores, cùm à compluribus mendis puriores editi. — Lugduni, J. Pillehotte, 1608, 1 vol. in-4°.

Aristotle's, Last Legacy, unfolding the mysteries of nature in the generation of man. — London, Hodges, 1749, 1 vol. in-12, avec gravure.

Traités généraux modernes de physiologie humaine.

§ 2. — Page 84.

Renatus Descartes, De homine figuris, et latinitate donatus a Florentio Schuyl. — Lugduni-Batavorum, F. Moyardus, 1662, 1 vol. in-4°, avec figures.

L'homme de René Descartes, et un traité de la formation du fœtus, du même autheur; avec les remarques de Louis de La Forge, d. m., sur le Traité de l'homme de René Descartes et sur les figures par lui inventées. — Paris, Ch. Angot, 1664, 1 vol. in-4°.

Traduit du latin par Clerselier; avec planches.

De la Bibliothèque des Missionnaires de Saint-Joseph, de l'Isle-Adam.

Renati Descartes, Tractatus de homine, et de formatione fœtus. Quorum prior notis perpetais Ludovici de La Forge, M. D., illustratur. — Amstelodami, Blaviana, 1686, 1 vol. in-4°.

Albertus Magnus, De secretis mulierum, item de virtutibus herbarum, lapidum et animalium. Et, Michaelis Scoti, rerum naturalium perscrutatoris prœmium, in secreta naturæ. — Amstelodami, Boom, 1669, 1 vol. in-12, avec un frontispice gravé.

Ludovici de La Forge, medicinæ apud Salmurienses doctoris, Tractatus de mente humana, ejus facultatibus et functionibus, nec non de ejusdem unione cum corpore, secundùm principia Renati Descartes; emendatus et auctus præter numeratam paragraphorum distinctionem summariis marginalibus, atque rerum primariarumque quæstionum philosophicarum indicibus; per J.-F. (Johannem Flenderium).—Amstelodami, typ. Blaviana, 1688, 1 vol. in-4°.

De diversis motuum generibus commentarius autoris Cornelii Bontekoe, medicinæ doctoris, opus posthumum. Nec non ejusdem Æconomia animalis sive hūmanarum fonctionum contemplatio theoretica. Opus posthumum. — Lugduni-Batavorum, J. de Vivié, 1688, 1 vol. in-8°, avec un frontispice gravé.

Les admirables secrets d'Albert le Grand, contenant plusieurs traités sur la conception des femmes, des vertus des herbes, des pierres précieuses et des animaux; augmenté d'un abrégé curieux de la physionomie, et d'un préservatif contre la peste, les fièvres malignes, les poisons, et l'infection de l'air.—Lyon, Beringos, 1729, 1 vol. in-12, avec gravures.

Joh. Alphonsi Borelli, Neapolitani matheseos professoris, De motu animalium, pars prima et secunda. Editio nova, a plurimis mendis repurgata, ac dissertationibus physico-mechanicis, de motu musculorum, et de effervescentia, et fermentatione, clarissimi viri Joh. Bernouillii, matheseos professoris Basileensis, aucta et ornata. — Hagæ-Comitum, P. Gosse, 1743, 1 vol. in-4°, avec frontispice et planches gravées.

Physique des corps animés; par le P. B*** (Bertier). — Paris, Guérin, 1755, 1 vol. in-12.

Alberti Magni, De secretis mulierum libellus, scholiis auctus, et à mendis repurgatus. Ejusdem de virtutibus herbarum, lapidum, et animalium quorundam libellus. Item de mirabilibus mundi, ac de quibusdam effectibus causatis à quibusdam animalibus, etc.; adjectum est ob materiæ similitudinem, Michaelis Scoti, philosophi, de Secretis naturæ opusculum. — Amstelodami, 1760, 1 vol. in-12.

Mélanges de Physiologie humaine.

§ 1er. — Page 85.

Observations sur la physique, etc.; par l'abbé Rozier et de La Metherie, in-4°.

HISTOIRE DE LA PHYSIOLOGIE HUMAINE.

SECTION 3. — Page 84.

Les Caractères des passions; par le Sr DE LA CHAMBRE. — Amsterdam, Ant. Michel, 1658, 4 vol. in-12.

Charmante édition Elzévirienne très recherchée.

Explication méchanique et physique des fonctions de l'âme sensitive, où l'on traite des organes des sens; des passions et du mouvement volontaire; avec un Discours sur la génération du laict; une Dissertation contre la nouvelle opinion des animaux engendrez d'un œuf; une réponse aux raisons du Sr Galatheau; et une Description de l'oreille; par LAMY, docteur médecin. — Paris, d'Houry, 1687, 1 vol. in-12.

De la bibliothèque de Bullion-Fervaque.

Histoire naturelle de l'âme; traduite de l'anglois de M. CHARP, par feu H*** (HÉNAULT). Nouv. édit. augmentée de la lettre critique de M. DE LA METTRIE à Mme la marquise du Chatelet. — Oxford, 1747, 1 vol. in-12.

Médecine de l'esprit, où l'on traite des dispositions et des causes physiques qui, en conséquence de l'union de l'âme avec le corps, influent sur les opérations de l'esprit; et des moyens de maintenir ces opérations dans un bon état, ou de les corriger lorsqu'elles sont viciées; par Antoine LE CAMUS. — Paris, Ganeau, 1753, 2 vol. in-12.

Lettres sur le pouvoir de l'imagination des femmes enceintes, où l'on combat le préjugé qui attribue à l'imagination des mères le pouvoir d'imprimer sur le corps des enfans renfermés dans leur sein des objets qui les ont frappées. — Paris, Guérin, 1745, 1 vol. in-12.

Le Pays des rêves. — Voir : Contes de la veillée; par Ch. NODIER. — Paris, Charpentier, 1858, page 199, 1 vol. in-12.

Réponse au livre de CABANIS sur les rapports du physique et du moral; par LADEVI-ROCHE. — Paris, Hachette, 1863, 1 vol. in-8°.

CHAPITRE II.

DE LA VIE CHEZ L'ÊTRE HUMAIN.

Page 86.

Petit recueil de physique et de morale, à l'usage des dames, contenant : le nouveau présent de noce; le pour et le contre de la vie humaine; par M*** (MOUSLIER DE MOISSY). — Amsterdam-Paris, Musier, 1771, 1 vol. in-8°.

DES RACES HUMAINES.

SECTION III. — Page 87.

L'Anthropologia di GALEAZZO CAPELLA. — In Venetia, nelle casi delli heredi d'Aldo Romano, et d'Andrea d'Asola, 1533, 1 vol. in-12.

Les secrets miracles de nature, et divers enseignemens de plusieurs choses, par raison probable et artiste conjecture, expliquez en deux livres; par LEVIN LEMNE, médecin de Zizizée. et nouvellement traduits en françois. — Lyon, J. Frellon, 1566, 1 vol. in-8°.

L'Antropologie, traité métaphysique; par M. le marquis DE GORINI CORIO; traduit de l'italien. — Paris, Bousquet, 1761, 2 vol. in-12.

Avec frontispice gravé.

De la bibliothèque du marquis de Montfermeil.

Considérations philosophiques de la gradation naturelle des formes de l'être, ou les essais de la nature qui apprend à faire l'homme; par J.-B. ROBINET. — Paris, C. Saillant, 1768, 1 vol. in-8°.

Avec des gravures, par J.-V. Schley.

Cet ouvrage est un recueil d'observations de naturalistes et de voyageurs, relatifs aux anthropomorphites.

L'homme américain (de l'Amérique méridionale) considéré sous ses rapports physiologiques et moraux; par Alcide D'ORBIGNY.— Paris, Pitois-Levrault, 1839, 2 vol. in-8°.

Unité de l'espèce humaine; par A. DE QUATREFAGES. — Paris, L. Hachette, 1861, 1 vol. in-12.

Observations sur la physique, etc. ; par l'abbé ROZIER et DE LA MÉTHERIE. — In-4°.

Tome 9.

Sur une négresse blanche; par l'abbé DICQUEMARE.—Page 357.
Sur la fécondité des femmes de Senlis; par VALMONT DE BOMARE. —Page 228.

Tome 13 (supplément).

Dissertation sur les nains et sur les géants, et sur les vraies limites de la taille humaine; par CHANGEUX. — Page 167.

Tome 18.

Essai sur la cause physique de la couleur des différents habitants de la terre; par l'abbé NAUTON. — Page 165.

Tome 32.

Description d'une Dondose (négresse blanche); par l'abbé DICQUEMARE. — Page 301.

Tome 34.

Dissertation sur la conformation de la tête des Caraïbes; par ARTHAUD. — Page 250.

Tome 39.

Sur les têtes des Caraïbes; par AMIC. — Page 132.

DES HUMEURS OU FLUIDES ANIMAUX.

SECTION II. — Page 88.

Les vertus magnétiques du sang; de son usage interne et externe pour la guérison des maladies; par Nicolas DE LOCQUES, D. M. spagyrique. — Paris, J. Le Gentil, 1664, 1 vol. in-8°.

Mémoire sur différents états de l'acide dans l'économie animale. Voir : Œuvres de M. BOSC D'ANTIC, page 357. — Paris, 1780, 2 vol. in-12.

FONCTIONS DE NUTRITION.

SECTION I. — Page 90.

La Chymie naturelle, où l'explication chymique et méchanique de la nourriture de l'animal; par Daniel DUNCAN, D. M. de Montpellier. — Paris, L. d'Houry, 1683, 1 vol. in-8°.

CIRCULATION.

§ 1er. — Page 90.

Sur la formation du cœur dans le poulet; sur l'œil; sur la structure du jaune, etc. ; par DE HALLER. — Lausanne, Bousquet, 1758, 2 vol. in-12.

> Dans le premier mémoire, Haller expose les faits; et dans le second , il rapporte les observations et les fait suivre de réflexions.

Question de médecine tirée de la sémiotique : Peut-on connoître le pouls par la musique? par BUCHOZ, 1762.

Dans : Traité historique des plantes qui croissent dans la Lorraine, tome 1er, page 221, 1 vol. in-12.

> Avec l'exemple noté d'un pouls régulier.

Quelques observations relatives au phénomène de la circulation; par HIFFELSHEIM. — Paris, E. Thunot, 1850, 1 vol. in-8°.

RESPIRATION.

SECTION IV. — Page 90.

Mémoire sur plusieurs phénomènes importans de la respiration, fondé sur les expériences; par HALLER, 1758. 1 vol. in-12.

FONCTIONS DU CERVEAU.

§ IV. — Page 92.

Examen de l'Examen des Esprits; par JOURDAIN-GUIBELET.— Paris, Vᵉ J. de Heuqueville, 1631, 1 vol. in-8°.

PHRÉNOLOGIE ET PHYSIOGNOMONIE.

§ 6. — V. page 92.

La fisionomie, c'est-à-dire, jugement de la nature des hommes, tiré des traits du visage; faite latine par Guill. GRATAROL, médecin Bergomat, et par Estienne COPPÉ, translatée en françois, et depuis reveüe et corrigée. — Lyon, B. Rigaud, 1586, 1 vol. in-16.

R. P. Honorati NICQUETII, è Societate Jesu, Physiognomia humana, libris IV, distincta.— Lugduni, P. Prost, 1648, 1 vol. in-4°. De la bibliothèque d'Al. Shacan, professeur royal de peinture.

De humana Physiognomonia Joannis Baptistæ PORTÆ, Neapolitani libri IV. Qui ab extimis, quæ in hominum corporibus conspiciuntur signis, ita eorum naturas, mores et consilia (egregiis ad vivum expressis iconibus) demonstrant, ut intimos animi recessus penetrare videantur. — Rothomagi, J. Berthelin, 1650, 1 vol. in-8°.

Abrégé curieux de la phisionomie, où l'on voit le naturel et les inclinations des personnes par la diversité des parties du corps. Dans : Les admirables secrets d'ALBERT LE GRAND. — Lyon, Beringot, 1729, 1 vol. in-12.

Lettres philosophiques sur les physionomies (attribuées à l'abbé PERNETY); nouvelle édition. — La Haye, J. Neaulme, 1748, 1 vol. in-12.

    Aux armes de Bullion, seigneur de Fervaques, de Longchesne, de Montlouet, de Bonnelles et d'Esclimont.

Essai sur la physiognomonie, destiné à faire connaître l'homme et à le faire aimer; par Jean-Gaspard LAVATER, citoyen de Zurich, et ministre du saint Évangile. — Imprimé à La Haye, 1781-1802, 4 vol. in-4°.

    Ce précieux exemplaire a été donné à la bibliothèque de Versailles par le Dr BAUDET-DULARY. Les trois premiers volumes ont fait partie de la bibliothèque de Lavater, qui les a enrichis d'une préface manuscrite et de plusieurs notes. Mais ce qui augmente le prix de cet exemplaire, ce sont les notes intéressantes et le nombre infini de gravures ajoutées par le docteur Baudet-Dulary.

Traité de la Phisionomie; par le sieur W. DE LA COLOMBIÈRE. 1 vol. in-12.

Observations sur la physique, etc.; par l'abbé ROZIER et DE LA MÉTHERIE. in-4°.

Tome 55.
Encephalo-Cranioscopie. Aperçu du système craniognomique de GALL. — Page 198.

Tome 62.
Exposition du système cranologique du docteur GALL; par le docteur FRIEDLANDER. — Page 227.

Précis analytique du système de M. le docteur GALL, sur les facultés de l'homme et les fonctions du cerveau, vulgairement cranioscopie. Deuxième édition, considérablement augmentée et améliorée d'après les dernières observations faites à l'auteur par M. Gall lui-même, avant sa mort, et par des soins tout particuliers de M. le docteur FOSSATI. — Paris, Villeret, in-folio en tableau.

Précis analytique du système de LAVATER, sur les signes physiognomoniques, ou moyen de pénétrer les dispositions des hommes, leurs goûts, leurs penchants, leurs aptitudes, leur genre d'esprit, son degré de culture et de maturité; par l'observation de leur constitution, de leurs habitudes extérieures, et principalement par l'examen des formes de la tête, de sa capacité, et les traits de la physionomie. — Paris, Rouen frères, in-folio en tableau.

Tableau de la classification des facultés primitives de l'âme, d'après la doctrine phrénologique du docteur SPURZHEIM; par J.-A. LE ROI. — Versailles, Marlin, 1833, in-folio.

Observation phrénologique, communiquée le 30 avril 1839, à la Société des Sciences naturelles de Seine-et-Oise; par J.-A. LE ROI. — Versailles, Montalant-Bougleux, 1839, 1 vol. in-8°.

FONCTIONS DES MOUVEMENTS.

SECTION IV. — Page 93.

La statique des végétaux, et celle des animaux; expériences lues à la Société royale de Londres, par le Dr HALER. — Paris, imp. de Monsieur, 1780, 1 vol. divisé en 2 parties, in-8°.

    La seconde partie seule est consacrée à la physiologie animale, comparée; elle est intitulée :

    Hœmastatique, ou la statique des animaux, expériences hydrauliques faites sur des animaux vivants; avec un recueil de quelques expériences sur les pierres que l'on trouve dans les reins et dans la vessie, etc. ; ouvrage traduit de l'anglais, par DE SAUVAGES.

FONCTION DES EXPRESSIONS OU DES LANGAGES.

SECTION V. — Page 93.

Dissertation sur la parole, dans laquelle on recherche l'origine de cette faculté, et la méthode de l'exercer. On y traite aussi des moyens de la faire recouvrer aux sourds-et-muets de naissance, et de corriger les défauts du langage dans ceux qui parlent avec difficulté. Traduite du latin de Jean-Conrad AMMAN, Dr M., par BEAUVAIS DE PRÉAU, Dr M., 1778, 1 vol. in-12.

TÉRATOLOGIE.
Traités particuliers.
SECTION 2. — Page 95.

Aristotle's compleat master piece, in three parts : Displaying the secrets of nature in the generation of man. Regulary digested into chapters and sections, rendering it far more useful and easy than any yet extant. To which is added, a Treasure of HEALTH; or, the family Physician; Being choice and approved remedies for all the several distempers incident to human bodies. — London, Booksellers, 1749, 1 vol. in-12.

    Avec gravures.

Réflexions sur les hermaphrodites, relativement à Anne Grand-Jean, qualifiée telle dans un mémoire de Me Vermeil, avocat au parlement (par CHAMPEAU). — Lyon, C. Jacquénod, 1765, 1 vol. in-8°.

Discussion tératologique et médico-légale sur un cas d'avortement qui a eu pour résultat l'expulsion d'un monstre prétendu acéphale; par L.-H. GÉRY. — Paris, Béthune et Plon, 1842, in-8°.

Observations sur la physique, etc.; par l'abbé ROZIER et DE LA METHERIE. — In-4°.

Tome 1.

Lettre sur un nain monstrueux, existant à Lubni, en Russie.— Page 295.

Observations botaniques sur les monstres des plantes, dans lesquelles on démontre que, dans le règne animal et le règne végétal, la nature suit la même marche pour les produire; par SCHLOTTER-BEG. — Page 213.

Tome 2.

L'imagination des femmes grosses n'est pas la cause des difformités des fœtus; par OKES. — Page 451.

Observation d'une femme ayant perdu ses pieds et ses mains, suppléant à ces parties avec une adresse étonnante; par UAUHN. —Page 196.

Description d'un bélier hermaphrodite. — Page 575.

Tome 3.

Sur un âne prétendu hermaphrodite; par CARRERE. — Page 443.

Tome 4.

Observations sur quelques familles sex-digitaires du Bas-Anjou; par RENOU. — Page 372.

Tome 5.

Description d'un enfant difforme qui, avec une apparence d'hermaphrodisme, était dépourvu de l'un et l'autre sexe; par DE LA TOURETTE. — Page 19.

Tome 6.

Sur une espèce d'hermaphrodisme dans un individu de l'espèce du daim; par VALMONT DE BOMARE. — Page 501.

Tome 8.

Description d'une matrice et d'un vagin doubles; par PURCELL.— Page 143.

Tome 9.

Description d'un enfant monstrueux; par CROMMELIN.— Page 139.
Description d'un enfant acéphale extraordinaire; par COOPER.— Page 306.

Tome 14.

Description de trois enfants monstrueux; par DE PESTALOZZI.— Page 122.

Tome 21.

Lettre sur les écarts de la nature. — Page 401.

Tome 22.

Sur un monstre; par DE DIETRICH. — Page 315.

Sur un homme qui a sept doigts à la main; par DE DIETRICH. — Page 478.

Tome 31.

Sur un enfant venu avec une plume à la tête. — Page 473.

Tome 35.

Observations sur les Albinos et sur deux enfants-pies; par ARTHAUD. — Page 274.

Observations sur les vices originaires de conformation des parties génitales, et sur le caractère apparent ou réel des hermaphrodites; par PINEL. — Page 297.

Tome 39.

Sur un monstre né à Reims; par CAQUÉ. — Page 65.

Tome 60.

Sur un fœtus trouvé dans le ventre d'un jeune homme de quatorze ans; par DUPUYTREN. — Page 238.

Tome 70.

Recherches sur les Albinos d'Europe; par HALDAT.—Page 144.

HYGIÈNE.

Traités généraux.

SECTION 1.—Page 96.

Marsilius FICINUS, Florentinus. De triplici vita. Liber in tres libros divisus. Primus de vita sana. Secundus de vita longa. Tertius de vita cœlitus comparanda. In Agro Caregio, 1489, 1 vol. in-8°.

Medicina corporis, seu cogitationes admodum probabiles de conservandâ sanitate (par Ehrenfield - Walther DE TSCHIRNAUSEN). — Amsterodami, A. Magnus et J. Rieuwertz, 1686, 1 vol. in-4°.

Traité de la canicule, et des jours caniculaires, où l'on explique les effets qu'elle produit, les maladies qu'elle cause, le régime des soins et des malades en ce temps-là, quel doit estre l'usage de la saignée et de la purgation, et les remèdes que l'on doit employer pour lors. — Avec un traité de la Goutte, de sa préservation, des remèdes qui la soulagent et qui contribuent à sa guérison. — Tiré des meilleurs auteurs, et fondé sur une longue expérience.—Paris, Villery, 1688, 1 vol. in-12.

De la bibliothèque des Récollets de Versailles.

Opera nova intitulata il Perchè, utilissima ad intendere le cagioni de molte cose; et massimamente alla conservatione della sanita: et phisionomia: et virtu delle herbe. — In Venetia, Pagan, 1 vol. in-12.

Essai sur la manière de perfectionner l'espèce humaine; par VANDERMONDE. — Paris, Vincent, 1756, 2 vol. in-12.

De la bibl. des Récollets de Versailles.

Tableau des variétés de la vie humaine, avec les avantages et les désavantages de chaque constitution; et des avis très importants aux pères et aux mères sur la santé de leurs enfants, de l'un et l'autre sexe, surtout à l'âge de puberté; où l'on fait voir qu'à cette époque, la plupart des maladies ne doivent pas être considérées comme telles, mais bien comme des efforts salutaires de la nature, pour le développement des organes; et que les maladies graves doivent être traitées avec plus de ménagement et de circonspection, qu'à tout autre âge; par G. DAIGNAN, D. M. — Paris, 1786, 2 vol. in-8°.

Aux armes royales.

Traité d'hygiène publique et privée; par Michel LÉVY. 4° édit.— Paris, J.-B. Baillière, 1862, 2 vol. in-8°.

Résumé du cours public d'hygiène professé à l'hôtel-de-ville de

Versailles; par le docteur L. PÉNARD. — Versailles, C. Dufaure, 1864, 1 vol. in-8°.

Observations sur la physique, etc. ; par l'abbé ROZIER et DE LA MÉTHERIE. — In-4°.

Tome 1.

Observations sur les effets de la neige, relativement à la vue. — Page 375.

Tome 2.

Recherches sur les habillements des femmes et des enfants, ou examen de la manière dont il faut vêtir l'un et l'autre sexe; par Alph. LE ROY. — Page 335.

Observations faites sur les côtes de Normandie, au sujet des effets pernicieux qui sont attribués à la fumée du varech, lorsqu'on brûle cette plante pour la réduire en soude. — Page 313.

Tome 3.

Sur les miasmes pestilentiels; par MAUDUIT. — Page 35.

Lettre de BUFFON, sur les miasmes pestilentiels. — Page 37.

Tome 5.

Dissertation physique, chimique et économique, sur la nature et la salubrité de l'eau de la Seine; par PARMENTIER. — Page 161.

Instruction sur la manière de désinfecter une paroisse; par VICQ-D'AZYR. — Page 139.

Tome 7.

Sur les acccidents auxquels sont exposés les garçons chapeliers de la ville de Marseille, et sur les moyens de les prévenir; par MAGNAN. — Page 148.

Tome 8.

Sur une manière de communiquer du mouvement à l'eau d'une baignoire ordinaire, et augmenter par là les effets salubres des bains domestiques, en les rapprochant à volonté de ceux d'eau courante; par le comte DE MILLY. — Page 298.

Sur un agent par lequel on peut s'assurer, sans un long délai, de la mort véritable des individus attaqués d'asphyxie; par CHANGEUX. — Page 197.

Tome 10.

Sur les moyens de préserver les doreurs en pièces de montre, des pernicieux effets du mercure réduit en vapeur; par TINGRY. — Page 405.

Tome 13 (supplément).

Sur les fosses d'aisance, et moyens de prévenir les inconvénients de leur vidange; par LABORIE, CADET, et PARMENTIER. — Page 444.

Tome 19.

Pour neutraliser à peu de frais les fosses d'aisance, afin d'en faire la vuidange sans inconvénient et sans danger; par MARCORELLE. — Page 440.

Tome 20.

Sur la critique de l'ouvrage intitulé : Avis pour neutraliser à peu de frais les fosses d'aisance; par DE MARCORELLE. — Page 335.

Tome 22.

Mémoire historique et physique sur le cimetière des Innocents; par CADET DE VAUX. — Page 409.

Sur le méphitisme des puits; par CADET DE VAUX. — Page 229.

Tome 25.

Mémoire sur l'abus des aliments; par CHARDVILLET. — Page 241.

Tome 26.

De l'effet des parfums sur l'air; par ACHARD. — Page 81.

Tome 31.

Instructions sur les soins à donner aux morts, ou à ceux qui paraissent l'être, sur les funérailles, les sépultures, etc. — Page 382.

Sur les moyens de garantir les broyeurs de couleur des maladies occasionées par leur travail; par BOULARD. — Page 353.

Tome 38.

Sur les exhumations du cimetière et de l'église des Saints-Innocents; par THOURET. — Page 249.

Sur la nature du cerveau, et sur sa propriété de se conserver plus longtemps que les autres parties au sein de la terre; par THOURET. — Page 329.

De l'Eau.

§ 3. — Page 98.

Comparaison du projet, fait par M. DE PARCIEUX, pour donner des eaux à la ville de Paris, à celui que M. D'AUXIRON a donné sur le même objet, par D'AUXIRON. — Paris, Musier, 1769, 1 vol. in-8°.

Suivie de l'examen de l'ea : de l'Yvette, par la Faculté de médecine de Paris.

Des eaux de Versailles, considérées dans leurs rapports historique et hygiénique; par J.-A. LE ROI. Ouvrage accompagné d'un plan des travaux de l'Eure, après l'abandon du système de Vauban, et d'une carte générale des environs de Versailles, avec le tracé des eaux qui se rendent dans cette ville; par GUY-MARTIN. — Paris, Ledoyen, 1847, 1 vol. in-8°.

Gymnastique.

§ 6. — Page 99.

Considérations sur l'exercice du cheval, employé comme moyen hygiénique et thérapeutique; par A. FITZ-PATRICK. — Paris, Crochard, 1836, 1 vol. in-8°.

DU RÉGIME ALIMENTAIRE.

SECTION 3. — Page 99.

Le ménage des champs et de la ville, ou nouveau cuisinier françois, accommodé au goût du temps; contenant tout ce qu'un parfait chef de cuisine doit sçavoir pour servir toutes sortes de tables, depuis celles des plus grands seigneurs jusqu'à celles des bons bourgeois, avec une instruction pour faire toutes sortes de pâtisseries, confitures sèches et liquides, et toutes les différentes liqueurs qui sont aujourd'hui en usage. — Paris, Paulus du Mesnil, 1738, 1 vol. in-12.

Hygiène des gens de lettres.

§ 4. — Page 101.

Les trois livres de la vie : le premier pour conserver la santé des studieux ; le deuxième pour prolonger la vie ; le troisième pour acquérir la vie du ciel. Avec une apologie pour la médecine et astrologie. Le tout composé premièrement en latin par Marsille FICIN, prestre, philosophe, et médecin très excellent, et traduit en françois par GUY LEFEVRE DE LA BODERIE. — Paris, A. Langelier, 1582, 1 vol. in-8°.

HYGIÈNE PUBLIQUE.

SECTION 5. — Page 102.

L'Antiméphitique, ou moyen de détruire les exhalaisons pernicieuses et mortelles des fosses d'aisance, l'odeur infecte des égouts, celle des hôpitaux, des prisons, des vaisseaux de guerre, etc. Avec l'emploi des vuidanges neutralisées, et leur produit étonnant ; par JANIN DE COMBEBLANCHE. — Paris, Ph.-D. Pierres, 1782, 1 vol. in-8°.

Ce moyen consiste à mélanger du vinaigre aux matières.

Recherches sur la nature et les effets du méphitisme des fosses d'aisance ; par HALLÉ. — Paris, Ph.-D. Pierres, 1785, 1 vol. in-8°.

Instructions sanitaires sur les moyens préservatifs du choléra-morbus ; rédigées par les membres du conseil de salubrité, le comité consultatif d'hygiène publique, l'Académie nationale de médecine. Précédées d'une notice sur l'assainissement de Paris. — Paris, J.-B. Baillière, 1849, 1 vol. in-8°.

Des chemins de fer, et de leur influence sur la santé des mécaniciens et des chauffeurs ; par E.-A. DUCHESNE. — Paris, Mallet-Bachelier, 1857, 1 vol. in-12.

Rapports du Conseil central d'hygiène publique et de salubrité, du département de l'Eure. — Évreux, Aug. Hérissey, 1860, 1 vol. in-8°.

Rapport sur l'ensemble des travaux du Conseil central d'hygiène et de salubrité de Seine-et-Oise, pendant le dernier semestre de 1860, l'année 1861, et le premier semestre de 1862 ; par le docteur Louis PÉNARD, secrétaire du Conseil ; publié par ordre de M. le Préfet du département, d'après les instructions ministérielles. — Versailles, Ch. Dufaure, 1862, 1 vol. in-8°.

HYGIÈNE DES CIMETIÈRES.

SECTION VI. — Page 102.

Traité de la mort apparente. Des principales maladies qui peuvent donner lieu aux inhumations précipitées. Des signes de la mort ; par J.-B. VIGNÉ. — Paris, Béchet, 1841.

STATISTIQUE MÉDICALE.

SECTION VII. — Page 103.

Observations sur la physique, etc. ; par l'abbé ROZIER et DE LA MÉTHERIE. — In-4°.

Tome 7.

Tableau des mortalités de Londres, depuis 1667 jusqu'à 1772. — Page 64.

Tome 62.

De l'influence de la petite vérole sur la mortalité à chaque âge,

et de celle qu'un préservatif (tel que la vaccine) peut avoir sur la population et la longévité ; par DUVILLARD. — Page 468.

Études statistiques sur les morts-nés en France ; par ALLAIRE, M. D. — Paris, Cosse et J. Dumaine, 1863, 1 vol. in-8°.

PATHOLOGIE MÉDICALE.

CHAPITRE II.

Clinique et Observations (Voir page 118).

Observations sur la physique, etc. ; par l'abbé ROZIER et DE LA MÉTHERIE. — In-4°.

Tome 1er.

Mémoire sur des vers rendus par les narines ; par WOHLFARH. — Page 143.

Lettre de LYSONS, sur le phénomène de trois épingles avalées par une fille, et rendues par l'épaule. — Page 165.

Tome 2.

Observation sur la théorie nouvelle, sur les maladies cancéreuses, nerveuses, et autres affections du même genre ; par GAMET. — Page 290.

Observation sur les effets de la goutte. — Page 431.

Tome 5.

Observation médicale sur la vue double ; par BAUMER. — Page 228.

Tome 8.

Sur la petite vérole ; par MAUPETIT. — Page 56.

Tome 9.

Observation sur la rage ; par OUDOT. — Page 151.

Sur une cécité périodique, pour avoir fixé trop longtemps le soleil ; par DE SERVIÈRES.

Tome 11.

Sur une cécité périodique ; par DE GODARD. — Page 72.

Tome 13 (supplément).

Sur une colique violente occasionnée par la contraction et le rétrécissement du colon, sur un gonflement squirreux du bas-ventre, et sur un amollissement singulier de tous les os ; par NAHUIS. — Page 120.

Tome 13.

Observation sur l'inflammabilité du cerveau d'un homme ivre, etc. ; par NOEL. — Page 88.

Observation sur des vers sortis par le canal de l'urèthre ; par AUVITY. — Page 379.

Tome 16.

Ouvrage sur les fous ; par l'abbé DICQUEMARE. — Page 376.

Tome 18.

Observations sur le scorbut ; par Ch. DE MERTANS. — Page 104.

Tome 26.

Dissertation sur l'hydrophobie, et sur son spécifique le melvé du mois de mai et le proscarabé ; par C. TRAUGOTT=SCHWARTS. — Page 359.

Tome 36.

Observation sur une fièvre maligne, et sur la réunion de deux reins ; par ARTHAUD. — Page 379.

Tome 42.

Sur la nature et le traitement de la phthisie pulmonaire ; par A. PORTAL. — Page 337.

Tome 43.

Rapport des maladies régnantes dans 56 villes de France, avec les températures ; par L. COTTE. — Page 42.

Tome 45.

Sur l'analyse des nodosités des goutteux ; par TENNANT. — Page 432.

Tome 47.

Sur la classe des vers, et principalement sur ceux qu'il importe le plus de connaître en médecine. — Page 409.

Tome 50.

Description de l'hydrophobie et de la rage confirmée ; par B.-G. SAGE. — Page 84.

Sur la manie périodique ou intermittente ; par PINEL. — Page 370.

Tome 53.

Remarques sur le tœnia ; par E. PERROLLE. — Page 106.

Rapport sur la vaccine. — Page 299.

Tome 58.

Mémoire sur les vers ; par J.-J. VIREY. — Page 453.

Tome 59.

Sur la dyssenterie des pays chauds ; par PERON. — Page 290.

Tome 66.

Moyen de connaître l'effet de la vaccine ; par DUVILLARD. — Page 359.

Journal de la santé du roi Louis XIV, de l'année 1647 à l'année 1711, écrit par VALLOT, D'AQUIN et FAGON, tous trois ses premiers médecins ; avec introduction, notes, réflexions critiques et pièces justificatives ; par J.-A. LE ROI. — Paris, A. Durand, 1862, 1 vol. in-8°.

MALADIES DES VOIES RESPIRATOIRES.

§ 1er. — V. page 124.

Tableau synoptique des signes fournis par l'auscultation et la percussion, et de leur application au diagnostic des maladies des poumons ; par O. BELLINGHAM, D. M. — Paris, Mansut, in-f°.

PLEURÉSIE.

F.

V. Page 124.

Considérations sur quelques points de l'histoire et du traitement de la pleurésie avec épanchement, à propos de l'observation de deux collections pleurétiques ouvertes à l'extérieur, entre les côtes ; par le docteur BARBY. — Metz, Verronnais, 1847, 1 vol. in-8°.

MALADIES DU CŒUR.

A.

V. page 125.

Tableau synoptique des signes fournis par l'auscultation et la percussion, et de leur application au diagnostic des maladies du cœur ; par O. BELLINGHAM, D. M. — Paris, Mansut, in-f°.

MALADIES DES VOIES DIGESTIVES.

D.

INTESTINS.

V. page 126.

De hypercatharsi, crebro illo agyrtarum impune ubivis medicantium in corporibus hominum producto. Auctor Joh.-Henricus HERMANNUS Biennâ-Helvetius. — Basileæ, F. Ludii, 1715, 1 vol. in-4°.

Observations sur la physique, etc. ; par l'abbé ROZIER et DE LA MÉTHERIE. — In-4°.

Tome 9.

Recherches sur la structure du tœnia ; par BONNET. — Page 243.

Tome 10.

Traitement contre le ténia ou ver solitaire, pratiqué à Morat, en Suisse, examiné et éprouvé à Paris ; publié par ordre du Roi. (Après la table.)

Tome 21.

Sur les tœnias, par MULLER. — Page 39.

Tome 22.

Remarques pratiques sur le ténia ; par CUSSON. — Page 133.

De l'entéro-mésentérite typhoïde ; de sa nature, de ses causes, de son traitement ; par Alex.-Grégoire TRIGER (thèse). — Paris, Rignoux, 1849, in-4°.

Du ténia en Algérie, et de son endémicité dans la ville de Bône (province de Constantine) ; par le docteur J.-L. TARNEAU. — Paris, J.-B. Baillière, 1860, 1 vol. in-8°.

MALADIES DES ORGANES GÉNITAUX DE LA FEMME.

D.

V. page 127.

Mémoires sur les maladies dites cancéreuses de la matrice, où sont combattues les opinions des partisans de l'amputation et de la cautérisation du col utérin cancéreux ; par J.-F.-B. Maurice TREILLE (1er mémoire). — Paris, Germer-Baillière, 1838, 1 vol. in-8°.

MALADIES DE L'ENCÉPHALE.

F.

V. page 129.

Sur l'hémorrhagie cérébrale, et sur le ramollissement idiopatique du cerveau ; par Prosper-Victor LE BLED (thèse). — Paris, Rignoux, 1848, in-4°.

MALADIES DES YEUX.

A.

V. page 130.

De l'ophthalmie purulente; par N.-D. PANZIRIS (thèse).—Paris, Rignoux, 1850, in-4°.

MALADIES DE LA PEAU.

GALE.

B.

V. page 131.

Recherches microscopiques sur l'acarus scabiei, ou insecte de la gale de l'homme; par J.-A. LE ROI et VANDEN-HECKE.—Versailles, Moutalant-Bougleux, 1835, 1 vol. in-8°.

Avec planches.

INOCULATION ET VACCINE.

F.

V. page 132.

Lettres du docteur PERKINS et de FRANKLIN sur l'inoculation. — Voir : OEuvres de Franklin, traduites de l'anglois par BARBOU-DU-BOURG. — Paris, Quillau, 1773, 2ᵉ vol., page 134, in-4°.

TRANSFORMATIONS ORGANIQUES.

HYDROPISIES.

A.

V. page 132.

Des lésions organiques qui peuvent produire l'ascite; par Émile-Athanase HERBELIN (thèse).—Paris, Rignoux, 1847, 1 vol. in-4°.

PATHOLOGIE CHIRURGICALE.

Traités et Mémoires spéciaux de chirurgie.

SECTION II. — V. page 142.

Observations de physique, etc.; par l'abbé ROZIER et DE LA MÉ-THERIE. — In-4°.

Tome 2.

Observation sur un épi de seigle tiré d'un abcès des muscles fessiers; par KILLMAR. — Page 552.

Tome 3.

Observations anatomiques sur des tumeurs vésiculeuses; par P.-A. MICHELOTI. — Page 181.

Sur un anévrisme de l'artère crurale; par SABATIER.—Page 232.

Tome 6.

Observation sur un fémur fracturé; par l'abbé DICQUEMARE.—Page 317.

Tome 8.

Sur l'usage de l'algalie dans les vessies malades; par NAVIER.—Page 61.

Sur un accident singulier, occasionné par un coup de soleil; par CHANGEUX. — Page 68.

Sur une femme qui fait usage de son bras droit, malgré qu'on ait amputé la tête de l'humérus; par James BENC. — Page 130.

Application de l'air fixe aux cancers, faisant cesser les douleurs et diminuer le cancer; par DE MAGELLAN. — Page 132.

Tome 10.

Calcul dissout et expulsé de la vessie par l'air fixe; par Nathanael HULME. — Page 16.

Tome 26.

Observations importantes sur l'usage du suc gastrique dans la chirurgie. — Page 161.

De l'opération de la cataracte; par DEMOURS. — Page 211.

Tome 27.

Description d'une pompe à sein, et son utilité; par BIANCHI.—Page 198.

Tome 33.

Sur le mécanisme des luxations de l'humérus; par PINEL.—Page 12.

Tome 35.

Sur le mécanisme des luxations des deux os de l'avant-bras, le cubitus et le radius; par PINEL. — Page 457.

Tome 51.

Opération de la trachéotomie; par ALLARD. — Page 402.

Tome 53.

Sur une femme qui a une fistule à l'estomac; par CIRCAUD.—Page 156.

BOUCHE.

D.

V. page 145.

Notice sur quelques maladies des dents et de la bouche; par HAT-TUTE. — Paris, Wittersheim, 1847, 1 vol. in-8°.

OBSTÉTRIQUE.

Mélanges.

SECTION III.—V. page 148.

Observations sur la physique, etc.; par l'abbé ROZIER et DE LA MÉTHERIE, in-4°.

Tome 2.

Fantôme chirurgical, ou mannequin pour enseigner l'art des accouchements; par COUSIN. — Page 582.

Tome 40.

Sur les accouchements; par DUPUY. — Page 248.

Tome 51.

Sur les eaux de l'Amnios; par F. BONIVA et VAUQUELIN. — Page 263.

La naissance du duc de Bourgogne. — 1682. — Dans : Curiosités historiques sur Louis XIII, Louis XIV, Louis XV, etc.; par

J.-A. LE ROI. — Précédées d'une introduction par Théoph. LA-
VALLÉE. — Paris, H. Plon, 1864, 1 vol. in-8°.

MAGNÉTISME ANIMAL.

Histoire.

SECTION I. — V. page 154.

Observations sur la physique, etc.; par l'abbé ROZIER et DE LA
MÉTHERIE, in-4°.

Tome 36.

Recherches physiques sur le magnétisme animal; par DE SAU-
VIAC. — Page 306.

THÉRAPEUTIQUE MÉDICALE.

Traités généraux.

SECTION I. — V. page 153.

Essai sur l'usage de l'écorce du garou, ou traité des effets des
exutoires employés contre les maladies rebelles, et difficiles à guérir. Ouvrage à la portée de tout le monde. On y a joint une dissertation médicale sur l'huile du tartre, du même auteur; par J.-Aga-
thange LE ROY, D. M. — Paris, Didot, 1774, 1 vol. in-12.

Aux armes du comte de Provence.

Immortalité du sang. — Mémoire sur l'eau régénératrice et conservatrice du sang, dite eau hémostatique et anti-scorbutique;
suivi de questions relatives aux usages et propriétés de cette eau:
présenté à MM. les membres de l'Institut, par l'inventeur, P. BROC-
CHIERI, Napolitain. — Paris, G. Gratiot, 1848, in-4°.

Traités particuliers.

SECTION II. — V. page 155.

Du traitement de la péritonite aiguë simple et puerpérale; par
Hector ARONDEL (thèse). — Paris, Rignoux, 1850, 1 vol. in-4°.

De l'emploi thérapeutique des lactates alcalins dans les maladies
fonctionnelles de l'appareil digestif; par J.-E. PÉTREQUIN, professeur de l'Ecole de médecine de Lyon, etc. — Paris, Savy, 1862,
1 vol. in-8°.

TRAITEMENT PAR L'ÉLECTRICITÉ.

§ 7. — V. page 156.

Magnetis usus in medicina. — Dans : Scrutinium magnetis phy-
sico-medicum. Auctore Theodoro ZVINGERO, M. D. — Basileæ,
J.-P. Richteri, 1697, 1 vol. in-8°. — Page 185.

Observations sur la physique, etc.; par l'abbé ROZIER et DE LA
MÉTHERIE, in-4°.

Tome 1.

Lettre de SIGAUD DE LA FOND à DE CAUSAN, sur l'électricité
médicale. — Page 83.

Tome 11.

Sur les précautions nécessaires, relativement aux maladies qu'on
traite par l'électricité; par MAUDUIT. — Page 254.

Sur l'effet de l'alcali volatil fluor contre les commotions électriques; par BRONGNIART. — Page 270.

Tome 14.

De l'action de l'électricité sur le corps humain, et de son usage
dans les paralysies; par GERHARD. — Page 145.

Tome 15.

Confirmation des avantages de l'électricité dans les asphyxies. —
Page 74.

Tome 17.

Guérison d'une contraction des muscles par l'électricité; par PAR-
TINGTON. — Page 469.

Tome 25.

Lettre sur l'annonce du traitement de M. LEDRU; par MAUDUYT.
— Page 382.

Tome 29.

Sur les commotions électriques; par CARMOI. — Page 194.

Tome 38.

Sur les causes de la mort produite par l'électricité; par VAN
MARUM. — Page 62.

Tome 41.

Sur l'action de l'électricité dans les mouvements musculaires;
par Louis GALVANI. — Page 57.

Lettres sur l'électricité animale; par Eusèbe VALLI.—Pages 66,
72, 185, 189, 193, 197, 200, 435.

Sur l'électricité animale; par Léopold VACCA BERLINGHIERI.
— Page 314.

Tome 42.

Lettre sur l'électricité animale; par VALLI. — Page 74.

Lettre sur l'électricité animale; par DESGENETTES.— Page 238.

Expériences sur l'électricité animale. — Page 289.

Tome 43.

Expériences sur l'électricité animale; par LARREY. — Page 461.

Tome 52.

Note sur le traitement des paralysies, par le galvanisme. —
Page 391.

Sur les dangers du galvanisme dans le traitement des maladies;
par LE BOUVYER-DESMORTIERS. — Page 467.

Tome 56.

De l'influence galvanique sur la fibrine du sang; par G.-F. CIR-
CAUD. — Page 402.

Sur les expériences galvaniques faites sur la tête et le tronc de
trois hommes, peu de temps après leur décapitation; par VASSALI-
EANDI, GIULO et ROSI. — Page 286.

Tome 50.

Sur les eaux minérales artificielles fabriquées à Paris.—Page 177.

Tome 71.

Analyse des eaux sulfureuses d'Aix-la-Chapelle ; par G. REUMONT. — Page 393.

Suite des observations relatives à l'efficacité des eaux thermales de Vichy, contre la pierre et contre la goutte ; par Charles PETIT.— Paris, Crochard, 1838, 1 vol. in-8°.

Le diabète, son traitement par les eaux de Vichy, et sa pathogénie ; par le docteur Max. DURAND-FARDEL. — Paris, J.-B. Baillière, 1862, 1 vol. in-12.

Médicaments tirés du règne végétal.

§ 3. — Page 176.

EHRENFRIDI HAGENDORNII, D. M. Cynosbatologia, ad normam academiæ naturæ curiosorum adornata. — Ienæ, J. Bielckii, 1681.— 1 vol. in-8°.

Avec frontispice et figures gravées.

De Cymbalaria ; auctor Joh. Henricus HERMANNUS, Biennâ-Helvetius. — Basileæ, F. Ludii, 1715, 1 vol. in-4°.

Notice sur l'ergotine et autres produits spéciaux de Joseph BONJEAN, pharmacien à Chambéry. — Chambéry, 1862, 1 vol. in-32.

La digitaline au point de vue chimique, physiologique et toxicologique ; par le docteur HOMOLLE.— Paris, Renou et Maulde, 1864, in-4°.

Médicaments tirés du règne animal.

§ 4. — Page 178.

Dissertatio inauguralis medica, DE ALCE, magnô illô septentrionis animali, ejusque virtutibus, quam præside supremo numine, indultu gratiosissimæ facultatis medicæ, in celeberrima, et perantiqua Rauraco-Helvetiorum universitate, pro summis in arte medica honoribus, et privilegiis doctoralibus, more majorum ritè consequendis, die 3. Junii, anni 1700. Locô horisque solitis publico eruditorum examini submittit Johannes-Fridericus LEOPOLD, Lubecensis. — Basileæ, J. Bertschii, 1 vol. in-4°.

Consideratio Gammarorum historico-medico-chymica de usu eorum multivario.

Voir dans :

Gammarologia, sive gammarorum, vulgò cancrorum consideratio physico-philologico-historico-medico-chimica, à Philippo-Jacobo SACHS. — Francofurti et Lipsiæ, E. Fellgibelii, 1665, 1 vol. in-8°. Page 538.

MÉDECINE LÉGALE.

Mélanges.

SECTION II. — Page 180.

Rapports sur un cas d'empoisonnement et d'assassinat ; par MM. CHEVALLIER et BOYS DE LOURY. — Paris, Paul Renouard, 1833, 1 vol. in-8°.

Observations de folie instantanée chez des personnes inculpées de vol ; par le docteur BOYS DE LOURY.—Paris, Paul Renouard, 1836, 1 vol. in-8°.

TOXICOLOGIE.

SECTION III. — Page 181.

Observations sur la physique, etc. ; par l'abbé ROZIER et DE LA MÉTHERIE. — In-4°.

Tome 3.

Examen chimique des champignons ; par PARMENTIER. — Page 203.

Sur un accident arrivé par des moufettes, dans une cave de Paris, en 1773 ; par BAUMÉ. — Page 16.

Lettre sur quelques additions à faire au mémoire de BAUMÉ sur les moufettes. — Page 208.

Lettre de MUNIER, sur la maladie occasionnée par différents poissons de l'Ile de France. — Page 229.

Sur les effets d'une forte dose d'opium ; par D. CLERK.—Page 433.

Sur les poissons de l'Ile de France, qui empoisonnent ceux qui en mangent pendant un certain temps de l'année ; par SONNERAT.— Page 227.

Tome 4.

Rapport sur la mort du sieur Lemaire et de son épouse, causée par la vapeur du charbon ; par PORTAL. — Page 298.

Sur une personne suffoquée par la vapeur du charbon, et rappelée à la vie ; par BANAU. — Page 463.

Tome 5.

Observations sur les asphyxies ou morts apparentes et subites, et description de la machine fumigatoire ; par GARDANNE. — Page 30.

Description de la machine fumigatoire de la ville de Paris, employée dans les asphyxies. — Page 398.

Sur les effets d'un champignon connu des botanistes sous le nom de : Fungus phalloïdes annulatus sordidè virescens et patulus ; par PAULET. — Page 477.

Tome 7.

Sur l'établissement de Paris, en faveur des noyés, et notice historique des machines fumigatoires. — Page 267.

Tome 8.

Sur une asphyxie ; par DE LA TOURELLE. — Page 401.

Tome 11.

Sur la mort des noyés, et sur les moyens d'y remédier ; par GARDANE. — Pages 15, 93, 193.

Sur la mort des animaux suffoqués par la vapeur du charbon allumé, et sur les moyens de les rappeler à la vie ; par TROJA. — Pages 173, 213, 297, 469.

Tome 14.

Sur une maladie produite par les moules vénimeuses ; par J.-B. DE BEUNIE. — Page 384.

Sur les casseroles de zinc du sieur DOUCET. — Page 492.

Réflexions sur les expériences de M. DE LA FOLIE, concernant les casseroles, et où on suppose la présence du cuivre et de l'arsenic dans l'étain. — Pages 158, 307.

Tome 15.

Description d'une canule propre à secourir les asphyxiés; par GODARD. — Page 112.

Tome 21.

Sur les effets pernicieux des moules; par DU RONDEAU.— Page 66.

Nouvelle expérience concernant les dangereux effets des exhalaisons d'une plante de l'Amérique; par GLEDITSCH. — Page 161.

Tome 24.

Sur la morsure de la vipère; par FONTANA. — Page 417.

Tome 25.

Lettre sur la mort du docteur Price; par DE DIETRICH. — Page 274.

Sur le venin de la vipère, sur les poisons américains, sur le laurier-cerise, et sur quelques poisons végétaux; par FONTANA. — Page 359.

Tome 26.

Sur le venin de la vipère; par FONTANA. — Page 219.

Essais sur les moyens à mettre en usage dans le but de rendre moins fréquent le crime d'empoisonnement; par CHEVALLIER et J. BOYS DE LOURY. — Paris, F. Locquin, 1835, 1 vol. in-8°.

Recherches expérimentales et considérations sur quelques principes de la toxicologie; par G.-Ad. CHATIN (thèse). — Paris, Rignoux, 1844, in-4°.

HOPITAUX.

SECTION I. — Page 183.

Observations sur la physique, etc.; par l'abbé ROZIER et DE LA MÉTHERIE. — In-4°.

Tome 37.

Précis d'un ouvrage sur les hôpitaux; par LEROY. — Page 52.

ART VÉTÉRINAIRE.

Traités généraux.

SECTION I. — Page 185.

Observations sur la physique, etc.; par l'abbé ROZIER et DE LA MÉTHERIE. — In-4°.

Tome 1er.

Médecine vétérinaire; par VITET. — Pages 172, 264 et 329.

Observation sur le cours d'hyppiatrique; par LAFOSSE. — Page 137.

•Observation sur le cours d'hyppiatrique, ou Traité complet de la médecine des chevaux; par LAFOSSE. —Page 211.

Sommaire du mémoire sur la maladie contagieuse des bêtes à cornes, dans lequel on recherche un remède préservatif, le plus simple, le plus général, le plus efficace, et le moins coûteux; par NEEDHAM. — Page 417.

Tome 7.

Sur les maladies des bestiaux et sur le pou-de-bois d'Amérique; par GODIN DES ODONOIS. — Page 189.

Tome 13 (supplément).

Sur les causes et les remèdes de la maladie contagieuse des volailles de l'île Bourbon, appelée maladie du foie, auxquels sont joints les traitements de plusieurs maladies épidémiques et particulières; par BEAUVAIS. — Page 192.

Tome 23.

Extrait d'un mémoire sur la morve; par CHABERT. — Page 208.

Tome 24.

Lettre sur l'usage de l'éther vitriolique dans certaines maladies des chiens; par BERNIARD. — Page 401.

Sur la maladie des bêtes à laine, nommée folie; par FONTANA. — Page 227.

Tome 29.

Traitement des bêtes à laine; par CARLIER. — Page 94.

Sur une abstinence d'aliments chez une chienne; par DESCHAMPS. — Page 149.

Cours d'hippiatrique, comprenant des notions sur la charpente osseuse du cheval, la description de toutes ses parties extérieures, les beautés et les défectuosités naturelles ou accidentelles dont elles sont susceptibles; suivies des précautions que cet animal exige pour la conservation de sa santé, et de principes raisonnés sur la ferrure. Ouvrage utile aux officiers de cavalerie, et à toutes les personnes qui veulent s'occuper des chevaux; par VALÈRIS, vétérinaire des écuries du Roi, à Versailles, etc. 2e édition.—Paris, Mme Huzard, 1825, 1 vol. in-12.

Hygiène vétérinaire militaire; par BERGER, vétérinaire au 13e régiment d'artillerie — Paris, P. Baudouin, 1843, 1 vol. in-12.

Société impériale et centrale de médecine vétérinaire. — Discussion sur la loi du 20 mai 1838, concernant la garantie des vices rédhibitoires des animaux domestiques. — Paris, Renou et Maulde, 1858, 1 vol in-8°.

Traités spéciaux.

SECTION II. — Page 186.

Instruction sur la pleuro-pneumonie, ou péripneumonie contagieuse des bêtes bovines de la vallée de Bray (Seine-Inférieure); par O. DE LAFOND, professeur à l'École royale vétérinaire d'Alfort, etc. — Paris, Paul Dupont, 1840, 1 vol. in-8°.

Avec gravures.

Mémoire sur une maladie cutanée contagieuse qui a régné épizootiquement sur un grand nombre de chevaux, dans plusieurs régiments de cavalerie et d'artillerie, en 1842; par BERGER-PERRIÈRE. — Versailles, autog. de Locard, 1842, 1 vol. in-4°.

Typhus contagieux du gros bétail. — Le typhus contagieux des bêtes bovines (pestis bovina des Italiens, rinderpest des Allemands) peut-il naître spontanément sur les animaux de l'espèce bovine étrangers à la race des steppes? Par RENAULT.—Paris, Labé, 1856, 1 vol. in-8°.

Typhus contagieux des bêtes bovines, examen, au point de vue de la police sanitaire internationale, de la question suivante : Lorsque le typhus contagieux règne sur les bêtes bovines dans la Russie ou dans les provinces Danubiennes, y a-t-il danger, pour le gros bétail de la France et des autres États occidentaux de l'Europe, à ce que les Gouvernements de ces États permettent la libre importation des peaux, suifs, os, cornes et poils de bêtes bovines, en provenance des pays infectés? Par RENAULT. — Paris, Labé, 1860, 1 vol. in-8°.

Académie impériale de médecine. — Résumé de la discussion sur la morve ; discours prononcé par M. RENAULT. — Paris, J.-B. Baillière et fils, 1861, 1 vol. in-8°.

Petit traité de la ferrure du cheval, avec figures; par William MILES, esq., auteur du Pied du cheval, etc. 2e édition, traduite de l'anglais par GUYTON, D. M. — Paris, P. Asselin, 1861, 1 vol. in-12.

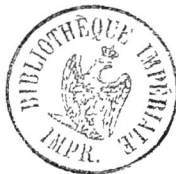

TABLE ALPHABÉTIQUE

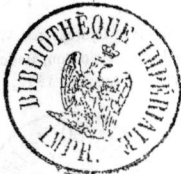

DES

NOMS D'AUTEURS

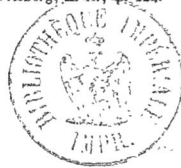

VERSAILLES. — IMPR. E. AUBERT, 6, AVENUE DE SCEAUX.

www.ingramcontent.com/pod-product-compliance
Lightning Source LLC
Chambersburg PA
CBHW070505200326
41519CB00013B/2725